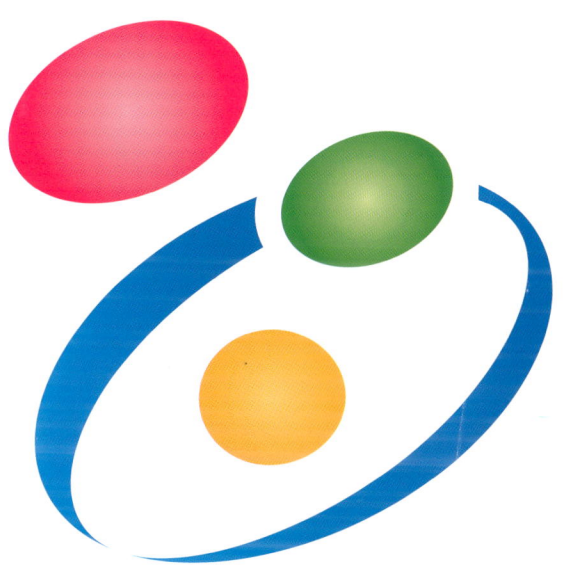

심천생리학 인간생명 존중의 정신으로 사혈요법으로 본인 스스로가, 의료소외 없는 공평한 치유, 질병의 예방을 위해 심천생리학을 실천하여 사람의 건강을 회복시키고 삶의 질을 높이고자 심천생리학의 학술적 이론과 임상적 실적을 체계화하고 신 의술의 확립을 위함이 제도권 진입 목적이 성공하는데 있다.

세계명인 심천 박남희(心天 朴楠羲)선생님

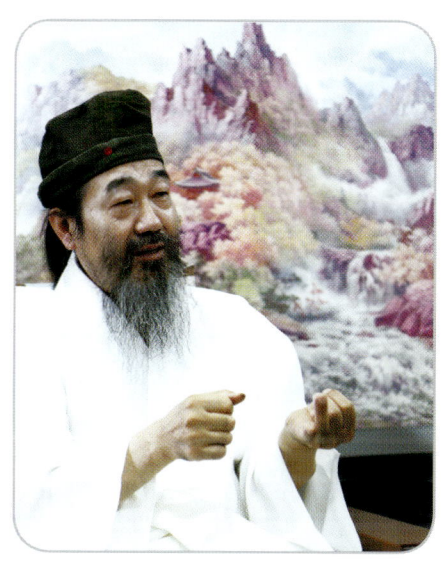

　제가 심천사혈요법을 보급하는 목적은 각 가정에서 한사람 정도는 배워서 가벼운 증세는 가정에서 직접 치유를 하고, 질병 예방 차원에서 2-3-6-8번 혈만 사혈해 주어도 이 땅의 질병으로 고통받는 환자 80% 이상은 질병의 고통과 두려움에서 벗어날 수 있다고 확신을 하기 때문입니다.
　저의 소망을 이루기 위해서는 전국 배움원 및 전세계의 각 배움원이 꼭 필요합니다. 여러분이 가까운 곳에서 심천사혈요법을 바르게 배우기 위해서는 모든 배움원을 여러분이 가꾸어 나가야 합니다.
　여러분이 배움원에 가셔서 치유를 부탁하면 제가 하는 일이 무면허 의사만 양성하는 것이 됩니다.
　치유가 아닌 교육을 위주로 하시고, 배움의 장소, 정보 교환의 장소, 건강한 사회로 만드는 모임의 장소로 배움원을 가꾸어 주시길 부탁드립니다.

心天　박남희

심천사혈요법

Simcheon Sahyeol

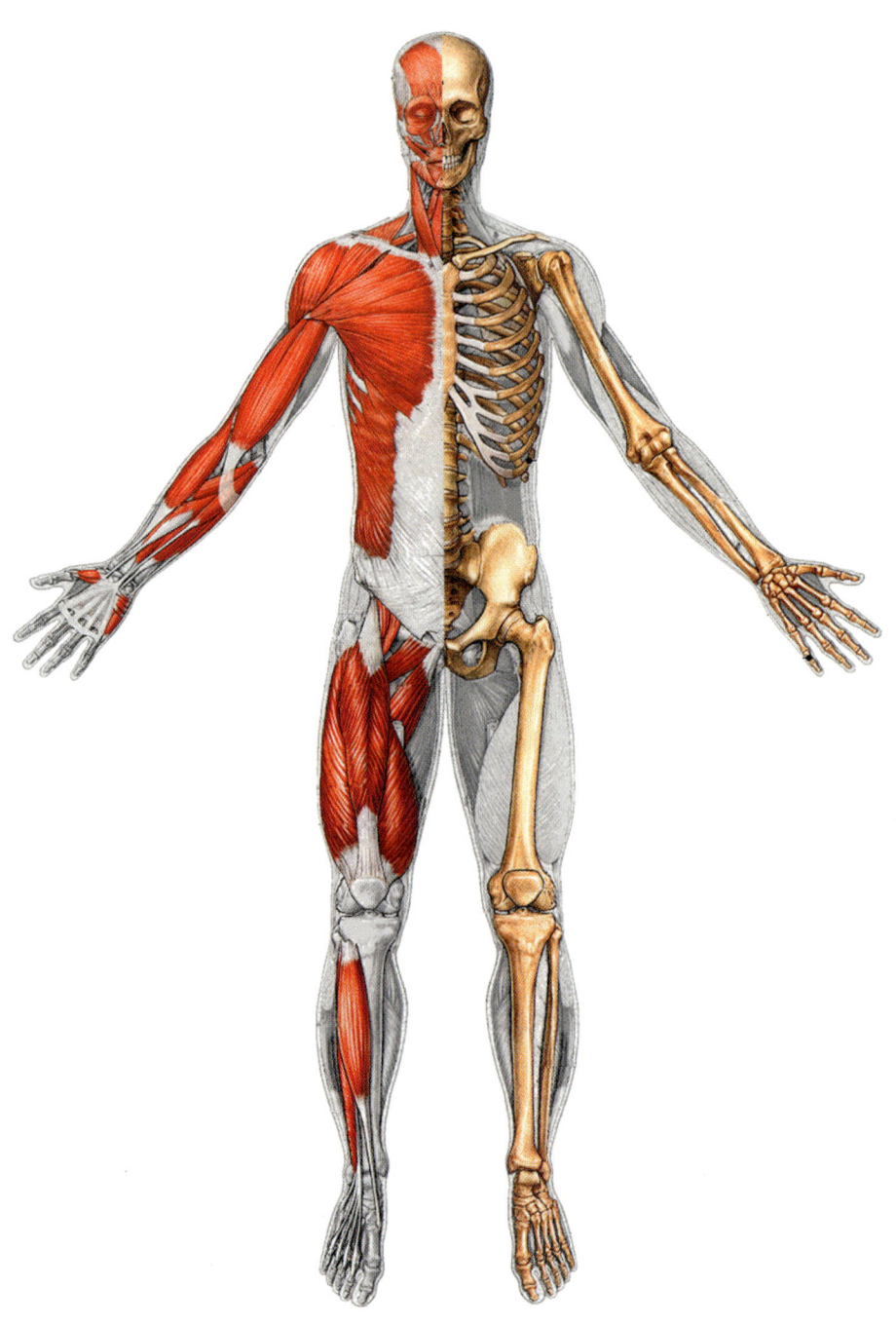

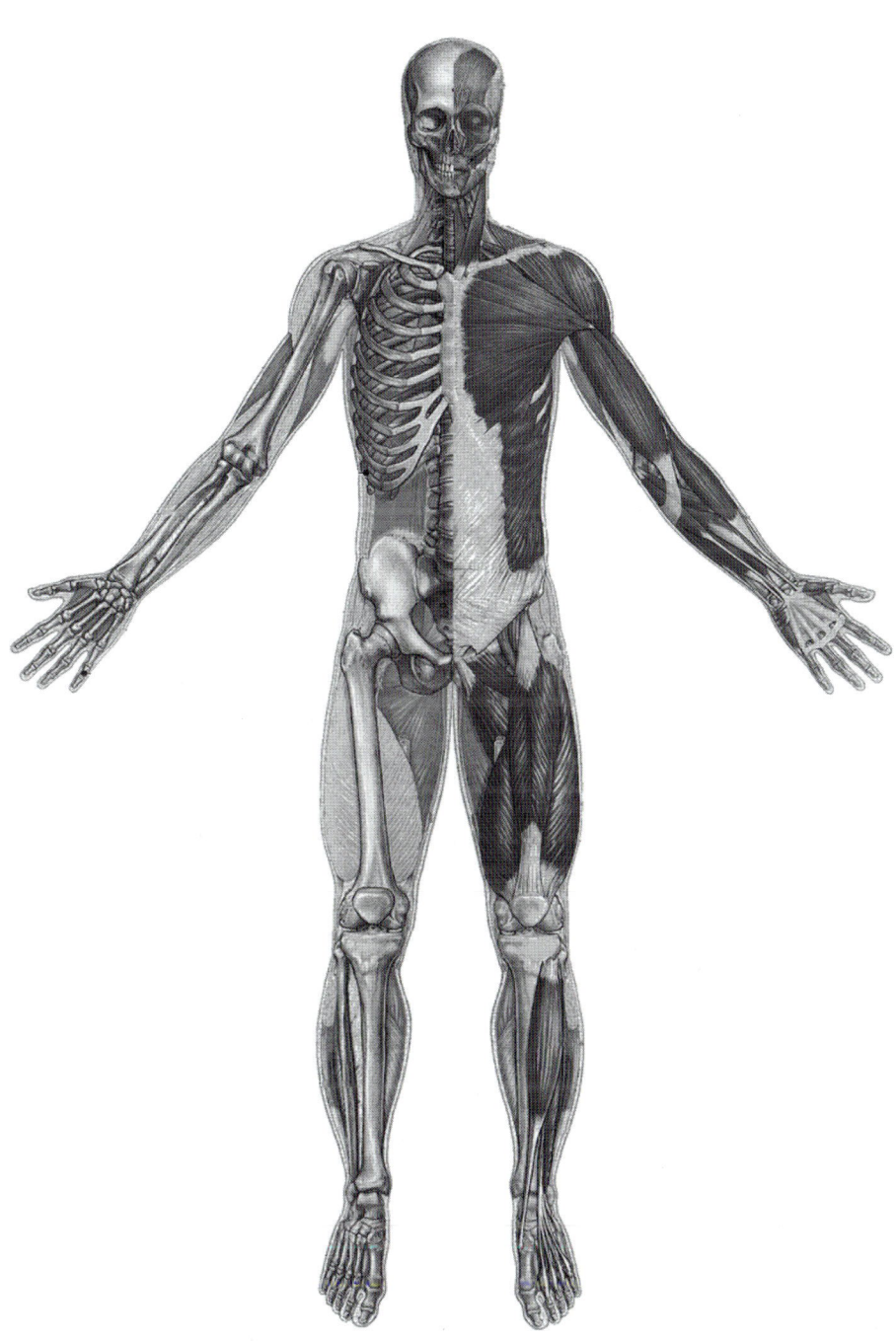

Simcheon Sahyeol

심천사혈요법

심천사혈요법 Ⅱ

강의편

— 심천 박남희 지음 —

※ **어혈(瘀血)** ‥ 모세혈관 속에 쌓여서 움직이지 않는 피
※ **사혈(瀉血)** ‥ 사혈기를 이용해서 어혈(죽은 피)을 빼내는 것

머리말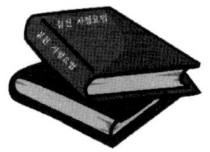

　나는 항상 어떻게 하면 가장 빠르게 심천사혈요법을 국민들에게 보급할 수 있을까 고심하며 산다. 그래서 [심천사혈요법 2]는 널리 많은 사람들이 읽었으면 좋겠다는 바람으로 지극 정성을 다하였다.
　앞서 출판한 [심천사혈요법 1]은 왜 사혈이 좋은지, 사혈로 질병이 치유되는 원리가 무엇인지 조목조목 풀어서 놓았고, 이번 [심천사혈요법 2] "강의편"에서는 강의를 하면서 많이 들어오는 질문들을 중심으로 좀 더 실용적인 각도에서 집필했다. 앞 책의 미진한 부분을 보충하고 세분화하였으니 이번에 쓴 [심천사혈요법 2]는 첫 번째 책의 연장이라고 볼 수 있겠다.
　나의 의술의 논리는 하나로 집약되므로 읽기에 따라 중복되는 말이 많을 것으로 안다. 심천사혈요법이 논리 의술이기에 그렇다. 하나의 논리를 기준으로 연쇄적으로 일어나는 원리를 설명하고 있다는 것을 알고 읽는다면 이해가 쉬울 것이다. [심천사혈요법 1]을 읽은 다음 [심천사혈요법 2]를 읽어야 이해가 빠를 것이란 점을 강조하고 싶다.
　우리네 의술은 그동안 서양의술의 철저한 암기식 교육에 길들여져 왔다. 그 바람에 의술에 고정 관념이 터줏대감처럼 자리 잡아 이게 아니면 안 된다는 고집만 늘어났다. 이치와 논리를 생각할 수 있는 여유와 이해력은 갈수록 부족해지는 것이다.

우리가 낫지도 않으면서 두통, 위장병 같은 병으로 숱하게 들락거린 병원에는 십 년, 이십 년 의술 공부를 했다는 사람들이 수두룩하다. 두통, 위장병 하나 간단하게 치유하지 못하지만 가장 과학적이고 발전한 의술이라고 생각하는 고정 관념 착각도 이만 저만이 아니다.

그런데 수십 년 동안이나 의술을 배우고도 못 고치는 증세를 일반인이 2개월 정도 배우고서 치유를 한다면 어떨까? 수십 년 공부한 의술이 부끄러울 일이지, 내가 의학박사인데, 20년을 공부했는데 하며 거들먹거릴 일이 못된다.

잘못된 의술은 아무리 많은 사람이 아무리 많은 시간을 들여 공부를 해도 배운것과 상관없이 병을 치유할 수 없다. 나의 기준으로 보면 현대 서양의술은 출발부터 응급 의술에 불과했고, 지금도 여전한 셈이다. 응급 기능의 약은 만들 때부터 응급 기능의 약이니 치유가 안 되는 것은 당연한 결과 아닌가.

응급 의술이 장기가 제 기능을 못할 때 약의 힘으로 잠시 대신하는 것이라면 치유 의술은 각 장기 스스로 제 기능을 할 수 있도록 회복시키는 것이다. 이 간단한 상식마저 모르고 응급 약만 처방하며 치유가 되기를 기다리고, 빨리 치유가 안 되면 신경성 질환이니 만성 질환이니 이름만 지어 붙이고, 그것도 부족해서 요즘은 유전성 질환으로 몰아가고 있다.

여기에 더욱 한심한 현실이 있다. 현대의술의 본고장인 미국에서 조차 현대의술이 잘못되었다는 것을 시인하고, 새로운 의술을 발견하기 위해 세계 각국의 민간 의술을 적극 받아들이는 형국이다. 그런데 그 의술을 배운 우리네 의사는 아직도 서양 현대의술이 최고라며 그 좁은 의술의 틀 안에 누구도 들어 올 수 없다는 방어벽의 의료 악법을 만들어 놓고 새로이 태어나는 의술은 새순부터 자르고 있다. 올바른 의술 발전이란 저비용으로 보다 치유 효능이 뛰어난 새로운 의술이 탄생하는 것이다. 한의학은 과거 350년 전의 의술에서 걸음마를 하고 있고, 현대 서양의술은 의술에 본 고장인 미국에서부터 잘못 되었다고 시인하는 의술만 최고라는 고정관념에 사로 잡혀 그 잘못된 고정관념의 자를 들고 치유의 입증을 논하며 이 땅의 환자만 양산하고 있다.

그들의 의술이 만족할 만큼 병을 잘 치유하고 있다면 얘기가 다르지만 사정은 그렇지 못하다. 얼마나 많은 환자들이 병원에서 되려 병을 키워 오는가. 자신이 못 고치는 병을 남이 고치는데 시비를 건다면 환자를 치유할 수 있는 기득권만 지켜 돈만 벌면 된다는 이기심과 다를 것이 무어란 말인가. 이 책에는 현대의술의 모순점을 지적하고 잘못되었으니 바꾸라는 과감한 입장도 담았다.

  나의 말을 듣는 독자들은 입장에 따라 과격하게 느껴질 수도 있고, 오히려 속이 시원할 수도 있을 것이다. 나는 나의 주장이 100% 옳아도 현실은 쉽게 변하지 않는다는 사실을 알고 있다.

  기득권 보장심리와 이기심이 극에 달해 있는 현 사회에서 자신보다 치유 효능이 좋은 의술을 인정하고 배우려는 마음은 쉽게 작용되지 않기 때문이다.

  아무리 좋은 의술도 우리나라에서 탄생하는 의술은 대접을 못 받는 직접 원인은 다른 나라에 비하여 우리나라의 의료인이 이기심이 극에 달해 있다는 증거이고 입증이기도 하다.

  그래서 심천사혈요법은 미국, 캐나다, 일본, 뉴질랜드 등 국외로 더 활발하게 보급되고 있으며, 이미 미국의 국가공인 단체까지 책이 넘어가 연구되고 있는 것으로 알고 있다. 결국 심천생리학 심천사혈요법은 한국 의술이지만 외국에서 먼저 활성화되어 역수입되는 식이 될 거란 것도 어렵지 않게 예상할 수 있다.

　그럼에도 불구하고 굳이 민간인을 대상으로 심천사혈요법 보급에 심여를 기울이는 것은 기존의 고정관념만 버리면 질병을 예방하고 치유하는 방법이 결코 어렵지 않다는 확신을 하기 때문이며 일반인이 하루 3시간 교육, 12일 정도 교육만으로 현재 순환기 장애성 만성질환 대부분을 치유할 수가 있기 때문이다. 만약 필자의 바람들이 이루어진다면 현재 들어가는 의료비 1/10만 들여도 지금보다 국민 건강은 10배 정도는 향상될 것이다. 우리나라의 잘못된 의료법 의술이 이대로 흘러간다면 결국은 온 국민이 잘못된 의술의 피해자가 될 수밖에 없을 것이다.

　필자는 힘닿는 데까지 심천생리학 심천사혈요법을 보급하기 위한 노력을 계속할 것이다. 나의 이 조그마한 메아리가 무성하게 번져 온 국민, 온 인류가 건강하게 사는데 작은 보탬이 되었으면 하는 것이 나의 바람이다.

2001년 봄
매화골 토굴에서　심천 박남희

차례

머리말   3

심천사혈요법은 치유 의술이다

1. 심천사혈요법의 원리
1) 성분학의 문제점   13
2) 세균성 질환에 대한 치유의 문제점   21
3) 이식수술의 문제점   27
4) 자연계 순환의 법과 인간의 수명   29

2. 상식으로 이해하는 사혈요법
1) 방부제가 해로운 이유   36
2) 유전에 대한 견해   38
3) 혈관 분포론   41
4) 예방 사혈요법   47
5) 물리치료와 사혈의 관계   49

3. 심천사혈요법 사전 강의
1) 사혈할 때의 마음가짐   53
2) 사혈하지 말아야 할 사람   60
3) 치유 불가능한 증세 구분   65
4) 사혈 치유 중에 일어나는 현상들   69
5) 심천사혈요법의 장점과 단점   74
6) 사혈은 순서대로   76
7) 죽염 섭취는 필수   80

심천사혈요법 강의

사혈점 위치 잡기	사혈점 이름과 설명	87
첫 번째 강의	허리 통증과 디스크	120
두 번째 강의	고혈압과 저혈압	127
세 번째 강의	피부과 질환	135
네 번째 강의	각종 두통, 탈모, 비듬	139
다섯 번째 강의	악성 빈혈성 두통	145
여섯 번째 강의	각종 신경통과 근육통	154
일곱 번째 강의	풍치와 잇몸 질환	160
여덟 번째 강의	발목이 삐는 증세	164
아홉 번째 강의	편도선염	167
열 번째 강의	미용 사혈요법	173
열한 번째 강의	치질과 탈장	176
열두 번째 강의	간염과 지방간	180
열세 번째 강의	신부전증	185
열네 번째 강의	기침, 기관지천식, 폐결핵	190
열다섯 번째 강의	암에 대한 나의 견해	194
열여섯 번째 강의	알레르기 체질	202
열일곱 번째 강의	숙변, 설사, 변비	206
열여덟 번째 강의	몸살	210
열아홉 번째 강의	기억력 감퇴와 치매	216
스 무 번째 강의	정신과 질환, 우울증, 조울증	220
스물한 번째 강의	노화에서 오는 인내	225
스물두 번째 강의	땀과 체온	228

스물세 번째 강의	동양인과 서양인의 식생활 피부론	232
스물네 번째 강의	중풍, 고혈압, 치매 예방	236
스물다섯 번째 강의	성격과 건강	243
스물여섯 번째 강의	마음의 흐름과 생성	251

심천사혈요법, 이것이 알고 싶다

1. 사혈 중에 궁금한 사항들 261
2. 사혈요법, 더 자세히 알고 싶어요. 280

부록

심천생리학의 기본시각 307
심천사혈과 아건강 (亞健康) 366
몰아빼기 사혈요령 응용법 375

사혈요법과 나의 바람 389
책을 마치며 392

심천사혈요법

심천사혈요법 사혈도(앞면, 뒷면, 측면) 396
심천사혈요법 세부 사혈점(1~59번 사혈점) 399
심천사혈요법 주의사항 402
연혁 403

심천사혈요법은 치유의술이다

의술은 신비한 것도 어려운 것도 아니다.
장기가 망가지기 전에 고치는 것 이것이 치유의술이다.

1. 심천사혈요법의 원리

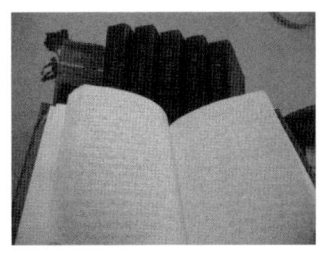

1) 성분학의 문제점

나는 양의학이나 한의학, 어떤 것도 체계적으로 공부한 적이 없다. 그저 매스컴이나 지면을 통해 접한 정도이니, 양의학 용어나 세부적인 수치 표현은 계산기처럼 할 수 없다.

다만 자연의 순환 법칙과 인체의 생명 현상에 논리적으로 접근하여 "왜"라는 질문을 끝없이 던지고, 자연계와 견주어 해답을 푸는 공부를 해왔다. 그래서 자연을 숫자로 대치할 수 없는 것처럼, 수치의 나열이나 세부적 의학용어로 표현할 수 없는 것이다.

그러다 보니 기존 의학을 하는 분과 대화를 나눌라치면 차이점을 많이 발견한다. 서양의학을 공부한 분들은 의학 용어를 동원하여 인체 구조를 세부적으로 나누는데 도통했다 해도 과언이 아니다. 게다가 수치적 나열은 상상을 초월할 정도로 늘어놓았다. 하지만 안타깝게도 내용이 너무 방대하다 보니 자신이 공부한 데까지 외우는 공부는 잘 되어 있지만, 인체의 생리 현상을 유기적인 연결고리로 전체를 엮어 푸는데는 턱없이 약한 것 같다. 외관상 겉에 나타난 증세들에 대해서 왜 그렇게 되었는가 하는 원인적 질문을 연이어 두 번만 붙여 해석을 하라면 중간에 턱 막히고 만다.

고혈압에 대해 물어 보라. 혈압이 높아진 이유는 잘 설명한다. 하지만 고혈압이 오게 된 원인에다 "왜" 라는 물음을 두 번만 붙여 보라. 더 이상 논리적인 답변은 들을 수 없을 것이다.

이러한 현상이 과학적 사고의 최대 약점인데 이것은 인체의 생명 이치를 한 장기가 고장이 나면 연쇄적 합병증이 일어나는, 즉 유기적 연결 고리의 생명 이치로 보지 않고, 한 단면, 외관상 나타난 증세 한 가지만을 끊어서 성분학적 검사결과로 생각을 키워 왔기 때문이다.

오행법이니 순환의 이치니 하는 것들이 중요한 이유가 있다. 인체의 각 장기, 기관들은 모두가 순환의 법으로 유기적인 연결을 이루고 있다. 한 장기가 고장이 나면 그것이 원인이 되어 연쇄적으로 기능이 떨어지게 되는 구조다.

신장 기능이 떨어지면 혈액 속 요산의 함유량이 많아지고, 이 상태가 지속되면 간 기능이 떨어진다. 혈액 속의 요산 과다는 피를 혼탁하게 하며, 피 속에 산소 부족이 되는 원인을 제공하고, 상대적으로 질소 가스는 많아지게 된다. 이것은 세포들의 활동을 둔화시켜 소화불량 세포를 만들고, 이로 인해 영양분이 에너지로 승화되어 방출이 안 되며, 혈액을 걸쭉하게 하여 피의 흐름에 장애를 주고, 이것이 원인이 되어 요산의 함유량은 상대적으로 높아지는 악순환이 반복된다.

이 과정에서 비만이 되고, 간 기능은 필연적으로 떨어지고, 간 기능이 떨어져 혈액 속의 독 성분이 많아지면 그 합병증으로 어혈이 많아져 중풍이나, 관절염, 갑상선, 인체의 각종 혹을 만들게 하는 원인이 된다.

이렇게 만들어진 어혈이 2번 위장혈, 3번 뿌리혈 위치에 많이 쌓이면 소화기능과 장의 영양분 흡수기능이 떨어져 얼굴에 기미가 끼고, 6번 고혈압혈 위치에 많이 쌓이면 고혈압이 되고, 5번 협심증혈 위치에 쌓이면 저혈압이나 협심증 증세로 나타난다. 어혈이 어느 혈관을 막느냐에 따라 질병의 이름이 달라질 뿐이다. 이러한 논리는 각 장기의 기능을 유기적인 연결의 논리로 접근하지 않으면 풀 수 없게 되어 있다.

이 과정을 무시하고 피 검사 따로 각 장기 검사 따로가 되면 신장이 부어 있지 않거나 염증이 없다고 당신은 정상이요 하는 진찰 결과를 받는다. 혈액 속의 요산과 요소 함유량이 많아져 신장 기능이 저하되었는데도 말이다.

이러한 진찰법으로는 소 잃고 외양간 고치는 격이 되기 십상이다. 왜냐 증세가 발병하는 원인 제공은 질병이라 진단할 능력도 사고력도 없이 원인에 의한 증세, 즉 결과인 병증이 나타나야만 그 병증을 분석하여 질병의 이름을 붙이고 치유를 하려 하기 때문이다. 이렇게 질병이 발병하는 근본적 원인 자체를 보지 못하는 시각으로 질병을 예방한다는 자체가 욕심에 불과한 것이다. 현재 실정이 바로 이러한 현실을 증명하고 있는 것이다. 특정 질병, 신부전증을 예로 들어 보자. 인체의 생리이치로 보면 피가 극도로 혼탁해진 결과는 분명 신장과 간 기능이 떨어진 합병증의 결과다. 이때 환자는 피가 혼탁한 것이 원인이 되어 혈액 속 산소 부족의 결과로 만성 피로, 호흡장애, 부종 등이 나타나고, 병원에서 혈액 검사를 해보면 분명 요산, GOT, GPT, 크로아틴 수치가 높게 나타날 것이다. 이 똑같은 결과를 두고 과학적인 시각은 정상보다 높아진 수치가 질병의 원인이라는 시각만으로 그 높아진 독성분을 해독하려는 노력만 할 줄 알지, 왜 이러한 독성분의 수치가 높아졌느냐 하는 원인은 진찰할 능력도 생각도 못하고 있다.

왜냐, 인체를 먹이사슬 연결고리로 보지 않고 성분학으로만 접근한 시각은 간이나 신장이 염증이나, 부종 등의 변형적 증세가 나타나기 전까지는 현대의학 장비로는 질병이라 진단할 능력 자체가 없다. 어떠한 장기이던 염증이나 그 밖의 변형적 증세가 오기 전 단계는 반드시 있는 것이다. 필자는 이것을 기능 저하라 표현을 하고 그 원인은 해당 장기 쪽으로 혈류가 적게 들어가는 것으로 진단한다.

이렇게 겉에 나타난 한 단면만을 끊어서 키워온 생각으로 질병을 진단하고 치유를 하니, 신장과 간 기능 저하 상태에서는 정상 판정만 하다가 신장이 완전히 망가져 변형을 일으키면 그때 가서야 신부전증이라 진단을 하고 투석을 해라, 이제는 투석도 불가능하니 신장 이식 수술만이 살길이다 하는 말을 하게 되는 것이다. 이렇게 자신들이 무엇을 잘못 생각하고 있는지 조차 모르면서 과학적 사고력만이 올바르고 입증된 의술이라는 자만에 빠져 있는 현대 서양의술을 바라보면 그저 답답하고 안타까울 뿐이다. 이러한 필자의 생명이치 주장이 올바른가의 입증은 간단하다. 간 기능 저하의 원인에는 중산해독제, 신장 기능 저하의 원인에는 약산해독제를 섭취시키고, 신부전증이라 진단만 하고 투석을 하기 전 환자일 때 2-3-6-8번 혈만 주의점을 지키며 사혈을 해보라. 인체 구조 자체가 치유가 되게 되어 있다. 이렇게 치유할 수 있는 방법을 놓아두고 죽을 때까지 투석을 해야 한다. 신장 이식수술 밖에는 치유 방법이 없다는 주장을 하는 현실을 바라보는 필자의 마음을 짐작하리라.

퇴행성 관절염, 류머티스 관절염, 갑상선, 고혈압, 비만, 각종 혹들은 모두가 신장 기능 저하가 원인이 되어 발병한다. 그렇다면 앞의 증세 치유는 당연히 신장 기능을 먼저 회복시켜 혈액 속의 요산 수치의 함유량을 떨어뜨린 다음, 요산에 의해 나타난 증세를 치유하는 것이 상식이다. 병의 원인, 요산 수치가 높아지게 한 원인, 신장 기능은 치유하지 않고, 혈액 속 요산의 함유량이 높다 하여 요산해독제만을 투여하며 치유가 될 것이라 믿는 것은 착각이다. 이렇게 증세의 원인은 보지 못하고 겉에 나타난 증세만 가지고 치유를 하려는 것이 성분학의 문제점이다.

자연계 순환의 법과 인체의 생명이 이어지는 법을 비유를 들어 풀어 보자. 사람이나 동물은 죽으면 일단 자연으로 돌아간다. 자연으로 돌아가기 위해서는 작은 미생물들이 갉아먹고 분해, 소화시켜 배설하면 그 배설물은 다음 생명체 식물이 영양분으로 흡수하고, 그 식물은 동물이나 곤충이 먹고 자란다. 이런 유기적 연결의 고리가 이어지며 끊임없이 반복 순환하는 것이 순환의 법이고 먹이사슬 연결고리다.

　우리 인체의 순환의 법도 같은 원리다. 음식이 위 속에서 잘게 분해가 되고 장 속에 들어가면 장 속에 사는 미생물이 갉아 먹고, 그 미생물이 배설을 하면 배설물은 장세포가 흡수하여 소화를 시킨다. 또, 그 배설물은 간이 흡수를 하여 소화를 시키고, 심장으로 들어가 산소와 혼합되어 배출이 된다.
　인체의 각 세포도 필요한 영양분을 흡수하고 배설하며, 그 배설물은 신장이 흡수해 다시 배설하는데, 일부는 소변으로, 일부는 변화된 성분이 되어 다른 장기 세포들의 영양분으로 또 흡수가 된다. 가히 자연계를 쏙 빼닮은 유기적 먹이사슬의 구조로 되어 있다.

　이 과정을 논리적인 설명으로 간략하게 하는 이유가 있다. 우리 인체는 동질성의 한 가지 세포만 존재하는 것이 아니다. 식물의 종류마다 성질이 다르고 필요로 하는 성분이 다르듯, 인체도 각 장기 기관마다 성질이 다르고 세포들이 필요로 하는 영양분도 다르다. 인체의 먹이사슬에서는 한 장기를 거칠 때마다 성분이 바뀌는데 그 성분을 필요로 하는 장기가 발달한다.
　각 장기의 세포 생명체들은 자신의 앞 단계인 먹이가 없으면 존재할 수가 없다. 앞 단계의 장기가 먹이를 먹고 배설을 하면 그 배설물을 먹이로 하는 세포가 모여 한 장기를 이루고 있다. 달라진 먹이를 필요로 하는 세포의 성질이 다 다르니 한 장기를 거칠 때마다 혈액의 성분도 달라진다.
　간, 신장, 위장, 소장, 대장, 폐, 췌장, 근육세포, 골세포, 신경

세포, 심장세포, 그 밖의 모든 세포가 종류도 성질도 다르다. 따로 떼어 보면 모두 독자적 기능, 독자적 수명, 독자적 성질(영성)을 가지고 산다. 마치 숲 속의 나무를 포괄하여 나무라 하지만 수십 가지 나무의 종류가 있고 각 나무마다 성질, 모양이 다른 것과 마찬가지 이치다.

앞의 논리를 근거로 성분학을 살펴보자.
우리가 혈액 검사로 분류한 특정 성분은 모두 각 장기가 먹고 난 배설물에 불과하다. 인체의 어느 장기를 기준하던 먹기 전의 영양분은 먹이가 되고, 먹고 난 후에는 배설물이 되니 인체의 모든 혈액 모두는 체세포의 배설물이라 하여도 맞는 말이 되고, 체세포의 먹이라 해도 맞는 말이 된다. 이 속에 모든 해답이 있는 것이다. 조금 더 심도있게 풀어주면 혈액 속에는 다양한 성분들이 존재하는데 각 성분의 많고 적음이 그 성분을 먹이로 먹고 사는 장기의 체세포 숫자를 결정한다. 이 말은 인체의 모든 장기의 체세포 개체숫자는 혈액 속 해당 성분의 영양분으로 먹고 살 수 있는 숫자만 존재하고, 먹이인 영양분 비례, 장기 체세포 균형으로 이루어져 있다.

이러한 인체의 먹이사슬 연결고리의 생명 이치를 기준하면 특정 성분이 부족하여 질병으로 판정을 받는다는 것은, 그 성분을 만들어 내는 장기 앞 단계에서 먹이 공급이 이루어지지 않았다는 말과 일치하고, 특정 성분이 넘치는 경우는 그 성분을 먹이로 먹고 사는 장기 쪽으로 들어가는 입구가 막혀 먹지 못하거나 소화 능력이 떨어졌기 때문이다. 여기에 모든 장기 체세포의 먹이 공급 통로가 혈관이라고 하면 인체의 특정 성분이 부족하게 된 원인은 혈관이 막혀 영양 공급이 안 되었다는 말과도 일치한다.

이렇게 풀어 놓으니, 인체의 어떠한 성분이 부족해도 원인은 한 가지라는 결론이 나온다. 그 원인은 혈관이 막혀 상대의 배설물인 영양 공급이 이루어지지 않았다는 것이다. 영양 공급이 이루어지지 못한 원인은 영양분이 보급되는 혈관이 막혔기 때문이다. 혈관이 막힌 이유는 어혈인데, 이것이 모든 질병의 근본 원인이다.

그렇다면 인체의 특정 성분이 부족하다 하여 인위적으로 만들어 넣어 주는 것이 옳을까? 그러한 치유법은 단지 부족한 성분을 일시적 보충해주는 기능에 지나지 않는다. 이러한 결과는 떨어지면 또 넣어 주어야 되는 응급기능의 약으로 만성병이 되어 죽을 때까지 약을 먹어야 된다는 생각을 하게 만든 것이다. 이것을 기준하여 필자는 현대 양약은 만들 때부터 원래의 장기 기능 자체를 회복시키거나 막힌 혈관을 열어주는 기능은 처음부터 없다는 말을 하는 것이다.

이러한 과학 편견적 사고력으로 과학의술이 진행되어 왔기에, 세계의 그 많은 석학들이 연구해서 약을 만들어 놓아도 약을 먹는 동안에는 증세가 완화되다가 약을 중단하면 약을 먹기 전보다 악화되는 예가 허다한 것이다. 이러한 결과가 약을 먹고 있는 동안에도 장기는 계속 망가져 들어가지만 본인도 의사도 인식하지 못한 채, 만성 질환이다, 신경성이다, 유전성 질환이다 라는 변명의 말만 들으며 인간의 몸은 갈수록 병들어 가는 것이다.

2) 세균성 질환에 대한 치유의 문제점

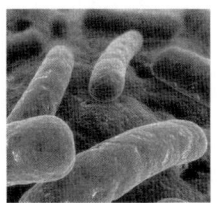

세균이란 우리 인체에 침투하여 염증과 질병을 일으키는 포괄적인 침입균을 일컫는다. 이제 설명하는 세균성 질환 치유의 문제점은 [심천사혈요법] 1권의 세균학에 대한 연장이라고 보면 되겠다.

1권에서 5만 종류나 되는 침입 세균의 종류마다 실체를 밝히고 약을 만들어 내는 것은 현실성이 없다는 논리를 폈다. 2권에는 우리 인체가 정상이라면 어떠한 세균도 스스로 물리칠 수 있다는 설명을 하려고 한다. 침입 세균이 들어오는 대로 백혈구가 모두 잡아먹는다면 생리 구조상 어떤 세균성 질환에도 걸릴 이유가 없다. 이러면 5만 종류나 되는 세균의 실체를 밝히는 쪽보다 왜 백혈구가 침입 세균을 못 잡아먹는가 하는 쪽에서 해답의 실마리를 찾는 것이 더 현명한 일이다.

세균성 질환의 병이 오는 것은 백혈구가 무기력해졌다는 증거와 다름없다. 그러니까 우리 몸을 지키는 백혈구가 왜 무기력해질 수밖에 없었는지 그 원인을 찾아 스스로 모든 세균을 물리칠 수 있는 정상적인 환경으로 되돌려 주면 되는 것이다. 그럼 일차적으로 백혈구가 왜 무기력해지는지 그 원인부터 살펴보자.

백혈구가 무기력해진 직접적인 원인은 피가 탁해져 혈액 속 산소가 부족해졌기 때문이다. 침입균이 왕성하게 활동을 하게 된 원인은 혈액 속 질소가스가 많아졌기 때문이다. 그럼 왜 혈액 속에 산소 함유량은 적어지고 질소 함유량이 많아지는가, 이것을 이해하기 위해서는 신장의 기능을 알아야 한다.

인체의 장기 중 신장이 하는 일은 요산과 요소를 걸러 배출하는 기능과 조혈기능을 동시에 하는 것이다. 사람도 먹으면 대변과 소변을 보듯 인체의 각 세포들도 혈액을 통해 영양 공급을 받고 나면 배설을 하는데, 그 배설물 중 대변에 해당하는 것이 요산이며 소변에 해당하는 것이 요소이다.

요산과 요소가 혈관을 따라 신장에 공급되면 신장은 이 성분을 먹이로 먹고 소화시켜 요도를 통해 배출하는데, 이 과정을 여과 기능으로 보자. 인체의 피를 맑게 유지하고 정상적인 조혈 기능을 유지하기 위해서는 1분에 220cc 정도의 혈액이 신장을 통과해야 한다. 그런데 신장으로 들어오는 혈관이 막혀 1분에 220cc 미만으로 통과하면 적게 통과한 만큼 혈액 속에 요산과 요소의 함유량은 많아진다. 이 요산이 만병의 주범 역할을 한다는 것이다.

요산이 만병을 부르게 되는 과정을 살펴보자.
우리 주변에는 5만 종류나 되는 미생물이 살고 있다고 했다. 이 미생물은 크게 두 종류로 분류할 수 있다. 한 종류는 산소가 풍족해야, 다른 종류는 질소가스가 풍족해야 왕성하게 활동할 수 있다.

비유하자면 정화조 안이나 퇴비 속의 미생물은 질소가스에서 왕성하게 활동하고, 인체 내의 백혈구는 산소가 풍족해야 왕성하게 활동할 수 있다. 그런데 신장이 제 기능을 못해 혈액 속 요산의 함유량이 많아지면 질소가스의 농도는 높아지고 산소의 함유량은 상대적으로 낮아진다.

이것이 바로 적응적진화의 이치로 보면 침입 세균의 활동은 왕성하게 하는 조건이 되게 하고, 몸을 지키는 백혈구의 활동은 무기력하게 되는 원인 제공을 한다.

왜냐, 침입 세균은 퇴비나 정화조 속처럼 질소가스의 함유량이 높은 곳에서 적응적진화를 하였고, 몸을 지키는 백혈구는 산소 함유량이 높은 곳에서 적응적진화를 하였기 때문이다.

이러한 원인에 의해 신장 기능 저하로 혈액 속에 요산 수치가 높아지고 그 합병증으로 산소 함유량이 부족해 질 경우 백혈구는 무기력해질 수밖에는 없고, 백혈구가 산소 부족으로 무기력해진 상태에서는 어떠한 침입 세균도 물리칠 힘이 없다 주장하는 것이다.

백혈구는 무기력해져 있고, 침입균은 혈액 속 질소가스의 함유량이 높아져 좋은 환경에 의해 왕성하게 활동하는 과정에서 침입 세균이 집단으로 모여 자리를 잡은 것이 염증성 질환인 종기다. 그리고 몸 전체에 퍼져 백혈구와 싸움을 하면 몸살 또는 고열을 동반한다. 이와 똑같은 증세를 놓고도 보는 시각에 따라서는 치유 방법이 확연히 달라질 수 밖에 없다.

서양의학은 침입한 세균의 종류를 밝혀 이놈이 잘 죽는 약을 투여하는 데서 방법을 찾는다. 이 방법은 이치상 치유의 방법이 못 된다는 것은 앞에서도 누누이 강조했다. 응급기능에 지나지 않을 뿐만 아니라 그나마 있는 백혈구 저항력마저 항생제의 살균 기능에 의해 약화시켜 더 큰 병을 불러들이는 원인만 제공한다. 여기서 생각할 점은 이미 침입한 세균은 항생제의 살균기능으로 죽인다 하지만, 동시에 항생제의 살균기능에 의해 기존의 백혈구를 무력화시키면 어떻게 될 것이냐 하는 것이다. 새로이 침입하는 세균에 대해서는 면역 기능이 더 떨어진다는 점을 인식하라는 것이다. 여기에 백혈구가 무기력해진 원인, 침입 세균이 침투한 원인 제공의 증세에는 더 악화시키는 쪽으로는 작용하여도 호전시키는 쪽으로는 전혀 약리 작용을 못한다 할 때에 침입 세균을 항생제의 살균 기능으로만 치유를 하려는 발상 자체에 큰 문제가 있음을 지적해 주는 것이다. 병의 원인은 그대로 둔 채 나타난 결과인 침입 세균만 죽이려 하니 재발은 불보듯 뻔한 것이다.

그럼 새로운 각도에서 항생제 투여로 과연 침입 세균이 100% 죽었을까? 정답은 "아니다"이다. 혈액 속에 노출된 피가 잘 도는 혈액 내에 있는 세균만 죽고, 어혈이 모세혈관을 막아 피가 못 도는 곳에 자리 잡은 종기의 원 뿌리 안에 있는 침입 세균은 그대로 살아 있다. 이러면 항생제 성분이 빠져 나간 다음 염증 속에 살아남은 세균이 다시 세력을 확장할 때 백혈구는 죽어서 없거나 더욱 무기력해져 있다 할 때에, 그때부터는 무엇이 침입 세균을 막을 수 있을까 하는 점이다.

적을 지키는 아군이 없으니 적군이 더욱 빨리 세력을 확장하는 것은 당연한 이치다. 이때 무기력해진 백혈구와 침입 세균이 싸움을 하면 고열이 발생하고 두통이 온다. 고열이 난다고 해열의 목적으로 계속 항생제를 투여하면 결국은 모든 백혈구가 죽고 말아 새롭게 침입하는 세균을 막을 능력은 갈수록 떨어지고. 고열이 발생한다고 계속 살균 기능을 하는 항생제 투여를 하면 결국에는 모든 백혈구가 죽어 무정부 상태처럼 되니, 마지막 무균실 신세를 질 수밖에 없는 결과를 초래하고 마는 것이다. 이때 무균실 신세를 져야만 하는 근본 원인이 무엇인지를 따진다면 주 원인 제공은 침입 세균을 죽이고자 투여한 항생제가 주범이 되는 것이다. 이래서 세균성 질환에 항생제를 투여하면 하나를 얻는 대신 둘을 잃고 만다.

그럼 만약 침입 세균의 왕성한 활동으로 고열이 나고 혈압이 급격히 높아질 때에, 적응적진화 논리를 적용하여 환경 자체를 바꾸어 준다는 의미로, 간 기능 저하로 누적된 중산은 중산해독제, 신장 기능 저하로 누적된 요산(약산)은 약산해독제를 섭취시켜 일시적이나마 피를 맑게 해주고, 죽염을 섭취시켜 혈액 속의 염분 농도를 높여 주면 어떻게 될 것이냐 하는 것이다. 여기에 8번 신간혈까지 사혈을 해준다면 피가 맑아지니 침입 세균은 환경이 바뀌어 무기력해지고 백혈구는 산소가 풍부해지니 강군이 되어 일방적으로 백혈구가 침입 세균을 잡아먹으면 저절로 혈압이 떨어지고 해열이 될 것이다. 여기서 심천생리학과 현대과학 의술의 차이는 간단하다.

현대 과학의술의 특징은 겉에 나타난 결과만을 병의 원인이라 보고 접근을 하니, 세균을 항생제로 직접 죽이는 방법을 찾고, 심천생리학은 백혈구가 무기력해진 원인을 찾아 없애줌으로 백혈구 스스로 침입 세균을 죽이는 방법을 찾는다.

이 차이점이 세균학의 경우 현대의학을 기준하여 심천생리학을 입증하면 입증의 방법이 없게 만든다. 왜냐, 처음부터 침입 세균을 죽여야 치유가 된다는 바탕으로 출발한 과학의술은 복용시킨 약의 성분이 직접 침입 세균을 죽이는 모습을 두 눈으로 확인이 되어야 치유 효능이 있다 인정을 하지, 피를 맑아지게 하여 백혈구 스스로 침입 세균을 물리치게 환경 자체를 바꾸어준 의술은 백혈구 스스로 침입 세균을 죽인 것이 되니, 치유의 효능 자체를 인정할 수 없게 되는 것이다.

필자가 주장하는 올바른 치유법이란 무엇이냐. 병의 근본 원인, 백혈구가 무기력해질 수밖에 없었던 원인을 제거해 백혈구 스스로 침입균을 물리치게 해주는 것이다. 심천생리학은 이러한 생명의 이치로 발전시킨 이치이기에 현대과학 의술로 입증을 논하는 자체를 자존심 상해한다. 이것이 올바른 치유법이고 순리에 맞으니 당연히 부작용도 없다.

혈액 속의 요산과 요소를 걸러 배출해 주는 장기는 신장이다. 신장이 요산을 여과하고 배출하지 못하는 이유는 앞에서 지적했듯이 신장으로 들어가는 혈관이 어혈을 막아 혈류가 적게 들어갔기 때문이다. 혈관을 막고 있는 어혈을 뽑아 주면 혈관이 열리고 혈관이 열리면 신장 속으로 들어가는 피의 흐름이 정상화된다. 신장이 요산을 걸러 주는 여과 기능을 회복하면 피가 맑아지고 산소의 함유량이 높아져 상대적으로 질소 가스의 함유량은 적어진다.

사혈점 위치는 8번 신간혈이다. 그 자리를 사혈해주면 신장과 간 기능이 회복된다 해서 신간혈이라고 이름 지었다. 이 말을 역으로 풀면 그 자리에 어혈이 쌓여 혈관을 막으면 신장과 간 기능이 떨어진다는 얘기가 된다. 이것이 원인 치유이고 근본 치유가 되는 것이다.

3) 이식수술의 문제점

요즈음 미국에서 인체의 전체 설계도면을 완성했고, 앞으로 인체의 주요 장기를 짐승에서 배양해 사람에게 이식시키는 의술이 발달할 것이라며 떠들썩하다. 과학적 단면만으로 보면 대단한 발전인 것은 부정할 수 없는 사실이다. 하지만 이러한 이식수술의 발전이 인류의 건강에 얼마나 공헌할 수 있을까? 나의 시각에서는 회의적이다. 장기를 이식 배양하는 것보다 그 대가를 기대하는 것이 나중에 더 문제가 될지도 모른다.

의술이 상술이 된 현실에서 장기를 쉽게 만들어 붙이는 의술이 발전하면, 의술이 상술이 된 현 시점에서 기존의 장기를 회복시키는 의술은 소홀히 할 게 불보듯 뻔하다. 왜냐, 간단히 이식을 하면 단번에 많은 돈을 요구할 수 있지만 재생 의술은 그럴 수 없다. 시간과 노력은 많이 드는 반면, 치유의 특성상 충분한 대가를 받기는 어렵기 때문이다.

솔직히 시간과 노력은 많이 들고 돈벌이는 적게 되는 재생 의술에 얼마나 많은 의술인이 동참을 할까. 짐작해보면 나의 주장이 과장되지 않았음을 공감할 수 있을 것이다. 바쁜 세상에 이식

수술로 빨리 건강만 회복시키면 될 것 아니냐며 오히려 나의 회의적인 시각을 비웃을지도 모른다.

나 역시 이식수술이라도 해서 원래의 기능을 되찾아 건강만 회복한다면 굳이 이 문제를 지적하지 않을 것이다. 하지만 이식수술의 발달은 대단히 위험한 발상이다. 서양의학에서는 병을 오게 하는 원인은 병이라고 진단할 능력도 진단하지 못한다. 이 오류 때문에 결국은 작은 병을 키우는 사례가 허다한데, 여기에 이식수술까지 범람하면 병원 문을 벗어나지 못하는 환자가 갈수록 많아질 수밖에 없다. 그 이유는 이식수술의 기능을 보면 금방 알 수 있다.

이식수술은 망가진 장기를 떼어내고 건강한 장기를 이식하는 기능만 한다. 그 장기의 기능이 떨어진 원인 자체를 치유하는 것이 아니라는 것이다. 이러면 이식한 장기가 또 망가지는 것은 시간문제다. 의술을 전혀 모르는 사람도 그 정도는 상식적으로 추론할 수 있을 것이다.

여기에 이식한 장기의 부작용을 막는다고 저항력을 약화시키는 약물을 투여하니 다른 장기의 기능마저 떨어뜨리고 만다. 결국 이식수술을 받은 환자가 건강한 몸으로 병원 문을 나선다는 것은 기적에 가까운 일이 되는 것이다. 주위를 둘러보면 그 증거가 널려 있다. 신장이나 간을 이식한 환자치고 건강한 몸으로 병원을 완전히 벗어나 정상적인 삶을 사는 사람이 얼마나 되는가, 이에 반해 동양철학의 논리 의술이나 심천생리학은 장기를 망가지게 한 원인 자체를 병으로 본다. 장기의 기능이 완전히 망가지기 전에 치유를 한다면 굳이 이식을 할 상황까지 가지 않고도 얼마든지 회복이 가능하다는 것이다.

  나는 장기가 완전히 망가지기 전으로 원상 회복시킬 수 있는 방법으로 심천사혈요법을 만들었다. 심천사혈요법의 탄생은 인체의 원래 구조가 피만 잘 돌게 해주면 재생 복원할 수 있는 기능을 스스로 가지고 있다는데 근거를 두고 있다. 굳이 증명을 논하자면, 공개된 의술이니 간단히 실험할 수 있다.

  위염, 신부전증 초기(투석을 하기 전), 지방간, 간염은 모두 장기의 기능 저하로 인한 질병이다. 이 증세에서 중산해독제(심천사혈요법1권 참조)를 섭취하며, 2-3-6-8번만 순서에 맞게 사혈을 해보라. 만약 더욱 확실한 방법을 원한다면 먼저 내시경으로 염증을 확인하고 사진으로 남긴 다음 시술을 해보라. 염증은 흔적도 없이 사라질 것이며, 지방간은 지방이 녹아 없어질 것이고, 간염은 수치상 증명이 될 것이다. 신부전증 초기 역시 사혈을 하여 어혈이 나오자마자 소변의 양이 많아지는 것을 느낄 것이다.

  이것이 사실이라면, 기존의 장기를 재생시키는 의술이 올바른 의술인지, 아니면 장기를 망가질 때까지 두었다 떼어내고 이식을 하는 현대의술이 올바른 의술인지는 스스로 판단할 수 있을 것이다.

4) 자연계 순환의 법과 인간의 수명

  인간은 누구나 장수에 대한 꿈을 가지고 있다. 하지만 인간이 얼마나 오래까지 살 수 있는지는 그 해답을 쉽게 도출하기 어렵다. 난 이 궁금증을 풀기 위해 자연계 생명의 이치로 접근한다.

우주 만물은 주변 환경에 따라 적응하며 살아남기 위한 적응적 진화를 반복한다. 자연계의 모든 생명체들이 먹이사슬의 연결고리로 이어져 있어 앞 단계의 먹이가 나를 존재시키고, 나는 다음 단계의 먹이사슬의 연결고리 역할을 하며 반복, 순환, 진화, 공생하는 것이다. 이 생명을 유지하는 법칙이 진리이고 순리이다. 생명이 있는 모든 것, 식물, 동물, 곤충, 인간 모두가 이러한 틀에 의해 생명을 유지해 나간다. 즉 나무의 삶의 이치나 인간의 삶의 이치나 똑같다.

이러한 원리 안에서 나무와 인간을 비교해 인간 수명의 궁금증을 풀어 보자.

천 년 묵은 나무라는 말을 들어 보았을 것이다. 천 년이면 인간의 수명과 비교해 엄청난 세월을 사는 것이다. 그렇다면 나무의 수명은 일정한 기간으로 정해져 있는 것일까? 아니면 영생 구조, 즉 영원히 죽지 않고 사는 구조일까?

답은 나무 수명은 일정 기간 시간이 정해진 것이 아니라 원래 영생구조, 영원히 죽지 않는 순환의 구조로 되어 있다는 것이다. 다만 주변 여건에 따라 수명이 길어질 수도 짧아질 수도 있다. 이렇게 단정하는 근거가 무엇인지 궁금할 것이다.

지구상에 최고 천 년까지 산 나무가 있다고 모든 나무의 수명이 그럴 것이라고 말할 수는 없다. 나무를 생태학적으로 보자. 천 년 묵은 나무가 수명이 다해 시들어 갈 때 그 나무의 가지를 잘라 수분이 적당히 있는 곳에 꽂아 놓으면 어떻게 될까. 다시 뿌리가 자라 성인목이 되리라는 것은 누구나 예상할 수 있을 것이다. 이 속에 모든 해답이 들어 있다.

가지만을 잘라 심었는데도 거기서 뿌리가 새로 나고 잎이 나고 꽃이 피고 열매를 맺을 수 있는 성인목이 되는 과정 속에는, 나무의 수명이 원래 영생 구조라는 것, 나무의 각 세포마다 모두 독자적으로 한 나무의 설계도면을 가지고 있다는 것, 필요에 따라서는 가지 세포가 뿌리 세포로 변환 분열할 수 있다는 것을 보여 주고 있다. 인간의 수명을 푸는 열쇠도 여기에 근거한다.

나무를 좀 더 들여다 보자.

나무는 오래 살면 고목이 되고 속이 텅 비어서 태풍을 만나 꺾이어 죽거나, 뿌리에서 영양분을 흡수 못 할 상황이 되어 죽는다.

고목이 되면 속이 텅 비는 과정도 살펴보자.

나무에 퇴비를 주면 나무는 잘 자란다. 나무뿌리가 퇴비 성분을 직접 흡수하는 것은 아니다. 퇴비 속에는 많은 미생물이 있는데 이 미생물이 퇴비 속 유기질 성분을 갉아먹고 배설을 하면, 그 배설물을 나무뿌리가 흡수해 자양분으로 삼는다. 마치 진딧물이 식물의 진액을 빨아먹고 당을 배설하면, 개미가 그 배설물을 먹고 사는 이치와 같다.

오랫동안 나무뿌리가 영양분을 흡수하면 부득이하게 흙 속에 섞여 있는 석회질 성분과 철분 등이 조금씩 나무의 수관을 따라 섞여 들어온다. 이 성분이 누적되어 수관을 막으면 그 수관으로 영양분을 공급받아야 생명을 유지할 수 있는 나무 세포가 죽게 된다. 이것이 나무가 속부터 죽어서 텅 비는 이유다.

나무가 영원히 살 수 있는 생명의 구조를 가지고 있으면서도 죽을 수밖에 없는 이유가 여기에 있다. 어쩔 수 없이 섞여 들어오는 석회질과 철분을 나무 스스로 제거할 능력이 없는 것. 이것은 인간이 죽을 수밖에 없는 이유와도 동일하다.

우리 인간은 보통 80년 정도를 살면 2세를 남기고 죽는다. 현대의학은 인간의 최고 수명을 130년 정도로 추정하고 있다. 인간의 체세포가 몇 번 분열할 수 있느냐 하는 계산에서 나온 수치다. 체세포에는 꼬리가 있는데 한 번 분열할 때마다 조금씩 짧아져 체세포의 꼬리가 완전히 없어지면 세포분열을 하지 않는다. 꼬리가 없어질 때까지 분열 회수 곱하기 한 마리의 체세포 수명을 계산해서 인간의 최고 수명을 130년 정도로 추정한 것이다.

그러나 이것은 잘못된 계산이라는 것이다.

이러한 논리가 옳다면 130세 노인의 체세포를 배양하면 배양이 되지 말아야 한다. 그러나 천 년 묵은 나뭇가지를 잘라 심어도 다시 세포 분열을 하여 한 나무로 성장하듯, 130세 노인의 세포를 배양한다 해도 다시 배양이 된다는 논리다.

이처럼 인간의 수명은 정해진 것이 아니라 원래 순환의 법으로 영생하는 구조인데, 다만 주변 여건이 죽음에 이르게 한다는 것이다. 그럼 왜 80년 정도를 살면 인간은 죽을 수밖에 없느냐. 인간 역시 나무처럼 어쩔 수 없이 생기는 어혈이 혈관을 막아, 그 혈관으로 영양 공급을 받아야 제 기능을 하는 장기가 쇠약해지기 때문이다.

어혈이 누적되는 양은 모세혈관의 혈액양을 100으로 볼 때 자신의 나이만큼 퍼센티지로 쌓이고, 어혈로 인해 모세혈관이

50% 이상 막히면 질병이 발병을 하고, 80% 이상 막히면 죽음에 이르게 된다.

그럼 장수의 비결은 무엇일까? 나 자신이 아직 살아 보지 않았으니 확언할 수는 없지만 13년 동안 많은 환자를 치유하며 얻은 결론이 있다. 어혈이 전체 혈액의 50% 이상 누적되기 전에 아예 몸 밖으로 빼버린다면 질병의 두려움에서도 벗어날 수 있고, 장수도 할 수 있다는 것이다.

현대과학이 장수의 비결을 알려 줄 것이라고 믿는다면 크나큰 오산이다. 체세포 배양이다, 복제인간이다, 게놈 프로젝트다 하여 획기적이라며 연구 성과를 많이 내놓지만 앞의 논리에 연결하여 풀어 보면 신비할 것도 새로울 것도 없다. 질병 치유의 효능뿐 아니라 장수에 비결면에서도 과학의술의 효능을 몽땅 합쳐도 모세혈관에 쌓여 피를 못 돌게 하는 어혈을 직접 뽑아내 버리는 심천생리학의 치유 효능 1/10도 따라 올 수가 없는 것이다.

복제 인간의 원리는 인간의 체세포를 배양해서 한 인간으로 만드는 것인데, 나무의 가지를 잘라 심어도 한 나무의 성인목이 되는 이치와 같다.

게놈 프로젝트란 가지만을 땅에 꽂아도 가지 세포가 뿌리 세포로 변형 분열을 할 수 있다는 증거와 나무의 세포 하나하나에도 한 나무의 성인목 전체 설계도면을 가지고 있다는 것, 하나의 나무 세포가 분열하여 한 나무의 성인목이 되기까지의 과정을 알아낸 것이다. 감나무의 가지만을 잘라 심어도 한 나무의 성인

목으로 자라는 것은 감나무 세포 하나하나 마다 모두 독자적 영성 독자적 수명을 모두 따로 가지고 있기 때문이다.

그런데 인체를 기계학, 성분학만으로 접근하면 우리의 마음을 측정할 수 없듯이 노력한 대가 만큼의 성과를 기대하기 어려울 것이라는 점을 지적해 주고 싶다.

인체의 어떠한 질병도 반드시 원인 없는 결과는 일어날 수는 없다. 결과에서부터 해결책을 찾으려 하면 결국은 질병을 키워 수술이나 이식을 하는 방법만이 도출될 수밖에 없다. 인체의 생명 구조가 먹이사슬의 연결고리와 같으므로 특정 성분이 부족하면 결국은 그 앞 단계에서 먹이 공급이 되지 않았다는 증거다.

모든 먹이(영양분)가 혈관을 통해 공급된다 할 때 인체의 어떠한 성분이 부족해서 질병이 왔다 해도 결국 근본 원인에 들어가면 어느 부위의 혈관을 어혈이 막고 있느냐 하는 차이점 뿐이다.

아무리 의술이 발달해도 결국은 피를 잘 돌게 하는 방법이 질병치유의 핵심 의술이 될 수밖에 없다.

심천사혈요법은 어혈을 직접 빼내는 방법이라 우선은 번거롭고 고통스럽지만, 근본적으로 병의 원인을 몸 밖으로 제거하여 결과인 병이 나타나지 않게 한다. 고혈압에서 치유를 하면 중풍 맞을 일 없고, 위장병에서 치유를 하면 위암 걸릴 일 없고, 간염에서 치유를 하면 간경화, 간암이 올 일 없으며. 혈액 속에 요산의 함유량이 높아졌을 때 치유를 하면, 갑상선, 가슴의 혹, 자궁의 혹, 저혈압, 고혈압, 당뇨, 류마티스 관절염, 신부전증, 골다공증은 올 수가 없다.

이런데도 현대의술은 원인은 병이 아니라 해서 병을 키우고 나서는 결과인 증세만을 가지고 수술을 하네, 이식을 하네 하는데 그런 현실을 보면 안타까움만이 앞선다. 질병을 치유하는 데도 등급이 있다.

염증이나 장기가 망가졌다 해서 수술로 잘라 내거나 이식을 하는 방법은 결과만을 응급 복구하는 방법으로 제일 하류 의술이고, 인체의 특정 성분이 부족한 것을 보충해 주는 의술은 넣어 준 것이 떨어지면 또 넣어 주어야 되니 임시 응급 의술로 이류 의술이며, 병의 원인 자체를 병이라 진찰해서 원인을 없애 주어 결과인 증세를 나타나지 않게 해주는 의술이 으뜸 의술인 것이다.

심천사혈요법의 최대 장점은 뚜렷한 논리적 근거를 가지고 있다는 것, 현대의술이 불치 내지는 만성 질병으로 여기는 병을 손쉽게 가족끼리도 치유할 수 있다는 것이다. 기존의 의술에 응용 결합시키면 국민 건강 발전에 많은 도움이 되리라 믿는다.

2. 상식으로 이해하는 사혈요법

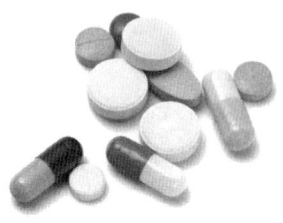

1) 방부제가 해로운 이유

나는 방부제가 들어간 식품은 절대 먹지 말아야 한다고 강조해 왔다. 어떤 극악무도한 자의 생각에서 방부제가 개발되었는지 모르겠다. 방부제란 쉽게 표현하면 미생물을 죽이는 살충제다. 방부제를 음식물에 사용하는 이유는 미생물의 번식으로 음식물이 부패되는 것을 막기 위한 것이다. 음식물을 상하지 않게 하여 오래도록 팔기 위한 것이지, 사람을 위한 것이 아니다. 방부제는 사람이야 상하든 말든 음식물만 썩지 않고 오래 팔면 된다는 금전만능주의의 산물이다.

방부제의 살충 기능은 음식물을 부패시키는 미생물만 선별해서 죽이는 것이 아니고 모든 미생물을 함께 죽이며, 거기에는 장속의 미생물도 예외일 수 없다. 만약 과다하게 사용되면 혈액 속의 미생물까지도 죽일 수 있다. 소장 속의 미생물을 죽이면 어떻게 될까? 소장 속의 미생물이 하는 기능은 음식물이 들어오면 분해해서 갉아먹고, 배설을 하는 것이다. 그 배설물을 장이 흡수하기에 장 속의 미생물이 많고 적음이 영양분의 흡수기능을 좌우한다. 이러한 미생물을 죽이면 당장 장의 흡수 능력이 떨어져 음식을 먹어도 밑 빠진 독에 물 붓는 격이 되고 만다.

장 기능이 약한 사람은 방부제가 첨가된 식품을 먹으면 생목이 오르고 트림이 나오는데, 이러한 현상은 방부제의 살충기능이 장 속의 미생물을 죽여 음식 분해가 되지 않고, 상하는 과정에서 가스가 발생해 이것이 역류해서 트림이 나오고 생목이 오르는 것이다.

방부제가 들어간 식품을 장복하면 두 가지 증세가 올 수 있다. 아랫배의 온도가 차가운 사람은 소화불량이 심화될 것이고, 따뜻한 사람은 거식증으로 나타날 것이다. 장 속의 미생물의 숫자가 적기 때문에 오는 현상이다.

우리는 보통 잘 먹고 설사나 변비가 없으면 장 기능이 좋은 것으로 안다. 여기에 한 가지 빠진 것이 있다. 많이 먹는 것과 장이 영양분을 흡수하는 것은 별개의 문제라는 것이다. 이 말을 요약하면 음식을 필요 이상 많이 먹는 사람은 장이 영양분을 흡수하는 기능이 약한 사람이고 장 속에 미생물의 숫자가 적은 사람이라고 볼 수 있다.

이러한 이론적 뒷받침은 실험으로 증명이 가능하다. 한 사람은 소화기능이 약하여 식사량이 아주 적고, 한 사람은 음식을 끝도 없이 먹으려 하는 사람이 있다고 하자. 두 사람에게 똑같이 2번 위장혈과 3번 뿌리혈을 사혈해보라. 두 사람의 증세는 정반

대인데도 같은 부위를 사혈해주면, 소화 기능이 약하여 밥을 적게 먹는 사람은 식사량이 늘 것이며, 장 기능이 떨어져 폭식증으로 필요이상 밥을 많이 먹던 사람은 식사량이 3분의 1로 줄어들 것이다. 하지만 식사를 적게 하면서도 오히려 기운은 더 날 것이고 혈색도 좋아질 것이다.

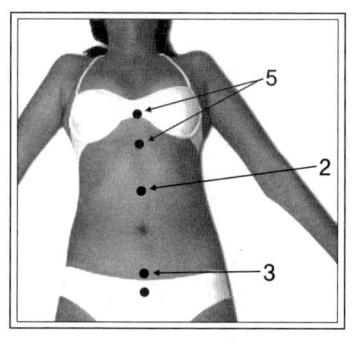

2. 위장혈
3. 뿌리혈

3번 뿌리혈을 사혈해주면 왜 폭식증이 치유되는가. 3번 뿌리혈의 어혈을 뽑아 주면 혈관이 열리고, 혈관이 열려 피가 잘 돌면 아랫배의 온도가 오르는데, 아랫배의 온도 상승은 장 속의 미생물의 번식이 용이한 조건을 만들어 주기 때문이다.

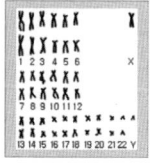

2) 유전에 대한 견해

필자가 굳이 유전성 질병을 논하고자 하는 취지는 현대의학의 방향이 잘못된 방법으로 치유를 하기에 질병 치유가 되지 않는 것은 인정하지 않고, 이제는 무능의 회피용으로 치유가 안 되는 증세마다 유전적 질병으로 몰아가는 현실을 꼬집기 위함이다.

현재 유전이란 용어는 언어의 뜻은 유전이지만, 그 사용 목적은 치유가 안 되는 증세, 즉 유전자 조작을 하여야만 치유가 된다는 불치병이란 뜻으로 유전이란 말을 남발하고 있다.

유전이란 단어를 의술을 기준하여 정의를 내려 보면 콩 심은데 콩 나고, 팥 심은데 팥이 나는 것이 유전이다. 즉 한 생명의 씨앗 속에 들어있는 한 생명체의 설계도면 영성 자체가 유전인 것이다. 이 말은 한 마리의 정자나 체세포 속에 들은 한 사람의 영적, 육적 설계도면이 대물림되는 것이 유전이라는 것이다. 이러한 생명 이치로 비유법을 들자면, 소나무 씨앗을 심고 어린 묘목일 때에 주변 환경에 의해 다치거나, 벌레가 먹거나 하여 위쪽으로 올라붙어서 자라야 할 가지가 변형적 아래로 어려서부터 자란다 하여 유전이라 할 수는 없다는 이야기다.

만약 아버지가 50세 때 대머리가 되었고, 아들이 50세 때 머리가 빠져 대머리가 되었다면 유전일까?

정답은 반은 유전이고 반은 아니라는 것이다. 완전한 유전으로 정의를 하려면 아버지도 태어날 때부터 대머리였고, 아들도 태어날 때부터 대머리여야 한다. 하지만 젊어서는 정상적인 머리를 가지고 있다가 50세에 대머리가 되었다면 반은 유전, 반은 후천적인 요인에 좌우된다는 것이다. 이러한 경우가 생기는 요인을 인체의 생명 이치로 보면, 한 마리의 정자가 산모의 뱃속에서 태아로 세포분열을 할 때 특정 부위, 즉 두피의 혈관을 가늘게 분포시킨 것까지는 유전이지만, 어혈이 생기는 것은 후천적 요인이다. 여기서 후천적 요인이라 진단을 하는 경우는 치유행위가 가능하지만, 완전한 유전으로만 정의하고 말면 유전자 조작을 해야

만 대머리 증세를 치유할 수 있다 하는 말이 성립되기 때문이다. 필자의 이러한 주장이 옳고 그름은 간단히 입증할 수 있다. 할아버지, 아버지, 손자가 모두 50세에 대머리가 되었다 가정을 해보자.

이때 40세에서부터 머리가 빠지기 시작하여 탈모 증세가 나타나기 시작할 때에 1번 두통혈 위치의 모세혈관 속에 자리잡고 있는 어혈을 뽑아내 피를 잘 돌게 해준다면 어떻게 될 것이냐 하는 것이다. 정답은 머리가 빠지는 현상은 당장 중단되어 탈모증은 치유가 되고, 일정주기 약 10년을 한주기로 반복 사혈을 해 준다면 70-80대 까지 대머리는 되지 않을 것이다.

이 논리의 기준은 특정 위치의 모세혈관을 가늘게 분포시킨 것 까지는 유전이지만, 어혈이 생기고 그 어혈이 혈관을 막아 피가 못 돌기에 머리가 빠지는 것은 이치적 나타난 증세로 후천적 증세라는 것이다.

유전적으로 특정 부위에 혈관이 가늘게 분포되었다 해도 혈액만 맑으면 잘 통과할 수 있다.

태어날 때부터 소아마비라 해도 마찬가지다. 태아 때 소아마비가 되는 이유도 소아마비 자체가 유전이 아니라, 산모의 어혈이 탯줄을 타고 들어가 태아의 다리에 분포된 혈관을 막아 영양 공급이 모자라 다리 세포가 분열이 안 되기 때문이다. 작은 소나무 가지가 벌레를 먹어 어려서부터 기형으로 자란 것을 두고 어려서부터 그러니 유전이라 할 수 없다는 이치와 같은 말이다.

아버지, 할아버지의 윗대 조상 모두가 특정 질병 즉, 중풍, 암,

당뇨병, 백혈병, 신부전증 등의 같은 증세의 병을 같은 나이에서 발병하였다 하더라도 반은 유전, 반은 후천적 증세이고 여기에 적응적 진화의 논리를 접목하면 그마저 고정이 아니고 환경이 바뀌면 바뀐다는 논리가 성립된다.

이러한 시각으로 접근을 하면 현재 순환기 장애 만성질병 대부분은 모두가 치유 가능한 증세이고, 현재 심천생리학으로 치유의 효능을 보여주고 있다.

과학적인 의술 시각으로만 보면 순환기 장애성 만성질병 대부분을 유전적 질병으로 보이고 유전자 조작을 해야 치유가 된다 생각하지만, 이것은 잘못된 편견이며 과학이 더욱 발달하여 유전자 조작을 하여 준다 하여도 현재의 만성 질병을 과학적 유전자 조작 방법으로는 치유할 수 없다는 것을 지적해 준다.

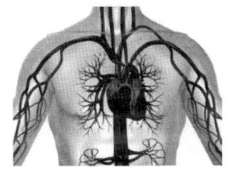

3) 혈관 분포론

사혈요법을 강의하다 보면 가장 많이 의문을 제기하는 부분이, 장기는 뱃속에 들어 있는데 외부에서 어혈을 뽑아 준다고 장기의 기능이 회복될 수 있느냐 하는 것이다. 이러한 궁금증을 이해하려면 혈관 분포가 어떻게 이루어져 있는지를 포괄적으로 이해해야 한다.

심장에서 혈액을 펌프질하여 동맥으로 피가 나올 때, 동맥 혈관의 굵기를 10cm라 가정을 했을 때, 모세혈관이 1cm 굵기로 열 개가 있어야 피가 원활하게 돌 수 있다. 그런데 인체 구조상 모세혈관의 분포는 스펀지같이 미로처럼 서로 연결되어 있어 한 혈관이 막히면 그 옆 혈관으로 돌고, 그 혈관이 막히면 그 옆의 혈관으로 돈다.

열 개의 모세혈관 중 다섯 개가 막힐 때까지는 나머지 다섯 개로 피가 돌기에 우리는 어떤 장애를 느끼지 못한다. 그러다가 절반 이상이 막히면 그때부터 피의 흐름에 장애를 받아, 장기 쪽이면 장기의 기능이 떨어지고, 근육 쪽이면 근육이 굳어져 수축·이완이 안 되며, 통증으로 나타나 질병이 왔음을 인식하게 된다.

인체의 혈관 분포를 보면 심장에서 동맥을 타고 피가 나와 모세혈관을 통해 영양 공급이 이루어진 다음 정맥을 타고 다시 심장 뒤편에 연결되어 있다. 심장에서 동맥을 타고 혈액이 앞으로 나간 양만큼, 모세혈관을 거친 혈액이 정맥을 타고 다시 심장 뒤편으로 들어와 주어야 피의 순환이 원활히 이루어질 수 있다.

이러한 혈관 구조는 동맥, 정맥의 혈관이 아무리 열려 있어도 동맥과 정맥 중간에 자리 잡은 모세혈관이 막히면 전체적인 피의 흐름에 장애를 받는다는 것이다.

여기에다 동맥이나 모세혈관은 온도에 상당히 민감하므로 온도가 오르면 혈관이 확장되고, 온도가 떨어지면 혈관은 수축되어 좁아진다. 장기 속의 혈관이든 밖에 노출된 혈관이든 몸의 체온으로 수축 팽창이 연결된다는 것이다.

동맥, 정맥, 모세혈관의 관계

1. 동맥 끝에는 모세혈관이 연결되어 있어, 모세혈관이 막히면 동맥, 정맥의 피의 흐름에 직접적인 영향을 준다.

> 2. 동맥, 정맥의 혈관 굵기는 온도가 직접 관장한다.
> 3. 온도는 모세혈관의 피의 흐름이 직접 관장한다.
> 4. 모세혈관의 피의 흐름은 어혈이 얼마나 모세혈관을 막고 있느냐가 직접 결정한다.

그런데 동맥, 정맥의 주변 모세혈관에 어혈이 쌓여 피가 못 돌면 온도가 떨어지고, 온도 저하는 곧바로 동맥, 정맥의 혈관을 수축시킨다. 이러한 논리에 의해 직접 치유가 되는 증세가 협심증이다. 협심증은 심장에서 나오는 동맥혈관이 좁아지고 그 끝 모세혈관이 막히거나 좁아진 것이 원인인데, 심장과 동맥혈관은 가슴속에 있고, 5번 협심증혈은 외부인데도 사혈을 해주면 수술을 않고도 협심증, 심근경색, 초기 심장 판막증, 심장 기능 저하로 나타난 불면증, 불안한 증세 등이 치유가 되는 이유가 여기에 있다.

인체의 온도 변화를 보면, 몸의 부분적인 온도는 그 부위의 모세혈관의 피의 흐름이 결정하고, 몸 전체의 체온은 신장 기능 상태가 좌우한다. 이러한 논리를 소장 기능과 연결해 보자.

아랫배 3번 뿌리혈 위치가 냉한 사람치고 건강한 사람이 없다. 아랫배가 냉하면 소장 속의 미생물 숫자를 적어지게 하고, 영양분의 흡수 능력을 떨어뜨린다. 장 기능이 떨어지면 설사나 변비, 얼굴에 기미가 끼는데 소장은 분명 뱃속에 있지만 외부의 3번 뿌리혈을 사혈해주면 장 기능이 회복되어 설사, 변비, 얼굴의 기미가 벗겨진다.

어떻게 이렇게 될까. 이것 역시 마찬가지다. 혈관을 막고 있는 어혈을 뽑아 주면 혈관이 열리고 혈관이 열리니 피가 돌고 피가 도니 온도가 올라가 장 속의 미생물(유산균)이 많아지고, 외부의 온도 상승은 장의 온도까지 높여 장에 분포된 혈관이 확장되어 피의 흐름이 좋아진다.

장도 유연해져서 음식물의 통과 시간이 정상화되면 설사나 변비가 없어지는 것이다. 음식물이 장을 너무 빨리 통과하면 설사이고 너무 느리게 통과하면 변비다.

그럼 몸 전체의 체온 관계는 무엇이 관장할까? 몸 전체가 냉한 사람을 기가 허하다 표현하고, 몸이 냉한 사람은 더운 곳에서 잠을 못 자며, 식은땀을 많이 흘리고, 이것이 계속 진행되면 저혈압, 고혈압, 협심증, 관절염, 골다공증, 해소 천식, 갑상선, 당뇨, 중풍 등으로 진행된다. 이러한 증세는 신장 기능 저하에서부터 출발한다.

신장은 혈액을 생산하는 기능도 있지만 요산과 요소를 소변으로 배출하는 기능도 한다. 이러한 기능이 저하되면 혈액 속에 요산과 요소의 함유량이 높아져 피 전체가 혼탁해지는 결과를 초래하고 피의 혼탁은 혈액 속의 산소 함유량을 급격히 떨어뜨리는 결과를 낳는데 산소 부족은 모든 세포들의 활동을 둔화시켜 피의 흐름에 장애를 주며, 몸 전체의 체온을 떨어뜨리는 원인이 된다.

그럼 잠시 신장 기능 저하가 원인 제공이 되어 몸 전체의 체온을 떨어뜨리는 과정을 살펴보자.

신장 기능 저하는 요산 수치를 높게 하고, 요산 수치가 높아지면 혈액 속의 산소 부족이 오게 되는데 산소 부족이 몸의 체온을 떨어트리는 직접 원인 제공을 한다.

그럼 산소 부족이 왜 체온을 떨어트리는지 살펴보자. 온열 동물의 모든 기초 체온은 체세포나 미생물의 영양분 연소 과정에서 발생한다. 인체의 각 체세포들이 혈액 속의 영양분을 먹이로 먹고 소화 연소시키는 과정에서 열이 발생한다는 것이다. 이 과정을 쉽게 이해하려면 퇴비 속의 온도가 오르는 이치를 연상하면 된다. 퇴비에 적당한 수분이 있을 때에 설탕을 조금 뿌려주고 그늘에서 비닐로 살짝 덮어 놓고 다음날 손을 넣어보라. 온도가 상당히 올라가 있을 것이다.

퇴비의 온도가 오르고 내리는 결정은 퇴비 속의 미생물의 활동이 결정하는 것이다. 즉, 설탕의 고 칼로리의 영양분으로 갑자기 미생물이 번식을 하였고 많은 미생물이 영양분을 소화시키는 과정에서 열을 발산하였기 때문에 온도 상승이 된 것이다.

자동차 엔진 연소 이치와 같다. 자동차 엔진 속으로 들어가는 환기구를 막으면 엔진은 산소 부족에 의해 휘발유는 불완전 연소 상태가 되며 엔진자체의 온도가 오르는 현상이 현격히 떨어질 것이다. 자동차가 휘발유, 즉 유지방을 산소와 결합시켜 태우면 연소를 하듯, 인체의 체세포들도 혈액 속의 영양분, 즉 지방, 단백질의 유지방을 소화 연소할 때에 산소 부족이 되면 소화 능력이 떨어지고 불안전 연소, 즉 요산의 배출을 많이 하게 되어 있다.

그럼 잠시 신장 기능은 왜 떨어졌는지를 살펴보자.

신장은 등의 갈비 안쪽에 붙어 있는데, 신장 하나로는 1분에 220cc 정도 혈액이 통과해야 정상이다. 신장으로 들어가는 동맥 주변 모세혈관에 어혈이 쌓이면 피가 못 돌고 피가 못 돌면 온도가 떨어진다. 온도가 떨어지면 신장에 연결된 동맥, 정맥의 혈관이 수축되어 혈관이 막히거나 좁아지며 1분에 220cc 정도가 통과할 혈액의 양이 혈관이 막힌 정도에 따라 150cc, 100cc까지도 적게 돌 수 있다. 이것이 초기 신장 기능이 떨어지기 전 혈액 속의 요산이 많아지는 경우다.

이 상태가 악화되어 1분에 70cc 이내로 적게 돌면 신부전증이 된다. 혈액 속에 요산 수치가 높은 사람과 몸이 냉한 사람이 2-3-6-8번을 사혈해 보고 체온이 실제 올라가는지, 혈액 속의 요산 함유량이 떨어지는지 수치를 재보면 모두 정상으로 돌아와 있는 것을 발견할 것이다.

이것이 바로 혈액 속 요산 수치가 산소 함유량을 결정하고, 산소 함유량이 체온에 직접 영향을 주기 때문이다. 몸이 냉한 사람이 요산해독제(약산해독제)만 섭취를 하여 주어도 일시적이기는 하나 체온이 올라가는 이치가 여기에 있는 것이다.

인체의 생명이 이어지는 논리를 이해하고 나면 모세혈관에 쌓여 움직이지 않는 어혈을 뽑아 주어 피만 잘 돌게 해주어도 모든 질병이 스스로 복원 치유될 수 있는 능력을 우리 인체가 가지고 있다는 것을 알 수 있을 것이다.

문제는 어느 위치의 모세혈관에 어혈이 쌓이면 어느 장기의 기능이 떨어지고, 어떠한 통증이 오느냐 하는 것을 알아내는 것인데, 그 문제는 이미 사혈해주면 치유가 되는 증세를 사혈점 이름으로 지어 놓았으니 이해가 쉬울 것이다. 이 말을 역으로 풀면 그 지점에 어혈이 쌓이면 해당 장기의 기능이 떨어져서 질병이 온다는 말도 된다.

4) 예방 사혈요법

우리 인체는 처음부터 갑자기 암이나 당뇨, 중풍으로 바로 나타날 수는 없는 구조로 되어 있다. 이러한 질병이 오려면 반드시 예고편이 있다. 각 장기가 제 기능을 못한다는 증거로, 만성피로가 온다든지, 몸이 붓는다든지, 피가 못 돈다는 증거를 예고편으로 보여 주는데 그래도 해결을 안 하면 중병으로 표출되는 것이다. 안타까운 것은 신장이 제 기능을 못한다는 신호를 보내도, 간이 제 기능을 못한다는 신호를 보내도, 본인이나 의사들까지도 장기가 완전히 고장이 나서 염증이 생기거나 부어서 커졌거나 굳어 있지 않으면 이상이 없다는 판정을 한다는 것이다.

어떠한 질병도 원인 없이 결과만 나타날 수 없다. 암이 발생한 다음 암이라고 판정은 하면서, 왜 암을 오게 하는 원인 자체는 병이 아니라 하는지 안타깝기만 하다.

만성피로가 있다든지, 자고 나면 몸이 붓는 증세가 있으면 신장이 제 기능을 못하고 있다는 신호인데 혈액 검사를 해보면 요산의 농도가 높아져 있음을 발견할 것이다. 간이 제 기능을 못하면 몸 전체가 검거나 푸른빛이 돌며, 눈밑이나 엄지손가락 안쪽이 푸르거나 시력이 떨어지고, 만성피로가 온다. 피를 빼서 보면 검은빛이 강하다.

이처럼 육안으로도 판별이 가능한 증세지만 몇 억짜리 장비로 진단을 했을 때는 정상 판정이 나온다. 기존의 의학 장비의 한계가 극명한 셈이다. 그것들은 암이 발생하거나 염증이 있거나 신체적 변화가 일어나야 병증으로 판별을 할 수 있을 뿐이다. 암을 오게 하는 원인, 염증이 생기는 원인은 기계적 장비로는 나오지 않는다.

현실이 이러하니 치유를 하는 의사나, 의사에게 몸을 맡기는 환자나 안타까운 마음이 드는 것은 마찬가지다. 인체는 어떠한 질병에 걸려도 여건만 갖추어 주면 스스로 복원 재생시킬 수 있는 능력을 다 가지고 있기에 그 여건만을 갖추어 주면 인체는 스스로 알아서 복원 치유할 능력을 다 가지고 있는데 그 여건은 갖추어 줄 생각은 하지 못하고, 완전히 망가질 때까지 기다렸다가 질병이라 진찰하고는 수술로 잘라내어야 한다. 이식수술을 해야만 치유된다는 생각만을 키우니 답답한 현실이다.

서양의학이 병의 종류를 200~300가지 분류를 해놓아도 각 증세마다 왜 그 증세가 왔는지 원인에 들어가 보면 결국은 오장육부 중 한 장기의 기능이 떨어진 합병증에 불과하다는 것을 어렵잖게 발견할 수 있다. 그렇다면 병의 종류와 관계없이 오장육부의 기능만 회복시켜 주면 치유가 된다는 결론이 저절로 나오지 않는가.

인체의 질병 중 부분적 염증으로 나타나는 질병은 치유가 쉽지만, 신장이나 간 기능이 떨어져서 오는 순환기성 기능 저하는 현대 서양의학으로 치유하려는 것 자체가 착각에 불과하다. 양약은 만들 때부터 치유 기능의 약이 아니라고 했다. 치료제가 아닌 약을 먹으며 치유가 되기를 기다리는 것처럼 어리석은 일이 어디 있는가?

의술은 신비한 것도 어려운 것도 아니다. 다만 생명의 원리를 모르니 신비한 것처럼 포장이 되어 있을 뿐이다. 처음부터 모두 이해하려면 어려울 것이다. 일단 치유의 답을 먼저 내놓았으니 답을 보고 시술을 해 보고, 나으면 왜 낫는지 그 이치를 파고 들어가 보면 된다. 혈관을 막고 있는 어혈을 뽑아주면 질병 치유가 되는 것이 당연하다는 생각이 저절로 들 것이다.

현대 서양의학이 불치 내지는 만성질환으로 여기는 고혈압, 저혈압, 협심증, 간질병, 해소 천식, 만성두통, 만성위장병, 위경련, 근육통, 신경통, 관절염, 무좀, 습진, 각종 피부병, 백선, 탈모증, 몸이 붓는 증세쯤이야 사혈의 순서만 알고 시술을 하면 초등학교만 졸업한 지식으로도 누구나 고칠 수 있는 증세이다.

작은 병을 키우는 것은 순식간이다. 자신의 몸에 쌓인 쓰레기(어혈)를 자신이 치우지 않으면 누가 치워 줄까, 질병이 오는 원인이 어혈이 혈관을 막아서라는 것을 알았다면 미리미리 예방 차원에서 사혈을 해주는 것보다 현명한 방법은 없을 것이다. 그 동안은 몰라서 못했다 하지만 이제는 사혈 방법, 사혈의 위치를 모두 알았을 테니, 스스로 노력해서 건강한 삶을 구가하길 바란다.

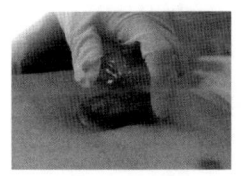

5) 물리치료와 사혈의 관계

물리치료 자체를 잘못 되었다 말하지는 않는다. 다만 물리치료가 치유의 핵심이 되어서는 안 된다는 것이다. 기존의 물리치료법만으로는 근육통이나 신경마비를 푸는데 시간만 오래 걸리고, 근본 치유가 되지 않는다. 요지는 사혈요법을 동시에 응용하라는 것이다.

교통사고 후유증이나, 허리통증, 근육통, 신경마비, 수술 후의 통증 모두가 원인에 들어가면 결국은 어혈이 혈관을 막아 피가 못 돌아 근육이 경직되어 오는 통증이다. 근육통의 근본 원인은 어혈이다. 그런데 어혈이 물리치료를 한다고 없어질 것이란 생각은 버려야 한다.

물리치료에 의해 근육이 이완되어 피가 잘 돌게 되면 피가 도는 만큼 일시적으로 통증은 완화된다. 하지만 이것은 통증 부위에 있던 어혈을 잠시 다른 곳으로 이동시키는 기능만 한 것이다. 통증을 오게 한 원인인 어혈은 몸 안에 그대로 존재한다는 것이다. 원인인 어혈이 몸 안에 존재하는 한 재발이 반복되는 악순환을 벗어날 수 없다. 하지만 부항기를 이용해 직접 어혈을 빼버리면 몸 안에서 소멸되었으니 재발의 위험은 사라진 것이다.

사혈요법 실험은 간단하다. 1년 동안 물리치료를 해도 재발을 반복하는 증세에 사혈을 해보라. 때로는 한 번의 시술로도 효능을 볼 수 있으며 물리치료만 하는 것보다 10배 정도 효능이 빠른 것을 확인할 수 있을 것이다. 신경마비도 마찬가지다. 어떠한 세포조직이 재생이 되려고 해도 신선한 피를 공급받지 못하고서는 재생이 될 수 없다.

현대의술이 과학적 장비를 많이 이용하면서도 아직도 어혈의 실체를 파악하지 못하고 실수의 악순환을 반복하는 모습을 보면 답답하기만 하다. 이것은 현대의술이 논리 의술이 아닌 성분학, 기계학에 근거하기 때문에 생기는 모순이다. 앞에서 물리치료를 개발해 놓으면 뒷사람은 배운대로 시술만 할 뿐이지 치유의 이치를 파고들어 자신의 의술을 응용 접목할 수 없다.

의술이 이렇게 흐른데는 꽉 막힌 의료법과 국민들의 이기심의 마음이 서로 작용을 했다고 본다. 시술을 하는 사람의 입장에서는 배운대로 시키는 대로만 하면, 질병이 낫고 안 낫고는 자신이 책임질 필요가 없기 때문이다. 하지만 자신의 생각을 곁들여서 치유를 하다 잘못되면 법적인 책임을 면할 수 없다. 아무리 좋은 방법이 있다고 한들 의사 개인의 생각만으로 시술할 수가 없는 구조다.

이 글을 쓰는 나 자신도 사혈요법을 배우러 오는 사람에게 시술을 하지 말아야 될 사람을 구분하는 방법을 가르친다. 이미 생명이 다 된 사람을 괜히 손댔다가 사망에 이르면 법적인 시비가 붙을 때 빠져 나갈 길이 없다는 것이다.

어떠한 질병이든 신이 아닌 다음에야 항상 완전한 치유가 이루어질 수는 없다. 아무튼 이러한 이기심 때문에 생명이 위독한 환자를 받으면 최악의 상황과 책임성을 먼저 염두에 두는 현상이 두드러지는 것이다. 논리적으로 합당한 생각을 키우지 않고 옹졸한 법의 이기심이 앞서면 앞으로 생명이 위독한 환자는 누구도 치유를 않으려는 현상이 심화될 것임을 인식해야 한다.

각종 근육통, 교통사고의 후유증, 타박상은 사혈만 해주면 간단히 치유가 되는데, 이 사실을 병원에서 안다고 한들 병원에서는 시술을 할 수가 없다. 현행 의료법으로는 의사가 사혈을 해도 무면허 의료 행위에 해당된다. 자격증을 최우선으로 여기는 체제에서 사혈을 하려면 먼저 사혈요법을 가르치는 기관이 있어야 하고, 배웠다는 자격증이 있어야만 시술을 할 수 있다.

우리는 의술을 법으로만 논하려 해서는 안 된다. 의료 면허의 자격증 기준은 그 사람이 어떠한 교육을 얼마동안 배웠다는 증명에 불과한 것이지, 자격증을 가진 사람의 의술이 최고라는 뜻은 아니다. 이러한 현실에서 스스로 자신의 건강을 지킬 수 있는 방법은 한 가지뿐이다. 자신의 병은 알아서 스스로 고쳐야 건강을 유지할 수 있다.

지금 현재 디스크 판정을 받고 수술을 해야 된다고 하는 허리 통증의 환자를 사혈요법으로 치유한다면, 집에서 가족끼리 해도 70% 정도는 수술을 않고도 치유가 될 것이다. 허리, 다리가 당기고 통증이 오는 환자에게 실험 삼아 6번 고혈압혈, 8번 신간혈, 10번 알통혈을 사혈해보라. 통증뿐만 아니라 고혈압, 만성피로도 덤으로 치유가 될 것이다.

수술은 사혈을 해도 정 낫지 않을 경우 그때 가서 해도 늦지 않다. 수술 전 전신 마취는 몸 전체의 기능을 떨어뜨린다. 수술을 하고 갑자기 체중이 불기 시작하면 마취 기능이 신장 기능을 떨어뜨린 후유증이라 여기면 된다.

신장 기능 저하는 피 전체를 오염시키는 결과를 초래해 수술 후 몸이 붓는 증세가 오고, 그 합병증으로 인해 비만-저혈압-신경통-류머티스 관절염-골다공증-당뇨-중풍 등으로 병이 진행되는 원인을 제공할 수도 있다.

나는 어떠한 증세든 초기부터 심천생리학 심천사혈요법으로 치유를 하면 교통사고나 외부 사고로 인한 증세 말고는 수술을 요할 만큼 질병이 악화될 이유가 없다고 본다.

3. 심천사혈요법 사전 강의

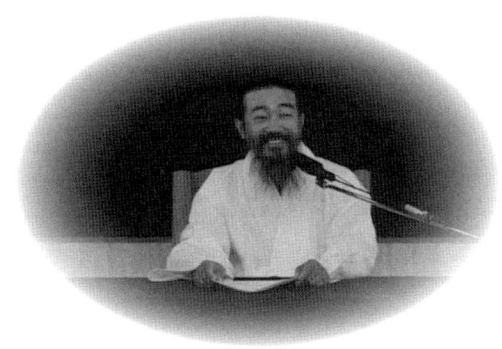

1) 사혈할 때의 마음가짐

누구나 사혈을 처음 시작하면 어혈을 빼는 것을 두려워하고, 또 얼마나 사혈을 해야 하는지 몰라 궁금해 한다. 나의 책을 읽고 처음 사혈을 시작하는 사람이나, 사혈을 먼저 시작한 사람을 따라 사혈을 시작하는 사람이나 먼저 생각할 것이 있다.

심천사혈요법은 기존의 어떠한 치유법보다 효능이 빠르고, 치유가 되면 재발을 하지 않는 완벽에 가까운 치유법이긴 하나, 사혈의 순서, 조혈에 필요한 조치, 사혈의 양을 알맞게 해야 된다는 조건이 따른다. 모든 주의점들을 잘 지키며 사혈을 하는 데는 시간과 노력, 상당한 인내심이 필요하지만, 그 보답은 충분하다. 왜냐, 특정 아픈 부위 한 증세만 좋아지는 것이 아니고 몸 전체의 기능이 회복되어 심지어 젊음까지도 어느 정도 되돌릴 수 있기 때문이다.

하지만 너무 성급한 마음은 갖지 말아야 한다.

어떠한 질병도 갑자기 오는 일은 없다. 모든 질병은 적어도 인체의 모세혈관 50% 이상 막히고 난 다음 시작되기에, 아무리 가벼운 증세라도 외관상 나타났다면, 그 기관으로 흐르는 모세혈관이 이미 50% 이상 막혀 있다고 보아야 한다. 이 말을 역으로 풀면 아무리 가벼운 증세도 적어도 해당 위치의 모세혈관 50% 이상을 열어주어 피가 잘 돌고 난 후 치유의 효능이 나타난다.

이러한 시간과 노력, 인내가 필요한 반면, 기존의 순환기 장애성 만성 질병 대부분 치유가 가능하며, 한 번 치유가 되면 웬만한 조건에서는 쉽게 재발을 하지 않는다는 큰 장점이 있다.

하지만 심천사혈요법을 너무 가볍게 보고 자신의 생각을 보태서, 자기 임의대로 설마 이 정도까지는 이상이 없겠지 하는 마음으로, 사혈의 순서를 무시하고 아픈 곳만 쫓아 마구잡이식 사혈을 하다가는 피가 부족해서 나타나는 현상으로 계단을 오를 때 숨이 차거나, 빈혈성 두통을 면할 수 없다는 점을 명심해야 한다.

1. 그동안 심천사혈요법을 보급하면서 지켜본 바, 꼭 부탁드리고 싶은 말이 있다.
책만을 보고 사혈을 시작하시는 분은 책, 홈페이지의 질문과 답변, 체험사례 등을 충분히 보시고 난 다음, 충분한 이해력을 갖추고 난 다음 사혈에 임하라는 점.
2. 전국 심천사혈요법 배움원 중에서 교육을 위주로 하지 않고, 직접 시술을 해주고 이름도 모를 고가의 건강식품을 강요하는 배움원은 피하라는 점이다.

* 이유 :

1. 심천사혈요법의 특성은 진리와 이치이기에 올바르게 심천사혈요법을 공부한 사람이라면 상술적 치유 행위는 할 수 없기 때문이다.

2. 교육적 보급을 하지 않고, 치유 행위만 하는 사람은 심천생리학의 공부에는 관심이 없고 상술에만 관심이 있는 사람이기에, 제대로 교육을 받지 않아, 치유 효능만을 내세워 마구잡이식 사혈을 하기에 피 부족으로 인한 부작용이 오기 쉽고, 각 명현현상들에 대한 응급 대처 요법들을 배우지 않아 모르기에, 피 부족으로 인해 고생할 소지가 많다는 점을 명심해야 한다.

3. 같은 교육비를 내고 치료만 받으면 현 증세 치료만 되지만, 교육을 받고 그 교육대로 치유를 해보면, 심천생리학을 자신의 의술로 가질 수 있기에 자신뿐 아니라 자신의 가족의 건강까지도 돌볼 수 있고, 심장마비, 위경련, 급체, 중풍 같이 응급 상황이 벌어질 때에 가족의 생명까지도 지킬 수 있다는 점을 상기하자.

* 필자는 심천사혈요법 보급을 1순위의 목적으로 하기에, 교육생에게 늘 강조해주는 말이 있다. 건달 자식이나 실업자에게 돈 몇 푼 주는 것은 사랑도 자선도 아니다 말해준다.
왜냐, 돈 몇 푼이 자식이나 실업자의 인성을 바꾸어 주어 스스로 자립할 수 있는 힘을 길러주는 쪽으로는 작용하여 주지 않기 때문이다.

진정한 큰 사랑은 스스로 세상을 살아갈 수 있는 능력 자체를 키워주는 일이 큰 사랑이라 보기 때문이다.

심천사혈요법의 보급도 마찬가지다. 치유행위로서 환자를 직접 고쳐주는 행위는 그 사람, 혼자만 건강이 회복되고 끝을 맺고, 질병이 올 때마다 남의 손을 빌려야 하니 작은 사랑이 된다.

하지만 교육을 통하여 스스로 자신의 질병을 치유할 수 있는 힘 자체를 길러주면 자신의 건강뿐 아니라 가족의 건강, 이웃의 건강까지 돌볼 수 있고, 교육을 통한 교육이 이웃에서 이웃으로 끝없이 전파될 수 있기에 큰 사랑이 된다 말해준다.

* **우리 속담에 '부뚜막의 소금도 집어넣어야만 짜다' 는 말이 있다.**

심천생리학도 마찬가지다. 아무리 치유 효능이 뛰어난 의술이라도 배우고 이해해야만 자신의 것이 된다. 심천생리학은 많은 인내와 노력이 필요하기에 남들이 치유해서 나았다더라 하는 소문만 듣고 사혈에 임하면 중도에 포기하기 쉬운 의술이다. 사혈 중에 일어나는 명현반응들에 대한 충분한 이해가 있어야만 중도 포기가 되지 않고 자신의 건강을 회복시킬 수 있다.

* **사혈을 처음 시작하고 어혈이 쉽게 나오지 않을 경우에는 다른 치유 방법보다 치유의 시간이 많이 걸린다는 생각도 할 수 있다.**

하지만 5-10년 동안 질병 치료를 해도 갈수록 깊어만 가던 만성 질병이 치유가 되고, 한번 치유가 되면 쉽게 재발의 위험이 없다는 점을 고려한다면 기존의 어떠한 치유 방법보다 치유 효능이 빠르기에 순서에 맞게 사혈을 하는 기간이 결코 긴 시간이 아닐 것이다. 심천사혈요법이 이치로나 치유의 효능면으로나 확실한 치유 방법이기는 하지만 이것은 체력에 맞게 적당히 사혈을 해야 된다는 조건을 전제로 하고 있다.

사혈과 마음가짐

1. 혈관 속에 쌓인 쓰레기를 대청소한다는 마음을 갖는다.
2. 어혈은 몸 안의 쓰레기나 같은데, 그 동안 한 번도 청소를 한 적이 없으니 자신 나이의 퍼센티지만큼 많은 어혈이 몸 속에 쌓여 있다는 사실을 인식한다.
3. 한꺼번에 빼내면 체력이 달리니, 각 개인의 체력에 따라 6개월이든 1년이든 시간을 길게 잡고 나누어서 빼낸다.
4. 어혈을 빼낸 빈 공간은 생혈이 채워 주어야 되는데, 몸에서 만들어 내는 피의 양과 빼내는 양을 조절하지 않으면 체력이 달린다는 것을 염두에 둔다.
5. 피를 빼낸 만큼 다시 만들어지게 하기 위해서는, 조혈기능에 필요한 마른멸치, 죽염, 철분제, 한약제([심천사혈요법]1권 처방전 참고) 그 밖의 고단백 식품 중, 소고기를 제외한 모든 음식은 비만의 염려없이 충분히 섭취한다.
6. 마른 멸치는 그냥 많이 섭취하면 혓바닥이 갈라질 위험이 있으니, 마른멸치 5박스에 분말 죽염 1,000그램, 꿀은 환을 반죽할 정도로 섞어서 환을 지어 섭취하면 된다.(제조법은 "사혈 치유 중에 일어나는 현상들" 참조)

책에 설정한 사혈의 양은 체력이 약한 사람을 1로 보고 건강한 사람을 10으로 볼 때 2에다 기준을 둔 최대 안전을 위해 정한 양이다. 사람마다 장기의 기능에 따라 조혈기능이 다 다르기 때문이다.

사혈의 목적이 어혈을 빼는 것에 있지만 부득이 생혈 손실도 있기에 조혈기능을 먼저 회복시킨 다음에 아픈 위치를 사혈하는 것이 원칙이다. 2-3-6-8번을 순서에 맞게 사혈을 해주면 오장 기능이 회복되어 조혈기능이 회복된다.

 그 동안 많은 사람을 사혈해 보면서, 그들에겐 한결 같이 한꺼번에 빼려고 서두르는 경향이 있다는 것을 알았다. 처음 시작하여 피가 안 나올 때 고생을 하다 보면 나올 때 확 빼버리자는 마음이 앞서기 쉽다.
 체력이 달리기 전 처음 몇 번이야 잘 넘어 가지만 일단 혈액 부족이 오면 빈혈, 숨 가쁨, 귀에서 북 치는 소리가 나는 증세를 피할 수 없다.
 이러면 자신이 지나치게 사혈한 것을 생각하지 않고 부작용이 아닌지 당황하는 경우가 대부분이다. 이럴 때는 침착하게 링거(영양제)를 맞고, 마른 멸치, 포도즙, 죽염, 철분제 등을 섭취해 주면 대부분 사혈을 하기 전보다 월등히 좋아진 상태로 회복이 된다. 피가 부족해서 나타나는 증세는 피가 보충이 되면 사라지기 마련이다.
 특히 퇴행성관절염, 류머티스 관절염, 신경통, 고혈압, 저혈압, 협심증, 해소 천식 환자는 신장 기능이 이미 떨어진 사람으로, 조혈기능이 약한 사람이다. 이러한 증세가 있는 사람일수록 사혈의 순서를 철저히 지켜야 고생을 덜 한다.
 앞에 나열된 증세의 경우 사혈만 해주면 치유가 되는 것은 틀림이 없으니 절대 서두르지 말아야 한다. 조급한 마음이 앞선다면 사혈요법을 알기 전에도 참고 살았으니, 조금만 참고 견디면 된다는 마음을 가져야지 괜히 서둘러서 고생을 할 필요가 없는 것이다.

사혈은 모세혈관에 쌓인 쓰레기를 청소하는 것이다. 그 동안 한 번도 쓰레기를 버린 적이 없으니 당연히 많을 수밖에 없다. 자신의 나이만큼이나 오랜 세월 쌓인 쓰레기를 한꺼번에 버리려는 것은 지나친 욕심이라는 점을 명심한다.

보통 사람의 체력을 기준으로 권하고 싶은 방법은, 일단 3개월 정도 사혈을 하다 체력이 달리는 느낌이 오면 2개월 정도 쉬어 주는 것이다. 그 동안 혈액은 다시 보충된다. 그러면 다시 2~3개월 정도 사혈을 하고 또 2개월 정도 쉬어 주고, 다시 2~3개월 정도 사혈을 하여 3회 정도만 사혈을 해주면 자신이 보아도 만족할 정도로 건강은 회복되어 있을 것이다.

그 다음은 아픈 부위를 이동하며 그 부위만 사혈을 하면 되고, 건강에 전혀 이상이 없는 사람은 5년 정도마다 한 번씩 2-3-6-8번을 어혈이 있나 확인 차원에서 사혈을 해준다면 사고가 아닌 다음에야 더 이상 건강에 신경을 쓸 필요가 없다. 만약 온 국민이 건강 예방 차원에서 2-3-6-8번만 사혈을 해주어도 국민이 건강해진 결과로 우리나라 병원 3분의 2는 문을 닫아야 할 것이다.

여기에 어쩔 수 없이 마시는 공해, 방부제, 중금속은 어혈을 만드는 주범이니 중금속을 마시는 만큼 해독을 한다는 차원에서 중산해독제를 섭취한다. 그러면 중금속 뿐 아니라 간 기능 저하로 오는 만성피로, 지방간, 간염, 간경화가 올 일은 없을 것이다.

2) 사혈하지 말아야 할 사람

많이 묻는 질문 중의 하나는 아무나 사혈을 해도 되느냐 하는 것이다. 그렇지 않다는 것이 나의 대답이다. 사혈을 하지 말아야 될 사람으로는 7세 미만 어린이, 임산부, 양약을 한 번 복용 시 약의 종류가 5가지 정도 되고 3년 이상 장복한 사람, 70세 이상의 노약자다. 이 네가지 경우 왜 사혈을 하지 말아야 되는지 설명을 하면 다음과 같다.

* 7세 미만 어린이

어린아이는 피를 뺀다는 사실에 상당한 두려움을 느낀다. 피를 빼면 아플 것이라는 두려움에 긴장하므로 그 상태에서 강제로 사혈을 하면 쇼크로 실신을 할 수 있으니, 강제로 사혈을 하면 안 된다. 잘 체하거나 위경련 때문에 사혈을 하고 싶다면, 아이가 보는 앞에서 부모가 사혈하는 모습을 직접 보여 주어 사혈의 두려움을 없애 주어야 한다. 그러면 7세 이상만 되면 사혈을 해도 무방하다.

* 임산부

사혈은 하수도에 비유를 하면 찌꺼기를 빼주는 작업이다. 사혈을 하기 전에는 어혈이 모세혈관에 쌓여 움직이지 않다가 사혈을 시작하면 부항기의 압력에 의해 움직인 어혈이 혈관을 떠돌다 탯줄을 타고 태아에게 흘러 들어갈 수 있다. 그러면 태아의 혈관이 막혀 기형아 출산의 위험이 있고, 혈액 부족으로 빈혈이 올 수 있으니 임산부 사혈은 절대 금물이다.

* **양약을 한 번 복용 시 종류가 5가지 정도 되고 3년 이상 장복한 사람**

양약을 한 번 복용에 5가지를 먹는다는 것은 이미 오장의 기능이 제 기능을 못한다는 말과 같다. 여기에 3년 이상 장복을 했다면 이미 약을 끊고는 생명을 지탱하기 어려울 정도로 장기의 기능이 떨어져 있을 가능성이 매우 높다.

여기에 양약의 약리 기능은, 증세를 누르기 위한 마취기능의 약으로 세포들의 활동을 억누르는 기능과 세포들이 분비 못하는 성분을 약이 대신하는 경우가 대부분이어서, 본인만 모르고 있을 뿐 약의 힘을 빌리지 않으면 이미 죽음에 이를 정도로 장기의 기능이 떨어져 있을 것이다. 약을 중단하고 사혈을 하기에는 위험 부담이 너무 크다.

심천사혈요법은 모세혈관을 막고 있는 어혈을 빼주어 피를 잘 돌게 해주는 방법으로 피가 잘 돌아주므로 장기 스스로 소생할 수 있는 여건을 만들어 주어 장기 스스로 복원하도록 인위적 여건을 만들어 주는 이치이다. 반면에 양약은 마취 기능으로 세포들의 활동을 억누르는 것이다. 양의사가 양약의 기능을 알고 양을 조절해 준 것인데 가정에서 일방적으로 약을 끊고 사혈을 하면 매우 위험한 상황을 맞이할 위험이 높다. 이들이 사혈을 하는 것은 위험이 많으니 심천사혈요법을 정석으로 배우고 경험이 풍부한 전국 배움원들의 조언과 교육을 충분히 받은 후 사혈에 임하는 것이 위험 부담을 줄일 수 있는 길이다.

* 70세 이상 노약자

어혈이 쌓이는 양을 보면, 모세혈관의 혈액을 100%로 잡았을 때, 자신의 어혈양은 자신의 나이를 퍼센티지로 잡으라고 했다. 나이가 70세라면 이미 어혈의 양도 70%라는 말이 되는데, 이 말을 뒤집으면 생혈은 전체 혈액의 30% 밖에 되지 않는다는 말이다. 나이가 많아질수록 어혈의 양은 많아지고 장기의 기능은 떨어지고 힘은 약해진다 보면 된다.

여기에 혈액의 양과 인체 세포 활동의 상호 관계를 들여다 보면 이해가 빠를 것이다. 만약 밀폐된 공간에 천 마리의 쥐가 있다고 가정해 보자. 하루에 쌀을 한 사발씩만 매일 넣어 주면 어떻게 될까?

쥐의 숫자와는 관계없이, 쥐는 한 사발의 쌀로 먹고 살 숫자만 남고 나머지는 모조리 죽고 말 것이다. 쌀 한 사발로 열 마리의 쥐가 살 수 있는 양이라고 해서 밀폐된 공간 안에 항상 열 마리만 살수 있다고 정해져 있는 것은 아니다. 쌀을 두 사발 넣어 주면 열 마리는 새끼를 낳아 스무 마리로 불어 있을 것이다. 쥐의 숫자는 쌀의 양과 비례한다는 말이다. 생혈의 양과 활동하는 세포의 숫자도 비례한다.

어혈을 10 빼주면 생혈은 10 늘고 활동할 수 있는 세포의 수도 10이 는다. 어혈을 뽑아준 만큼 우리 인체의 활동성 세포는 늘고, 활동성 세포가 늘어난 만큼 젊어질 수 있다는 이론이 성립되는 것이다.

이러한 생명의 논리를 이해 못한 사람은 사혈요법으로 젊음을 어느 정도까지 되돌릴 수 있다는 말에 불신부터 한다. 기존의 고정관념에 사로잡힌 의술로는 이해하지 못하는 것이 당연할지도 모른다.

　사혈요법의 우수성을 이렇게까지 강조하면서도 70세 이상 노약자는 사혈을 하지 말라는 데는 그만한 이유가 있다. 생혈이 30%인 사람은 50%인 사람에 비해 사혈로 생혈의 손실을 보았을 때 버티는 힘이 약하다. 심천사혈요법을 완전히 이해못한 상태에서 욕심으로 사혈을 하다가 사혈의 양이 지나치면 피가 부족해서 나타날 수 있는 현상으로 고생할 소지가 많으니 사혈을 하지 말라는 것이다.
　하지만 나이가 많으면 어혈의 양도 많고 어혈이 쌓인 시간이 오래되니 어혈이 뻑뻑해져 있어 빼는 데 시간이 많이 걸린다. 조혈기능이 젊은 사람만 못하니 시간을 길게 잡고 해야 한다. 사혈의 순서를 철저히 지키며 시간을 두고 해야 한다는 사실을 이해한 상태라면 사혈을 못하게 할 이유는 없다.
　사혈을 얼마나 오래 하였느냐는 중요하지 않다. 중요한 것은 어혈의 양을 얼마나 많이 빼냈느냐 하는 것이다. 인체의 구조상 어혈을 빼낸 만큼은 피가 잘 돌게 되어 있고 피가 잘 돈 만큼 반드시 건강이 활성화되게 되어 있다.
　사혈의 순서는 2-3번을 동시에 사혈하는데, 아무리 마음이 급해도 내가 기준으로 정한 만큼 피가 잘 나올 때까지는 다른 부위를 사혈해서는 안 된다. 그 기준은 사혈침으로 15~20회 정도 찌르고 부항컵으로 압을 걸어 당겼을 때 15초 이내에 반 컵의 피가 고일 정도로 피의 유속이 빠를 때까지, 솜으로 닦아 솜이 못 빨아들이는 덩어리 피가 없을 때까지다.
　이때까지 사혈을 했다면 이미 식욕부진, 소화불량, 각종 위장병, 설사, 변비, 얼굴의 기미가 없어져 있을 것이고, 피부가 촉촉해지고 붉은 화색이 돌 것이다.

그 다음 같은 기준으로 6번 고혈압혈을 사혈하고 피가 잘 나온 다음 8번 신간혈을 사혈해준다. 만약 2-3-6-8번 혈의 사혈을 제대로 했다면 몸이 푸른빛이 나는 사람은 희어질 것이고 몸이 붓는 증세도 사라지고, 혈액 속의 요산 수치도 정상으로 돌아오고, 고혈압이 있다면 이미 치유가 되어 있을 것이다. 그 다음은 아픈 부위를 옮겨 다니며 사혈을 해주면 몸을 새로 받는 것 같은 효과가 있을 것이며, 노화로 인해 생긴 검버섯, 기미, 물 사마귀 등은 저절로 떨어져 나가고 피부는 뱀이 허물을 벗듯 재생이 되어 있을 것이다.

왜냐, 기미, 검버섯, 물 사마귀 모두는 어혈이 혈관을 막아 영양 공급이 이루어지지 않은 합병증으로 수면 세포의 누적 현상인데, 혈관이 열리고 영양 공급이 이루어지면 다시 세포 분열이 시작되기에 수면 세포는 떨어져 나가고 새로이 분열된 세포가 자리를 잡기에 피부가 깨끗해지는 결과는 당연한 것이다.

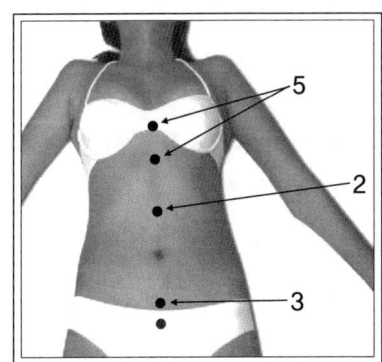

2. 위장혈 3. 뿌리혈

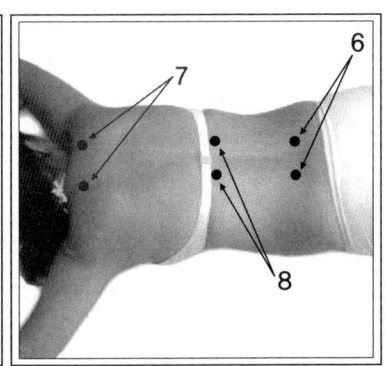

6. 고혈압혈 8. 신간혈

3) 치유 불가능한 증세 구분

심천사혈요법이 막힌 혈관을 뚫어 피를 잘 돌게 함으로써 피가 못 돌아 발생하는 병을 광범위하게 치유하는 효능은 있지만, 여기에도 단점이 있고 불가능한 증세도 있다. 이러한 구분의 기준은 세 가지로 나눈다.

치유 불가능한 증세 구분법

1. 혈관이 막힌 부위가 부항기를 이용해 어혈을 뽑아낼 수 있는 사정권 안에 있느냐 없느냐.
2. 모세혈관 속 어혈을 직접 뽑아내는 방법이므로, 조혈기능이 살아 있느냐.
3. 응급을 요하는 생명이 위독한 환자인가.

왜 이러한 환자는 불가능한지 설명해 보겠다.

(1) 만병의 원인이, 혈관이 막혀 피가 못 돈 것이라면 혈관을 막고 있는 어혈을 뽑아내서 핏 길을 열어 주는 것이 치유다. 그러나 인체 구조상 혈관이 막힌 부위가 외부에서 부항기를 이용해 뽑아낼 수 없는 사정권 밖이면 불가능하다. 대표적으로 당뇨와 중풍 증세가 여기에 해당된다. 먼저 당뇨병부터 설명해 보자.

당뇨병은 먼저 신장 기능이 떨어지고 그 합병증으로 간 기능마저 떨어져 혈액이 급격히 탁해지는데서 시작된다. 신장 기능 저하는 혈액 속의 요산과 요소의 함유량을 높이고, 간 기능 저하는 혈액 속의 독성분을 제거하지 못해 피가 검게 변할 정도로 피를 혼탁하게 한다. 신장과 간 기능이 동시에 떨어지면 어혈이 만들어지는 속도가 급격히 빨라지고 그 어혈이 췌장으로 들어가는 혈관이나 췌장의 모세혈관을 막아버리면 췌장의 체세포는 먹지 못하기에 배설물인 인슐린을 생산하지 못해 당뇨병으로 나타난다.

신장이나 간 기능 저하는 치유가 비교적 쉽다. 하지만 안타깝게도 췌장이란 놈은 위장에 붙어 있어 그 위치상 부항기로 막힌 어혈을 뽑아내기 불가능한 위치에 자리하고 있다. 다만, 먼 거리지만 췌장 앞 뒤의 어혈을 뽑아 놓고 어혈이 분해되는 성분의 약제를 섭취시키며 기다릴 수밖에 없다.

이러한 경우에는 중산해독제, 요산해독제를 섭취하며 2-3-6-8번을 사혈해주면 30% 정도 확률을 기대할 수 있다. 하지만 만약 처음부터 심천사혈요법의 치유 논리를 이해하고 당뇨병 초기에 중산해독제는 간 기능 저하로 나타난 독성분을 해독시키는 의미, 요산해독제는 신장 기능이 떨어진 합병증으로 높아진 요산을 해독하기 위한 의미로 섭취시켜 피를 맑게 해준 다음, 그 많아진 혈액을 신장과 간 쪽으로 잘 돌게 해주어 신장과 간을 근본적으로 복원시킨다는 개념으로 2-3-6-8번 혈을 사혈해주는 치유를 한다면 적어도 80% 이상은 재발의 위험이 없는 완벽한 치유가 될 것이다.

또 하나는 중풍의 경우다. 피의 압력이 높아져 뇌혈관이 터져 뇌출혈이 되면 중풍인데, 뇌는 두개골이 감싸고 있어 뇌 안쪽의 어혈을 밖에서 직접 뽑아낼 수 없다. 하지만 뇌출혈로 새어 나온 혈액이 굳기 전이라면 사혈법이 큰 힘을 발휘한다.

자신의 가족이라면 쓰러지는 순간, 혈액이 더 새는 것을 막기 위해 (피의 압력을 떨어뜨리기 위해) 맨 먼저 6번 고혈압혈을 사혈 한 다음, 1번 두통혈을 사혈해준다. 혈관 밖으로 새어 나온 피가 빨리 흡수해서 혈관 속으로 들어가게 하기 위해서다. 그 다음 근육이 경직되는 것을 막기 위해 9번 간질병혈, 마지막 31번 중풍혈을 사혈해주면 회복될 가능성이 매우 높다.

하지만 뇌출혈이 일어난 지 3일 이상 경과되면 이미 새어 나온 혈액이 응고되어 어혈을 녹이는 식품을 섭취하며 사혈을 해주어야 되는데, 치유 효능은 현저히 떨어진다.

하지만 뇌출혈로 혈관이 터지고 출혈된 혈액이 이미 응고되었다 하더라도 기존의 치유법 보다는 심천사혈요법의 치유 효능이 10배 정도는 효능이 높다.

하지만 가장 지혜로운 방법은 소 잃고 외양간 고치는 식이 아닌, 예방 사혈로 고혈압 단계에서 2-3-6-8번 혈 사혈을 마친 다음 1-9번 혈을 사혈해준다면 고혈압도 치유가 되고, 당뇨, 중풍, 치매, 암, 백혈병, 신부전증, 간경화 같은 만성적 불치병을 사전에 예방하는 방법으로 지혜로운 삶이 될 것이다.

(2) 사혈의 목적은 혈액으로서 전혀 가치가 없는 죽은 피(어혈)를 없애는 것이지만, 부득이 하게 생혈의 손실도 생긴다. 어혈이 혈액으로서는 전혀 가치가 없다 해도 몸 안에 공간을 차지하고 있었기 때문에 어혈이 빠져 나온 빈 공간은 생혈이 보충되어야 한다. 그러므로 조혈의 기능이 너무 떨어져 있는 상태에서는 위험의 소지가 있다.

조혈기능이 떨어져 있다는 기준은 양약을 한 번 복용해 5가지 정도 되는 양을 3년 이상 장복한 사람을 기준으로 하는데, 한

번 복용하는 양약의 가지수가 5가지라면 이미 오장이 제 기능을 못하고 있다는 증거다. 여기에 통증을 완화시키기 위해 복용하는 마취 기능의 약은 세포의 활동을 억누르므로 지속적으로 마취하면서 소생을 기대하는 것은 무리다.

 (3) 응급을 요하는 환자는 사혈을 할 수 없다. 의술인이라면 생명이 붙어 있는 한 1%의 회생 가능성만 있어도 시술을 해야 올바른 인술을 한다고 볼 수 있을 것이다. 하지만 현실은 그렇지 못하다. 어차피 죽을 환자라도 잘못되어 법적 시비에 휘말리면 빠져 나갈 길이 없으니 마음만으로는 시술을 할 수 없는 시대다.
 불신과 이기심, 여기에 이기심의 의료 악법까지 합세하면 앞으로는 생명이 위독한 환자는 누구도 손을 대려 하지 않을 것이다.
 언론에서 종종 중환자를 외면했다며 고소, 고발 사건이 보도되는데 이러한 현상이 왜 일어나는가 생각해 보라. 의술을 인술로 보지 않고 이기심과 법으로만 보려 한다면 갈수록 생명이 위급한 환자를 기피하는 현상은 많아질 수밖에 없음을 당연히 받아들여야 한다.

**자신이라면 돈 몇 푼 받고 환자를 치료하다가 증세가 악화되거나 사망을 했다고 엄청난 액수의 손해 배상을 청구하고 법적으로 구속될 소지가 있는 환자를 치료할 마음이 있는지 생각해 볼 일이다.

**이러하기에 의료인은 인격적으로 철저히 인술인이 되어야 하고, 환자는 의료인을 존경하고 믿음으로 대해야 하는 것이다.

4) 사혈 치유 중에 일어나는 현상들

사혈을 하는 동안에 일어날 수 있는 현상들을 미리 예측하여 알고 있다면 많은 도움이 될 것이다.

(1) 대부분 그러한데, 처음 사혈을 시작하면 어혈이 잘 나오는 곳과 애를 먹이며 늦게 나오는 곳이 있다. 이러한 현상은 어혈이 그곳에 쌓인 시간이 오래 되었다는 증거로 보면 된다. 인체 구조상 대부분의 사람은 2-3번 혈이 제일 고생을 하며 늦게 나오고, 그 다음 고생을 하는 곳이 6번 고혈압혈이다. 2-3-6번 혈만 잘 나온다면 나머지 혈은 특별한 경우를 제외하고는 무리 없이 잘 나온다. 위의 사혈점만 잘 나올 때까지 사혈해서 성공한다면 이미 70% 정도는 치유가 된 것이라 보아도 될 정도로 나머지 혈점들은 어혈이 잘 나온다.

(2) 누구든지 처음 사혈을 시작해서 어혈이 잘 나오기 시작하면 증세가 호전되다가, 체력이 달리기 시작하면 답보 상태를 유지하며 서서히 회복되는데 사혈을 끝내고 난 다음 2~3개월 지나고 나면 회복 속도가 아주 빨라진다.

이러한 현상이 오는 이유는 사혈을 하는 동안은 혈액이 만들어지면 빼고, 만들어지면 빼고 하기에 필연적 혈액 속 헤모글로빈 수치가 일시적으로 떨어질 수 밖에는 없고, 그 결과로 혈액 속 산소 부족이 오면 산소 부족에 의한 일시적 졸음, 피로, 숨가쁨, 경우에 따라 약한 부종 등의 일시적 현상이 올수 있으나 이러한 현상들은 사혈을 마친 후 2-3개월 휴식기를 가져 주어

혈액이 보충되어 헤모글로빈 수치가 11 정도만 보충이 되면 정상으로 돌아온다. 혈액이 보충된 다음부터는 모든 증세의 호전 반응이 빠르게 나타난다.

* **신장 기능 저하로 요산 수치가 높고 요산이 혈액 속의 영양분들을 산화, 녹이기에 조혈 기능의 회복이 늦는 경우는 요산해독제를 섭취하면서 조혈에 필요한 식품 중 철분 함유량이 높은 식품을 섭취해주면 회복이 빠르다.**

(3) 2번 위장혈과 3번 뿌리혈을 사혈해서 어혈이 나오기 시작하면 처음에는 피부가 부드럽고 촉촉해지며, 윤기가 나다가 어혈이 다 빠져 장 기능이 급속히 회복기에 접어들면 일시적으로 피부가 건조해지며, 마른 비늘 같은 것이 일어난다. 이때는 주근깨나 검은 반점의 윤곽이 더 선명해지다가 서서히 없어지며, 마치 뱀이 허물을 벗듯 피부가 깨끗해진다. 이러한 현상들은 기존의 노후(수면) 세포가 새로운 2세 세포를 남기고 저는 떨어져 나가는 과정에서 일어나는 현상이다.

이 과정에 접어들면 뜻밖에 때의 양이 많아지며, 평소보다 때가 잘 밀리고, 목욕을 할 때마다 피부가 깨끗해지는 것을 느낄 수 있다.

(4) 사혈을 하는 도중 피 검사를 하면 두 번 놀랄 일이 있다.

사혈 도중에 피 검사를 하면 혈액 속의 헤모글로빈 수치가 떨어져 있다는데 놀란다. 헤모글로빈 수치가 그 정도 떨어지면 일반적으로 당장 수혈을 받아야 움직일 수 있는데 막상 본인은 조금 힘은 들어도 별 무리 없이 생활을 할 수 있다는 데서 더욱 놀랄 것이다.

* 이러한 판단 괴리는 그동안의 과학의술은 성분 수치학만을 기준하였고, 여기에 사혈을 하지 않은 상태의 사람 혈액 수치만을 기준하여 통계적 개념만 기준하여 생각을 키워왔기 때문이다.
* 하지만 심천사혈요법은 생명의 순환이치, 즉 사혈로 인해 헤모글로빈 수치가 8 정도까지 떨어진다 해도 모세혈관을 막고 있는 어혈을 뽑아내 버리면 어혈이 빠져나온 만큼 모세혈관이 열리고 혈관이 열린 만큼 피의 유속이 빨라지며 피가 빨라진 만큼 산소 운반 능력이 많아지기에 활동을 하는데 별 무리가 없다는 이야기다. 이 말은 피부 속, 즉 헤모글로빈 수치가 8 정도로 떨어져도 피가 1분에 몸을 한 바퀴 돌때와 두 바퀴 돌때의 산소 운반 능력이 다르다 하는 이야기다.

두 번째는 사혈이 끝난 다음 3개월쯤 지나서 피 검사를 해보면 혈액이 깨끗해져 있다는 데 놀랄 것이다. 사혈을 하는 동안은 헤모글로빈 수치가 떨어지는 것이 당연하고, 사혈이 끝나면 장기의 기능이 회복된 데다 어혈의 탁한 피를 뽑아내 버렸으니 남아있는 피가 깨끗해지는 것은 당연한 결과다.

(5) 사혈의 양이 지나쳐 혈액이 부족해서 오는 증세가 나타나면 사혈을 중단하는데, 2-3개월 지나 혈액이 보충되면 사혈을 하기 전보다 월등히 좋아진 상태로 회복된다. 두려움을 가질 필요 없다. 피가 부족해서 나타나는 증세는 피가 복원되면 없어지는 것이 상식이다.

(6) 사혈을 해주면 통증이 완화되다가 2~3일 지나 다시 통증이 나타나는 수가 있다. 이러한 현상은 주변의 어혈이 다시 내려와 막혔다는 증거일 뿐 습관성은 아니다. 사혈은 다시 내려올 어혈이 없을 때까지 해주어야 증세가 재발하지 않는다.

(7) 누구든지 체력이 달리는 현상을 완화하며 사혈을 하고 싶다면, 사혈의 순서를 철저히 지키고 조혈에 필요한 충분한 영양분 섭취 및 신장 기능이 약한 경우는 혈액 속 요산을 해독해주면 체력 저하를 상당히 완화하면서 사혈을 마칠 수 있다.

**각종 주의점을 지키지 않고 사혈만 하는 경우 3개월 정도 사혈을 한 후, 피 부족의 현상이 온다면, 주의점을 잘 지킨 경우는 9개월 정도 약 3배 정도 체력저하의 차이가 난다.

(8) 사혈 중에는 소고기를 제외하고는, 어떠한 식품이든 소화만 된다면 많이 먹을수록 좋다. 또한 사혈 중에 죽염은 필수적으로 섭취해야 한다. 사혈을 하면 혈액 속에 있는 염분 농도가 떨어지므로 떨어진 만큼 충분히 보충을 해주어야 한다. 그 밖에 마른 멸치, 포도즙, 철분제 등은 조혈에 도움이 되니 섭취를 해주면 좋다.

마른 멸치는 그냥 많이 먹으면 염분이 혓바닥의 지방질을 녹여 갈라지는 불편이 있으니, 마른 멸치와 죽염을 섞어 환으로 만들어 먹으면 먹기에 편하다.

* 여기서 잠시 각 식품에 대하여 설명 해보면,

1. 중산해독제 : 간 기능 저하로 나타난 혈액 속 GOT,
   GPT 크레아틴 (독) 성분 해독 목적
2. 요산해독제 : 신장 기능 저하의 합병증 혈액 속 요산 해독의 목적
3. 청국장환 : 고지혈증 및 콜레스테롤 분해, 일부 해독기능 목적
4. 멸치 죽염 : 칼슘 및 영양분 보충 및 염분 보충 목적
5. 포도 액기스 : 혈액 속 철분 보충 목적
6. 죽염 : 염분 보충 목적

멸치 죽염

* 재　료 : 멸치 80%(g), 인삼가루 9%(g), 검은 콩가루 볶은 것 1%(g), 죽염 5%(g), 양봉 꿀 5%(g)
* 제조법 : 모든 재료는 건조 후 분말한 다음, 양봉 꿀로 반죽하여 환을 짓는다. 환을 다시 건조한 다음 자외선 멸균 소독 후 밀봉 포장한다.
* 섭취법 : 식후 30분, 성인 30~40알 정도, 10세 미만 20알, 1일 2회 섭취
* 조혈기능이 좋아지고, 영양 보충, 염분 보충

(9) 사혈의 경험이 없는 사람의 말은 귀 기울일 필요가 없다. 순환기성 장애 계통의 질병에는 사혈요법 보다 효능이 빠르고 완벽한 치유법은 없다.

* 심천사혈요법, 심천생리학은 기존의 과학의술의 개념과는 근본이 다르다.
* 기존의 과학 개념 의술은 모든 증세를 세분화시키고 따로 따로 떼어서 질병의 이름을 붙이고 각 증세마다 약 따로 치료법 따로의 개념이지만, 심천생리학은 인체의 모든 현상을 유기적 관계, 즉 먹이사슬 연결고리로 보기에 한 장기의 기능 저하가 연쇄적 합병증을 일으켜 증세가 커진다고 보기에 똑같은 인체의 질병으로도 보는 각도가 다르다.
* 심천생리학은 심천사혈요법을 직접 배우고 직접 임상 경험을 해본 사람이 제대로 아는 것이다.
* 잘못된 과학만을 내세워 처음부터 입증만을 논하며 불신부터 하고, 임상학적 실험도 배움도 없는 현대 과학의술이 심천사혈요법의 치유 효능을 논하는 자체가 모순이다.
* 이 말은 현대 의료인에게 심천사혈요법의 치유 효능 결과를 문의하고, 편견적 말을 듣고 갈등의 마음을 갖는 자체가 모순이라는 점을 지적해주는 말이다.

(10) 증세가 오래될수록 어혈의 양은 많고, 어혈의 농도가 뻑뻑해서 빼는데 고생을 한다.

5) 심천사혈요법의 장점과 단점

| 심천사혈요법의 장점 |

* 집에서 가족끼리 직접 시술할 수 있다는 점

* 심천사혈요법은 배우는 첫날부터 교육적 배움과 치유를 동시에 할 수 있다는 점
* 한 번 치유가 되면 쉽게 재발하지 않는다는 점
* 특정 부위만 좋아지는 것이 아니고 몸 전체의 기능을 회복시킬 수 있다는 점
* 아주 다양하고 복합적인 증세를 한 가지 치유 방법으로 고칠수 있고 불치 내지는 만성질환이라 여기는 질환도 고칠 수 있다는 점
* 사혈요법을 하면서 치유 결과를 금방 육안으로, 느낌으로 알 수 있다는 점
* 예방 치유와 증세 치유를 동시에 시술할 수 있다는 점
* 노화로 인해 늘어진 피부, 검버섯, 기미도 말끔히 없앨 수 있고, 피부의 탄력까지도 재생시킬 수 있다는 점
* 사혈요법으로 비만 치유를 하면 피부가 늘어지거나 쪼글쪼글해지지 않고 젊었을 때의 피부로 환원시킬 수 있다는 점
* 노력 여하에 따라서는 회춘까지도 어느 정도 돌릴 수 있다는 점(피부 상태, 힘의 상태, 기억력 상태)
* 가는 팔, 다리는 굵게 할 수도 있고, 힙이나 허벅지 등 부위별로 날씬하게도 할 수 있다는 점

심천사혈요법의 단점

* 수술적인 의술은 안 된다는 점
* 양약을 한 번 복용에 5가지 이상 되고, 3년 이상 장복한 사람은 위험 부담이 크다는 점

* 사혈을 처음 시작할 때 경우에 따라서는 통증을 감수해야 한다는 점
* 증세에 따라서는 장기간 사혈을 해야 한다는 점

6) 사혈은 순서대로

지나치게 사혈을 하다 보면 귀에서 북 치는 소리가 나고, 숨이 차거나 빈혈로 일시적으로 고생도 한다. 이러한 현상들은 피가 부족해서 오는 현상인데, 이때를 대비해서 사혈의 순서를 꼭 지켜야 된다는 것이다.

인체의 장기 중 조혈기능을 주도하는 역할은 신장, 간, 췌장이지만 이놈들은 피를 만드는 기술자에 불과하므로 재료를 넣어주지 않으면 피를 만들 수 없다. 물론 재료는 영양분을 말하는데, 이 영양분을 흡수하는 곳은 3번 뿌리혈이다.
　장의 영양분을 흡수하는 기능이 회복되었다 해도 잘 먹어 주지 않으면 흡수할 수가 없다. 체력이 달릴 때는 우선 잘 먹어 주어야 회복이 빠른데, 밥맛도 없고 소화도 안 되니 알면서도 잘 먹지 못하는 경우가 대부분이다. 이때를 대비해 먼저 식욕을 왕성하게 한 다음, 소화 흡수기능을 회복시키고 그 다음 조혈기능을 회복시키는 것이 사혈의 순서다.
　2번 위장혈은 별명이 밥도둑혈인데, 직접 사혈을 해보면 이해가 될 것이다. 3번은 영양분을 흡수하는 혈이라고 해서 뿌리혈이다. 8번은 신장과 간 기능이 회복된다 해서 신간혈이라 이름을 지었는데, 이처럼 각 부위마다 지어 놓은 이름들에 대한 의도를

알면 이해도 빠를 것이다.

　어혈이 빠져 나온 자리는 생혈이 자리를 메워야 하므로 빼내는 양보다 조혈의 양이 적으면 언제든 피가 부족해서 오는 현상을 겪게 된다. 장기간 사혈을 하는 동안 체력 저하를 막기 위해서라도, 체력이 달릴 때 빨리 보충을 하기 위해서라도 각 장기의 기능을 먼저 회복시켜 조혈기능을 활성화시켜 놓은 다음 사혈을 하는 것이 순서이다.

　제일 안전한 사혈요법은 사혈을 처음 시작할 때, 2-3-6번을 동시에 사혈을 한다. 그러면 6번 고혈압혈에서 어혈이 먼저 나오기 시작할 것이다. 6번 고혈압혈에서 솜이 빨아들이는 피가 반 정도 되면 그 다음은 2-3-8번 혈을 동시에 사혈한다. 그러면 8번 신간혈에서 어혈이 더 많이 나올 것이다. 8번 신간혈에서도 솜이 빨아들이는 피가 반 정도 되면 어혈이 나오는 상태를 보아가며 2-3-6번, 2-3-8번을 번갈아 한 주씩 사혈하다 2-3-6-8번 모두에서 어혈이 잘 나온 다음은, 아픈 곳을 마음대로 이동해서 사혈하면 된다.

　이러한 사혈 순서가 제일 안전한 사혈요법이지만, 2-3-6-8번을 모두 끝내고 나서 사혈을 하기에 두통의 고통이 너무 심할 때는 앞에서 설명한 순서를 보류하고, 1번 두통혈을 먼저 몇 번 사혈해서 두통을 완화시킨 다음, 다시 정식대로 순서에 맞게 2-3-6-8번을 사혈해도 큰 무리는 없다.
　하지만 꼭 주의할 점은 그 동안 경험으로 보아 두통이 심할 때 두통이 사라진다고 해서 1번 두통혈을, 다음은 관절이 아프다

해서 관절염혈, 그 다음은 어깨가 아프다하여 7번 견비통혈 하는 식으로 사혈을 하다가는 피가 부족해서 나타나는 현상을 비껴갈 수 없음을 명심해야 한다. 즉, 응급을 요할 때 한 두 곳 정도는 사혈을 해도 무방하지만 그 이상은 무리라는 말이다.

그 동안 강의를 하면서 지켜보면 모두들 사혈은 열심히 하는데, 주의할 점을 너무 소홀히 하는 경향이 있다.

여기서 잠시 주의점의 필요성 몇 가지만 언급해 보자.

* 특정한 질병을 예로 들어 아토피성 피부병이 있는 환자의 경우 소장, 신장, 간 기능이 동시에 떨어져야만 아토피성 피부병이 발병한다. 이 경우 이미 신장과 간 기능 저하는 혈액 속에 요산 수치와 GOT, GPT, 크레아틴 수치가 함유되어 피가 혼탁한 상태다. 이때 이러한 독성분을 해독시켜 맑아진 혈액을 신장과 간 쪽으로 잘 돌게 해주는 것이 치유가 빠르겠는지 혼탁한 혈액 그대로를 신장과 간 쪽으로 잘 돌게 해주면 회복이 빠르겠는지는 상식이 된다.
* 당뇨병 환자, 고지혈증이 있는 환자의 혈액은 엿물처럼 걸쭉하다. 이것은 신장 기능 저하로 혈액 속 요산 수치가 높아진 합병증으로 산소 부족이 되고, 산소 부족에 의한 체세포들의 소화 능력 저하로 혈액 속 영양분들을 먹어 치우지 못하였기 때문이다. 이때 요산을 해독해주어 혈액 속 산소 함유량을 높게 하여 주고 이미 걸쭉해진 혈액에 청국장환을 섭취시켜 묽게 만들어 주며 사혈을 해주는 것과는 치유의 효능이 다르게 나타날 수 밖에는 없는 것이다.

* 이 글은 모든 교육생들에게 자기 이익보다는 보급만을 강조하는 교육을 하다 보니, 자신의 심천사혈요법 보급 교육이 상술로 비추어 질 것을 우려한 나머지 식품 섭취를 권하지 못하는 것 같아 의도적으로 두 가지 증세를 예로 들어 설명한 글이다.

심천사혈요법의 특성은 혈관을 막고 있는 모세혈관 속 어혈을 직접 뽑아내 버리는 치유법이라서 어혈을 뽑아내 버린 만큼 기준의 혈액이 묽어지기에 혈액을 보충하기 위해서는 혈액이 만들어지는데 필요한 영양소, 조혈에 필요한 식품을 필수적으로 먹어야 한다. 그러나 이 부분을 너무도 소홀히 하는 것 같아 다시 한 번 강조하고 넘어간다.

예전에 필자가 직접 환자를 치유할 때에는 사혈요법, 침술을 함께 모두 병행하였다.
하지만 지금은 현실적 의료법의 제약때문에 증세가 이미 깊어진 환자들을 지도하는 데는 상당한 어려움이 따른다.
참고로 조혈에 도움이 되는 한약에다 등등(생략)을 선택해서 함께 넣어 달여 먹으면 사혈을 하는 동안 체력이 떨어지는 것을 막는데 도움이 될 것이다. 그 외 사혈을 하는 동안 먹어야 하는 필수 영양분들은 책 내용마다 기록한 것을 참고하기 바란다.

7) 죽염 섭취는 필수

열사병이란 말을 들어 보았을 것이다. 고열을 동반한 갈증으로 생명이 위독한 증세인데 열사병의 고열과 염분은 관계가 깊다. 땀을 많이 흘리면 땀과 함께 염분이 빠져 나와 혈액 속의 염분 농도가 급격히 떨어진다. 이러면 침입균이 활동하기에 유리한 조건이 되어 백혈구와 싸움이 붙으면 고열이 발생을 하는데 이 과정을 살펴보자.

인간은 오랜 옛날부터 소금을 많이 섭취했다. 그래서 인간의 혈액을 물로 비유하면 바닷물과 같다. 인체는 바닷물 속의 물고기처럼 염성에 충분히 면역이 되어 있는 반면, 침입 세균은 민물에 길들여져 있기에 염성에 약하다.

세균이 모공을 통해 몸 안에 침입은 했지만 염성 때문에 활동을 못하다가, 땀과 함께 염분이 빠져 나가 혈액 속의 염분 농도가 묽어지면 그때가 활동을 하기에 유리한 조건이 된다. 열사병의 고열을 떨어뜨리기 위해서는 소금물과 충분한 수분이 보충되어야 한다.

사혈요법을 장기간 시술하면 생혈이든 어혈이든 빠져 나온 만큼 혈액 속의 염분 농도가 떨어지기 마련이다. 양의학은 염분이 무조건 해롭다는 편견을 가지고 있는데 이것은 대단히 잘못된 시각이다. 자신의 가정이나 주변을 보라. 짠 음식과 매운 음식을 기피하는 가정치고 건강한 사람이 있는가. 모두들 툭 하면 잔병치레를 하고 특히 감기, 몸살을 자주 앓을 것이다.

모두가 혈액 속의 염분 농도가 떨어졌기에 침입 세균이 몸 안을 침투하기 유리한 환경이 되었기 때문이다. 여기에 작은 병이 커져서 큰 병이 된다는 상식의 생각과 인위적 염분 농도를 떨어뜨려서 세균이 침투하기 유리한 환경을 제공해 놓고는, 세균이 침투했으니 항생제로 죽여야 치료가 된다고 하는 생각속의 모순을 떠올려 보라.

그럼 왜 소금보다는 죽염을 섭취해야 할까. 소금 속에는 약 30% 정도의 간수 성분이 있다. 간수 성분은 지방질과 단백질을 응고시키는 역할을 한다. 이 기능을 이용해 두부를 만드는 것이다. 이 간수 성분이 인체에 들어오면 혈액의 지방질과 단백질 성분을 두부처럼 응고시켜 피의 흐름에 직접 장애를 주기에 해롭다는 것이다. 죽염은 간수 성분이 충분히 빠진 염성이기에 권하는 것이다.

하지만 간수 성분은 산소에 잘 녹는 기질이 있어 소금을 사다 2년 정도만 놓아두면 저절로 녹아서 빠져 나간다. 같은 소금이라도 순수 짠맛과 쓴맛은 다르다. 순수 짠맛은 염성이고, 쓴맛이 강하면 간수가 덜 빠졌다고 보면 된다.

책의 내용마다 마른 멸치나 포도즙, 철분제, 멸치 죽염을 섭취하라 하는 것은 그럴만한 충분한 이유가 있기 때문이다. 죽염 한 가지를 설명하면 내용이 길어져 여기서는 생략한다. 주의할 점을 소홀히 하면 고생할 수 있다는 것을 명심하기 바란다.

건강한 식생활을 위해서는 1년 동안 필요한 소금 4배 정도를 한꺼번에 구입해서 비를 피하고 환기가 잘 되는 곳에 보관을 하여 자연 발생적 간수가 충분히 빠진 소금으로 음식의 간을 맞추고 조금 짠 듯한 식생활을 해주는 것이 인체의 면역 기능을 향상하여 각종 전염병, 감기, 전염성 눈병 등을 일으키는 세균 자체가 아예 처음부터 침투하지 못하게 하는 것이 지혜로운 건강법이다.

현대 과학적 시각은 단편적으로 당장 겉에 나타난 결과의 편견만을 보기에 염분이 해롭다 한다.

그 결정적 오류의 시각은 인체의 생리기능 때문이다.

우리 인체는 혈액 속의 염분 농도가 높아지면 수분을 모아 염분 농도를 떨어뜨리기 위한 본능으로 신장이 수분 배출을 줄이기에 일시적 수분(물)이 증가한 만큼 외관상은 붓고 피의 압력은 높아진다. 이러한 결과 한 가지만 보고 현대의학에서는 소금이 해롭다는 결과를 내린 것으로 보인다.

하지만 이 속에서 빠진 것이 있다. 자연계 현상의 적응적진화법이다.

인체의 모든 생명체는 적응적진화를 한다. 적응적진화는 대상에 대한 진화인데 이러한 적응적진화는 혈액 속 염분 농도가 높으면 높은 그대로에, 염분 농도가 낮으면 낮은 그대로에 적응적진화를 하게 되어 있다. 이 말은 어려서부터 저염식을 하여 염분 섭취를 적게하면 염분 농도가 낮은대로 적응적진화를 하고, 어려서부터 조금 짜게 먹으면 염분 농도가 높은 환경에 맞게 적응적진화를 한다는 것이다. 여기에 우리의 인체는 미생물의 집합체이고, 체세포 약 45일, 백혈구 120일 정도를 기준으로 끊임 없이 2세를 남기고 저는 죽어 소멸된다는 논리를 접목시키면 저염식이든 고염식이든 그 환경에 맞추어 적응적진화를 한다는 논리는 이해가 될 것이다. 이 생명의 논리를 그대로 전개하면 오랜시간 저염식을 하다가, 갑자기 고염식을 하면 염분을 희석시키기 위하여 수분을 배출하지 않아 몸이 붓고 혈관속 피의 압력이 일시적으로 높아져 혈압이 높아지지만, 어려서부터 꾸준하게 고염식을 하면 인체의 각 세포들은 높은 염도에 적응적진화를 하기에 바닷물 염분농도 약 0.9%까지는 혈액 속의 염분농도를 높여도 몸이 붓거나 혈압이 올라갈 일은 생기지 않는다 하는 논리다.

이러한 자연의 생명 이치를 연계하면 민물고기를 갑자기 바닷물에 넣으면 환경이 바뀌기에 힘을 쓰지 못하거나 죽듯이, 혈액 속 염분 농도를 높여 놓으면, 염분 농도가 적은 곳에서 적응적진화를 한 세균이 몸에 쉽게 침투할 수 없다는 것은 상식이 되는 것이다. 이것이 인체의 면역 기능을 키워주는 한 방법이다.

심천사혈요법 강의

올바른 의술은 신비나 기적이란 단어를 쓸 수가 없다.
상식적 이치와 생각으로 이해가 가는 의술이 올바른 의술이다.

사혈점 위치 잡기

★ 사혈점 이름과 설명

1번 두통혈

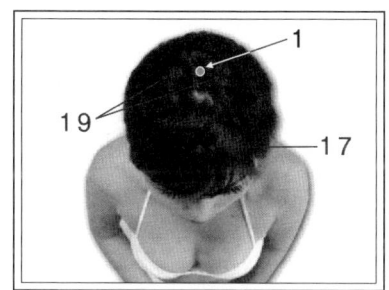

 양쪽 귀를 중심으로 일직선을 긋고, 코끝에서 목 뒤 뼈로 사선을 그어 교차하는 지점. 머리 모양에 따라 부항컵의 압이 잘 걸리지 않을 수도 있으니 다소 앞으로 당겨 사혈을 해도 무방하다.

 이곳을 사혈해주면 두통, 기억력 감퇴, 치매, 탈모증, 비듬 등이 치유된다. 뒷골이 무겁고 통증이 오거나, 상열이 되며 오는 통증은 6-1번을 동시 사혈하고, 몸 전체에 고열이 나며 오는 두통은 죽염을 혀로 녹여 먹고 8-1번을 동시 사혈한다. 경험은 없지만 사고로 인해 뜻밖에 식물인간이 된 경우, 곧바로 사혈을 하면 효능이 기대된다.

2번 위장혈

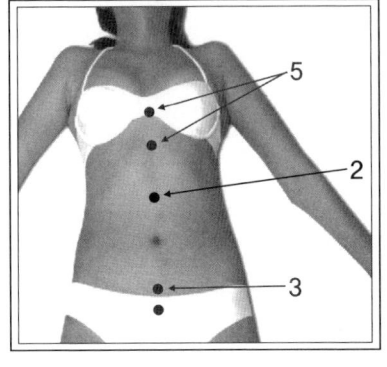

명치인 급소와 배꼽을 기점으로 한 중간 지점.

각종 위장병, 식욕 부진, 위경련, 속 쓰림, 급체를 치유한다. 급체에 의한 심장 마비가 일어날 경우 2-5번을 동시 사혈하고,

위경련, 급체 시에는 30-2번 혈을 동시 사혈한다.

3번 뿌리혈

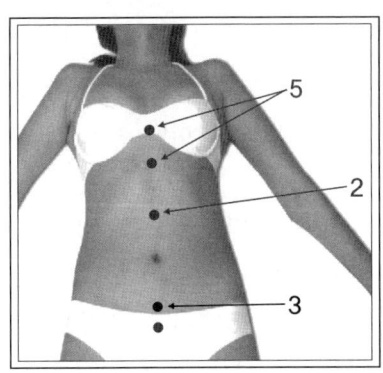

배꼽과 치조골을 기점으로 배꼽 쪽에서 60% 아래 지점.

영양분을 흡수하는 곳이라 해서 뿌리혈이라 하며, 설사, 변비가 낫고, 얼굴의 기미가 벗겨진다. 검은 피부나 밤색 피부를 희게 하고 싶다면 2-3-6번을 사혈한다.

4번 감기혈

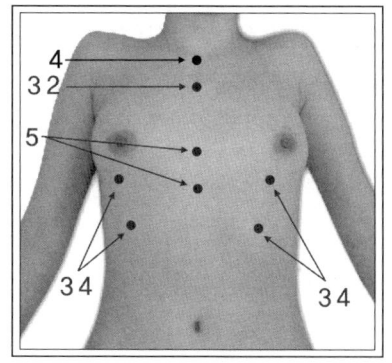

쇄골 교차 지점에 손가락으로 눌러서 쏙 들어가는 지점.

감기 초기, 목이 쉬어서 소리가 나지 않을 때 사혈하면 소리가 나고, 4-18번을 동시에 사혈해주면 잠잘 때 코 고는 증세에도 효능이 있다. 4-18번 감기혈을 어혈이 없어질 때까지 사혈해주면 웬만해서는 아예 감기에 걸리지 않는다.

5번 협심증혈

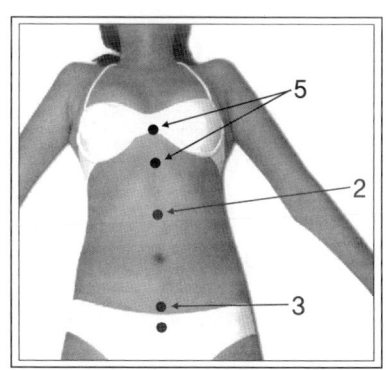

유두와 유두를 기점으로 사선을 그은 중간 지점에서 부항컵을 사선 아래쪽에 붙여 사혈. 협심증혈은 두 곳이 있는데, 아래쪽은 명치 급소 삼각점 아래 안쪽. 아래 위 어느 쪽에 어혈이 쌓여도 같은 증세가 오는데, 보통 위쪽이 80% 정도 비중을 차지한다. 손을 대 보아서 습기가 많거나 온도가 찬 곳으로 설정한다.

협심증 증세로 숨이 차거나 가슴이 두근거리고, 불안하고 초조할 때, 저혈압, 심근경색, 심장에 통증이 올 때 치유 효과가 있다. 해소 천식, 가래가 많을 때는 5-32번을 동시 사혈한다.

심장 마비시에 곧바로 5-30번 혈을 사혈해주면 소생한다.

6번 고혈압혈

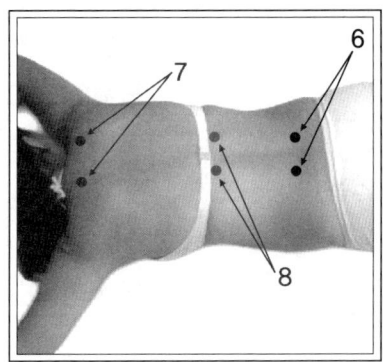

골반뼈 상단 1cm 위 지점, 척추 3번 뼈 기준으로 양쪽 5cm 지점, 등 근육의 제일 높은 지점.

고혈압, 만성피로, 허리 통증, 허벅지 당김, 하체 빈약, 뒤꿈치 굳은살은 6-10번을 사혈한다.

7번 견비통혈

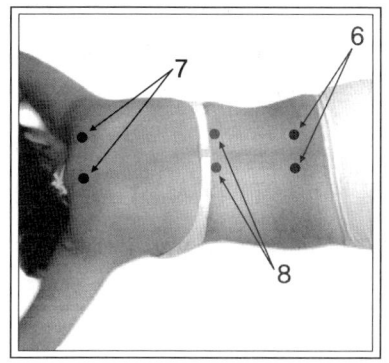

견갑골 상단 안쪽 지점, 대추 뼈 두 번째 아래, 척추 뼈 중간을 기점으로 양쪽 5cm지점.

견비통, 사십견, 오십견은 보통 7번을 사혈만 해도 치유가 되나, 7번을 사혈하고도 통증이 오면 43번 지점 중 압통이 오는 지점을 함께 사혈하면 되고, 목이 당기는 증세는 7-9번을 사혈한다. 드물기는 하나 뒷목의 근육통이 7-9번 혈을 사혈해 주고도 통증이 올 경우 30번 급체혈을 추가 사혈을 해주면 치유된다.

8번 신간혈

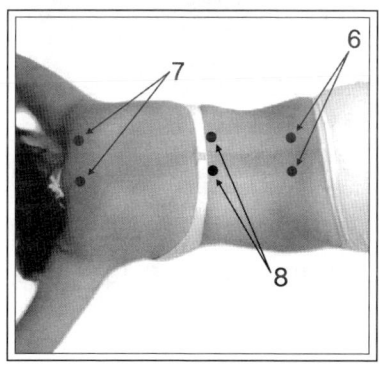

척추 9-10번 뼈 사이, 갈비뼈 아래에서 두 번째 중간, 중앙을 기준으로 양쪽 5cm 지점, 등 근육의 제일 높은 부위.

신장 기능과 간 기능이 회복된다 해서 신간혈. 신장과 간 기능이 떨어져서 오는 증세, 몸이 붓는 증세, 비만, 만성피로, 신부전증 초기, 혈액 속 요산 과다, 지방간, 간염, 몸에 푸른빛이 나는 증세, 등이나 얼굴에 뾰루지나 각종 피부병 백선, 신장과 간 기능 저하의 증세에는 중산해독제, 요산해독제를 섭취하며 사혈을 하면 효능이 배가된다. 어떠한 이유에 의해서 고열이 나던 0.9%의 죽염수를 마셔주고 8번 신간혈을 사혈해주면 땀을 흘리며 해열된다.

9번 간질병혈

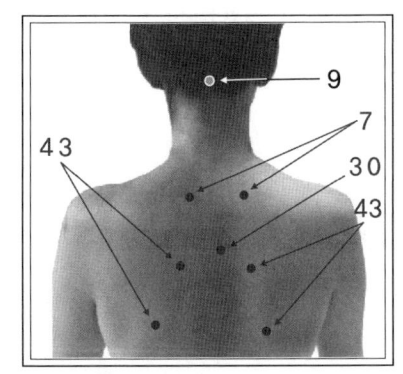

두 개의 목뼈가 만나는 지점

간질병, 근육신경마비, 목 뒤가 당기는 증세, 목을 돌릴 때 소리가 나는 증세. 중풍 사혈시는 6-1-9-31번 사혈. 뇌혈관 파열로 뇌출혈이 되었을 때는 혈액이 응고되기 전에 곧바로 사혈을 해야 효능이 배가된다. 간질병은 먼저 2-3번을 사혈하여 피가 잘 나온 다음 6-9-1번을 사혈한다.

10번 알통혈

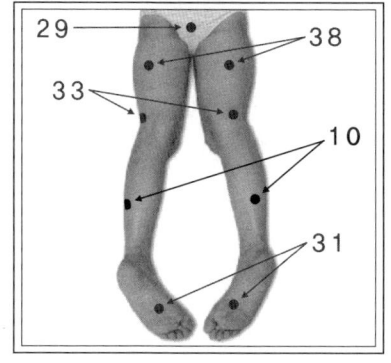

장딴지 근육이 끝나는 중간 지점.

장딴지에 알이 배거나 당길 때, 쥐가 자주 날 때, 뒤꿈치에 굳은살이 많을 때, 발바닥이 메마를 때, 땀이 너무 많이 날 때, 종아리가 너무 굵어 고민일 때 사혈하면 효과가 크다.

11번 팔목통혈

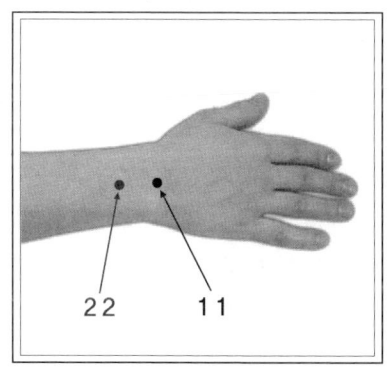

팔목 등 쪽, 중간 쏙 들어가는 지점.

팔목 통증에 사혈한다.

12번 관절염혈

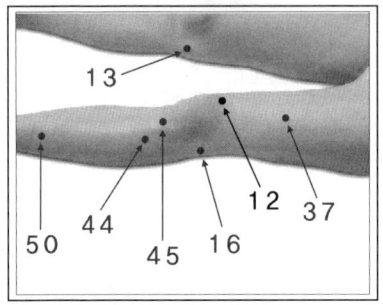

무릎 골(종발 뼈)정면 위치 5cm 위.

13번 관절염혈

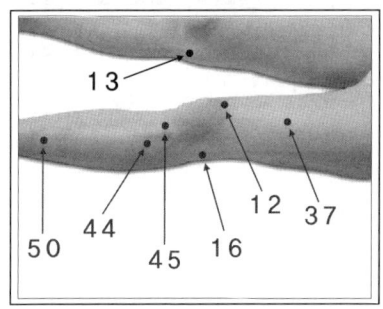

종발 뼈를 중심으로 안쪽 근육의 높은 부위.

14번 치질혈

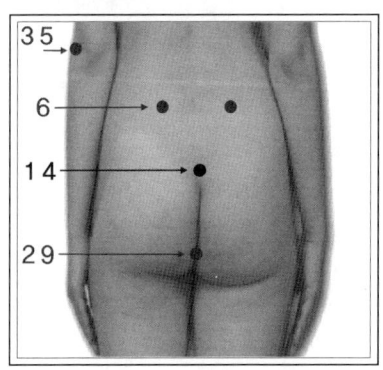

꼬리뼈.

치질 치유시 29번만을 사혈해도 되나, 완벽한 치유를 위해서는 6-14-29번을 동시에 사혈한다.

15번 닭살혈

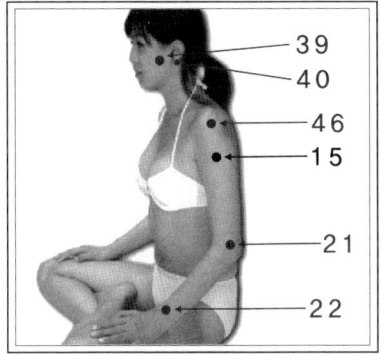

46번 골프통혈 수직 아래로 13cm 지점.

손이 차거나 팔뚝에 나는 뾰루지, 닭살, 근육통 등에 효능이 있다. 7-15-22번을 사혈하면 앞의 증세가 치유되며, 팔뚝에 검버섯이 없어지고 팔의 힘이 강해진다. 손바닥에 땀이 많이 나는 증세, 건조한 상태에도 효능이 좋다.

16번 관절염혈

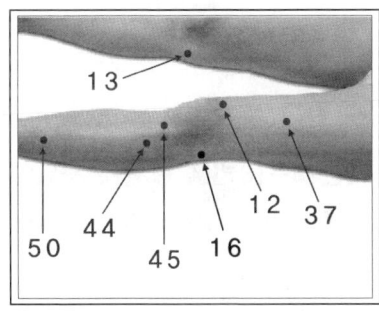

종발 뼈를 기준으로 바깥쪽 5cm 위 지점.

17번 시력혈

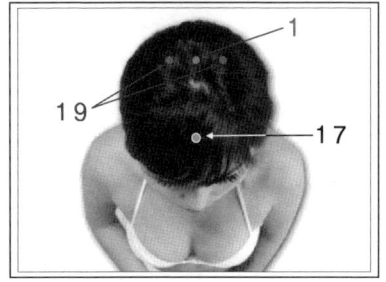

이마 중간, 머리가 시작되는 지점에서 1cm 위쪽.

18번 침샘혈

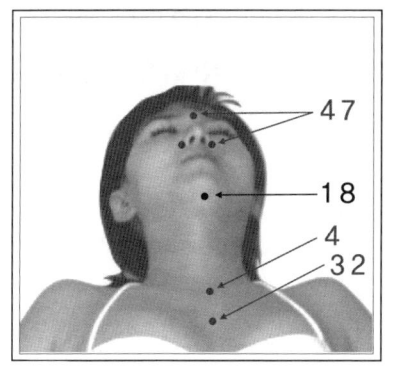

턱 밑, 쏙 들어가는 삼각 지점.

입 안에 침이 마를 때, 감기 초기, 감기로 목이 쉬어 목소리가 나오지 않을 때, 코를 심하게 골 때는 4-18번을 동시에 사혈해 주면 효능이 있다. 갑상선에는 순서에 맞게 2-3-6-8번 사혈을 완전히 끝낸 다음, 4-18번을 동시 사혈한다.

19번 대머리 보조혈

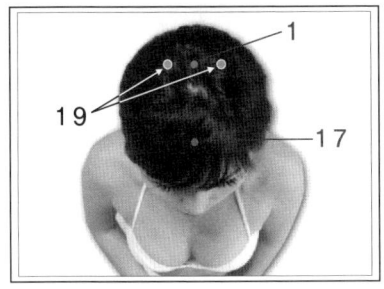

1번 두통혈 중심으로 양쪽 4cm 지점.

보통 보조혈만 따로 사혈을 하지는 않고, 1번 두통 혈을 사혈해도 어혈이 나오지 않고, 머리가 나오지 않을 때에 보조혈로 사혈한다.

20번 시력혈

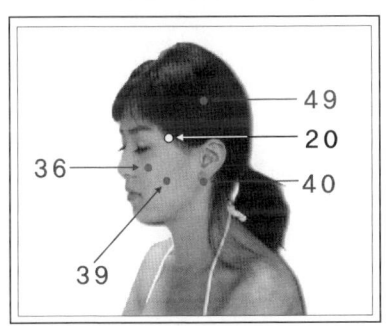

관자놀이 쏙 들어간 지점.

시력을 회복시키기 위해서 이곳만 사혈하지는 않는다. 1번 두통혈을 사혈한 다음 17-20번을 동시에 사혈한다. 시력 감퇴, 눈물이 나는 증세, 눈곱이 많은 증세, 근시, 원시, 백내장 초기에 효과가 있다. 안압으로 눈이 빠지려 할 때는 6-20번 동시 사혈, 두통을 동반하면 1번을 추가 사혈한다.

21번 팔 관절혈

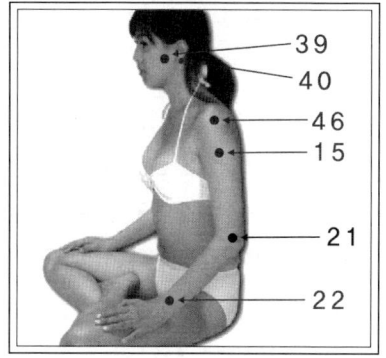

팔꿈치를 90도 굽힌 상태 외측 면.

22번 팔 기미혈

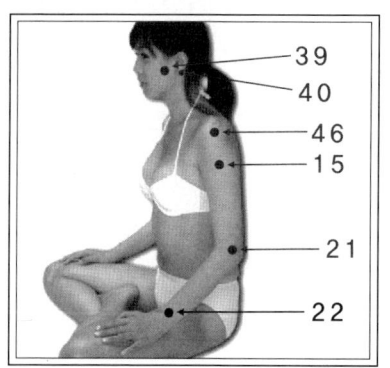

시계자리.

 팔을 움직여 그 부위에 **통증**이 올 때 사혈하고, 팔목의 기미, 검버섯, **붉게** 상기되는 증세, 팔목에 힘이 없을 때, 저릴 때, 손바닥 무좀, 습진은 22번과 손바닥 중간을 동시 사혈한다.

23번 발목통혈

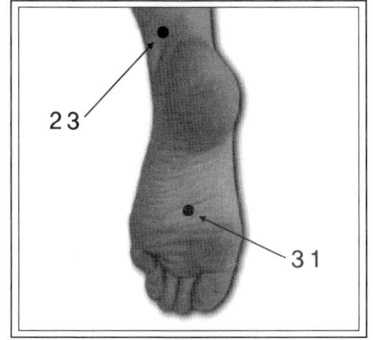

외측 복사뼈 뒤쪽 움푹 들어간 지점.

24번 발목통혈

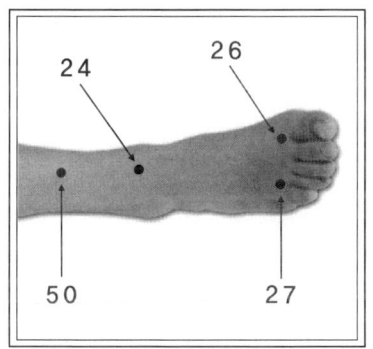

발바닥을 90도로 세웠을 때, 90도 꼭지점 움푹 들어간 지점.

발목통이나 발목을 접혔을 때, 통증에 사혈. 23-24번을 동시 사혈한다.

25번 옆 쥐통혈

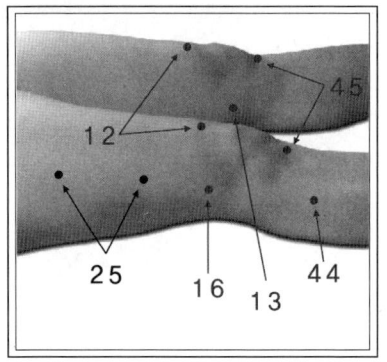

대퇴부 외측, 골반 기준으로 위에서 60% 지점.

그 부위에 쥐가 나거나, 근육통, 가려움증에 사혈한다.

26번, 27번 무좀혈

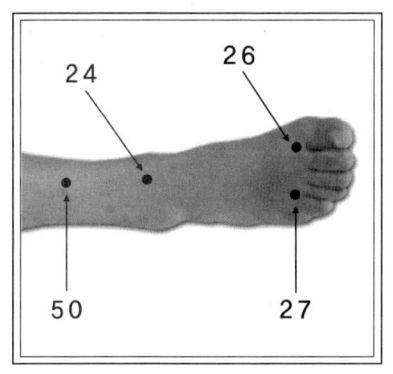

발가락 중심 2cm 위 지점.

무좀이나, 발가락 동상에 사혈한다.

28번 양반혈

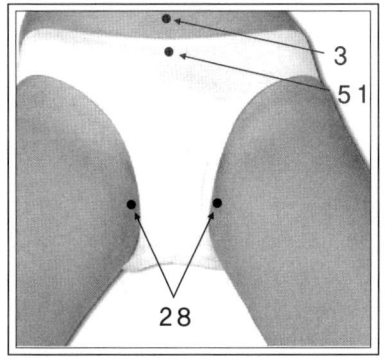

사타구니 안쪽 움푹 들어간 지점.

양반 다리를 하려는데 그 부위에 통증이 와서 양반 다리를 못할 때 사혈한다.

29번 치질혈

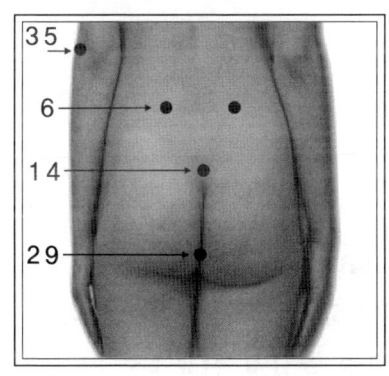

항문 괄약근.

30번 급체혈

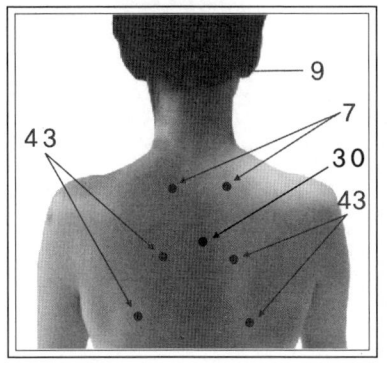

견갑골 상하 중간 지점
(눌러서 압통이 심한 지점).

급체나 위경련에는 30-2번 혈 순서로 사혈한다.

31번 중풍혈

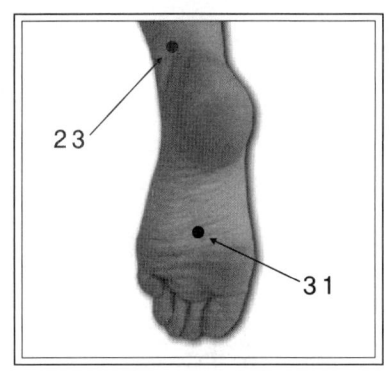

발바닥 용천혈 자리.

 고혈압 환자 중 이 자리를 사혈해서 통증이 심하면 중풍을 예고하는 것이다. 발바닥 통증이나 발바닥 무좀에 사혈한다.
 중풍 사혈시에는 먼저 6-1번을 동시에 사혈해서 피가 잘 나오게 한 다음 9-31번을 동시에 사혈한다.

32번 기관지혈

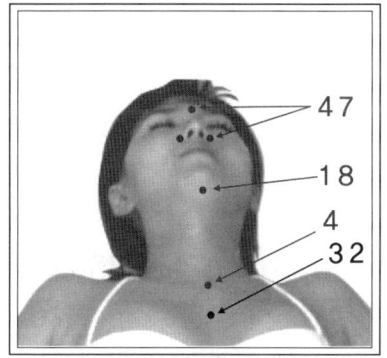

기관지 자리. 천돌에서 5cm 내려온 지점.

기관지천식이나, 가래, 폐결핵에 사혈. 기관지천식에는 5-32번 동시에 사혈한다.

33번 오금통혈

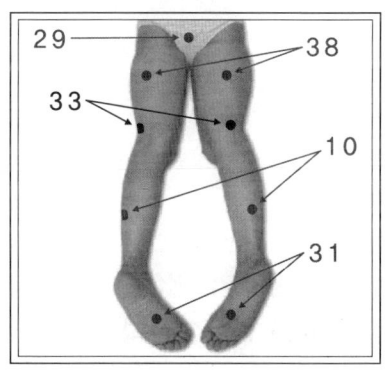

오금자리.

관절염이 깊어진 환자 중 그 지점의 근육통에 사혈한다.

34번 신합통혈

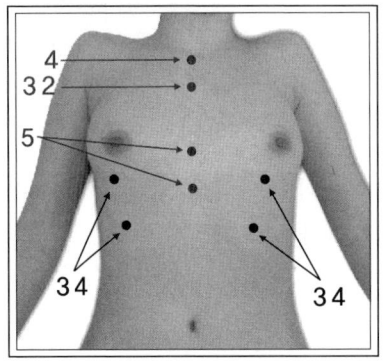

유두를 기점으로 아래 젖무덤이 시작하는 지점과 그 위치에서 수직으로 내려와 마지막 갈비뼈가 시작하는 지점.

신장 기능이 떨어지면 합병증으로 위 지점이 붓거나 누르면 통증이 올 때 사혈을 해 주면 붓기도 빠지고 통증도 소멸된다.

대상포진으로 물집이 생기고 극심한 **통증이** 올 때에 5번 협심증혈과, 34번 신합통혈을 사혈해주면, 통증이 없어진다.

35번 팔굽통혈

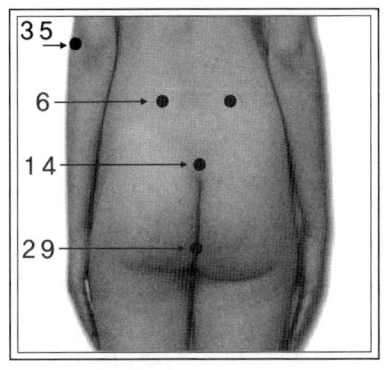

팔꿈치 뒤쪽.

팔꿈치가 당기는 증세나 근육통에 사혈한다.

36번 기미혈

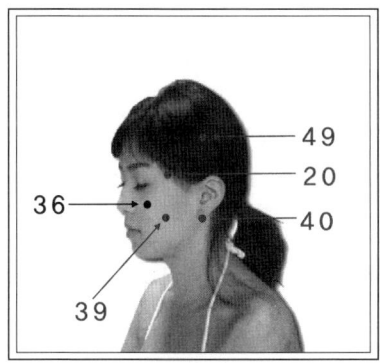

양쪽 광대뼈 지점.

알레르기성 비염, 뾰루지, 딸기피부, 기미에 효능이 있다. 찬바람 쏘이면 눈물이 나는 증세에 효능이 있다.

37번 앞 근통혈

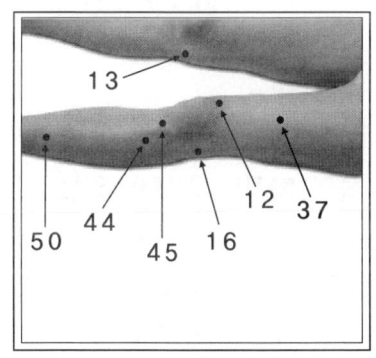

앞쪽 허벅지 중간 지점.
무릎 뼈에서 위쪽으로 손가락 여덟 개 정도 떨어진 지점.

해당 부위가 당기고 근육통이 올 때 사혈한다.

38번 오금통혈

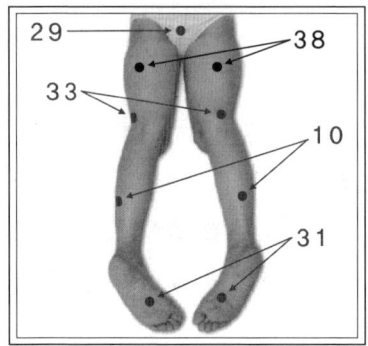

뒤쪽 허벅지 중간 지점.

38번은 관절염이 깊어진 환자 중 그 지점의 근육통에 사혈한다.

39번 풍치혈

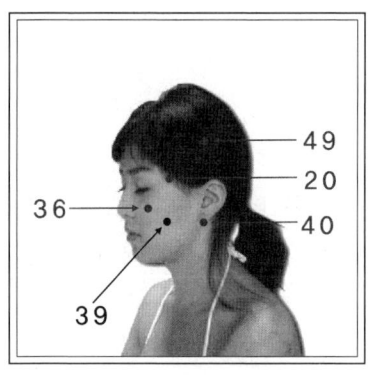

아래턱과 위턱이 만나는 꼭지 점.

치석을 제거했는데도 잇몸이 붓거나 염증이 있는 경우, 이가 시린 경우, 이가 솟는 경우에 사혈한다. 풍치는 신장 기능 저하로 혈액 속 요산 과다가 주범이다. 풍치혈만 사혈을 해도 임시 치유는 되나 재발을 완전히 막기 위해서는 2-3-6-8번을 순서에 맞게 사혈한다.

40번 귀울림혈

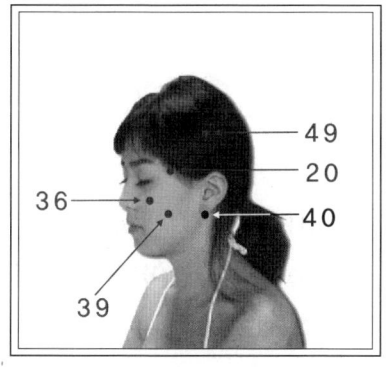

귓불 뒤쪽 쏙 들어가는 지점.

귀 울림이나, 중이염, 가는 귀 먹은 경우. 보통 귀 울림은 피가 부족하거나 상압이 될 때 발생한다. 임시 치유는 6-40번을 사혈하나 재발하지 않도록 완벽한 치유를 위해서는 2-3-6-8번 사혈을 끝낸 다음 40번을 사혈해야 한다.

41, 42번 골반통혈

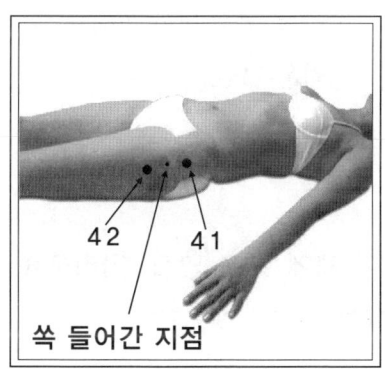

대퇴부 위 재봉선 쪽, 쏙 들어간 지점을 기점으로 아래 위 5cm 지점. 그 지점의 근육통에 사혈한다.

대퇴골 골두 무혈 괴사증 및 양반다리 시에 근육통에 사혈을 할 때는 6-41-42번 혈을 함께 사혈한다.

43번 견비통혈

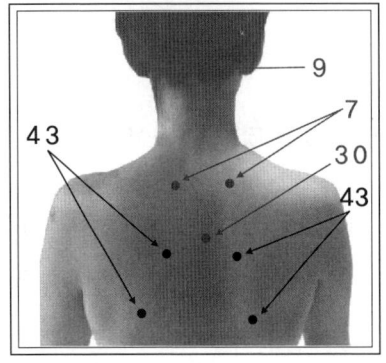

견갑골 중간 지점과 하단 지점.

견비통에 사혈하되 손으로 눌러서 압통이 오는 지점만 선별 사혈한다.

44번 앞쥐통혈

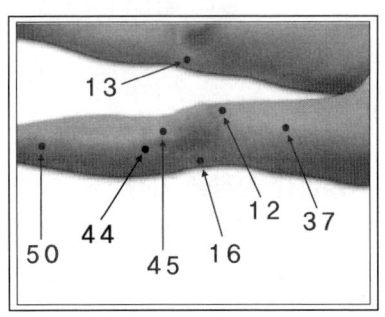

족삼리혈, 두 정강이뼈가 만나는 위쪽 꼭지 점에서 5cm 내려온 지점.

다리에 쥐가 나거나, 앞정강이 쪽에 붉은 반점, 가려움증, 건선 피부로 비늘이 일어나는 경우 사혈.

45번 관절염혈

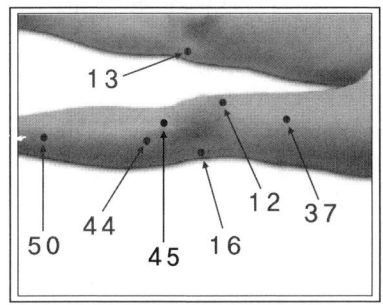

종발 뼈 아래 지점.

관절염 초기 증상은 12-13번만 사혈해도 치유가 되지만 증세가 악화된 상태라면 16-45번을 사혈해준다. 무릎의 통증, 찬바람 나는 증세, 뚝걱 거리는 소리가 나는 증세. 류머티스 관절염은 2-3-6-8번을 사혈한 다음 해야 체력이 달리지 않고 재발하지 않는다. 허벅지가 굵어 고민일때 사혈하면 가늘어진다.

46번 골프통혈

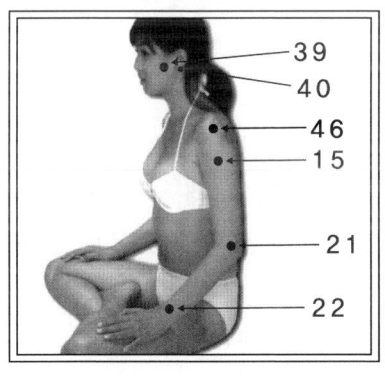

팔꿈치를 어깨와 수평이 되게 들었을 때 어깨에 생기는 오목한 지점.

골프를 많이 치는 사람 중에 통증이 오는 경우가 많아서 골프통혈이라고 칭한다.

골프통이나, 각종 근육통, 또는 중풍 후에 관절 탈골시 사혈한다.

47번 축농증혈

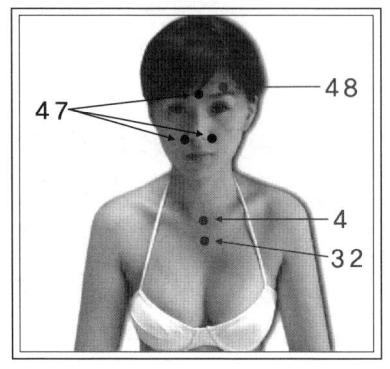

눈썹 사이 한 곳과 콧망울 옆 두 곳이다.

축농증, 콧물이 심하게 나올 때.

알레르기성 콧물, 기침, 비염 등에 사혈한다.

48번 안구건조증혈

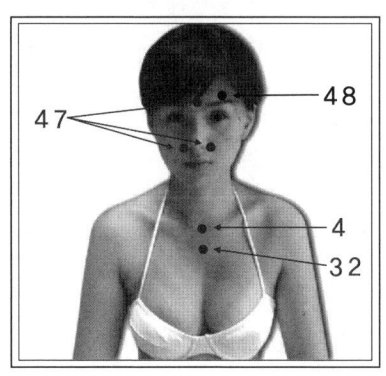

눈썹을 3등분 했을때 눈썹 바깥에서 약 1/3 안쪽 지점.

눈물이 나오지 않아서 눈이 뻑뻑할 때, 유행성 결막염이나 각종 눈병으로 안구 충혈이 심할 때는 20번-48번을 사혈한다.

49번 입돌이혈

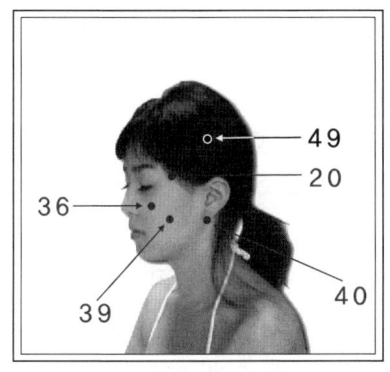

귓바퀴 꼭대기의 바로 위쪽으로 약 3cm 지점.

와사풍으로 입이 돌아간 경우, 39번 풍치혈을 사혈하고도 입이 돌아오지 않을 경우에 20번 혈을 추가 사혈하고, 그래도 입이 돌아오지 않는 경우에는 1번-9번-49번 혈을 추가 사혈한다.

50번 앞쥐통보조혈

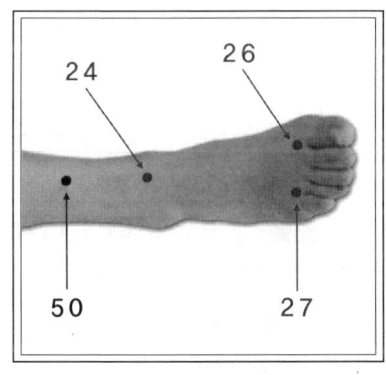

24번과 무릎뼈 아래 지점을 이은 선상에서 발목쪽으로 1/3 지점.

당뇨 합병증으로 발가락이 썩어갈 때 24번 발목통혈을 사혈 후에도 뚜렷한 치유 효능이 없을때 추가로 사혈한다. 또는 44번 앞쥐통혈을 사혈하고도 다리에 계속 쥐가 날 때 추가로 사혈한다.

51번 생리통혈

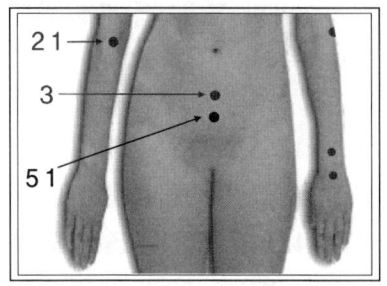

치골의 상단 중간 지점.

생리통, 냉, 생리불순, 불임, 난소 물혹, 자연 유산 등에 효능이 있다.

장이 정상이고 위 증세가 있는 때에는 기본 사혈을 2번-51번-6번-8번 혈을 사혈한다. 즉 3번 뿌리혈 대신에 51번 혈을 사혈한다.

52번 습진혈

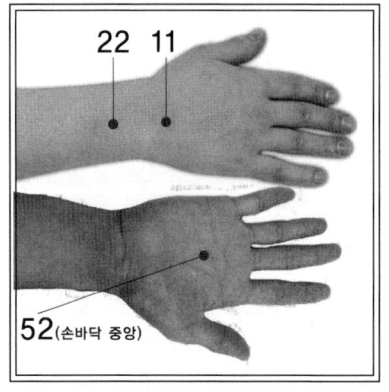

손을 오므렸을 때 손바닥에 들어간 지점.

7-22-52번 혈을 사혈하면 효과가 더욱 좋다.

손을 오므렸을 때 손바닥에 들어간 지점. 습진, 저릴 때, 각질, 홍조, 손톱 갈라짐에 사혈한다.

53번 목통혈

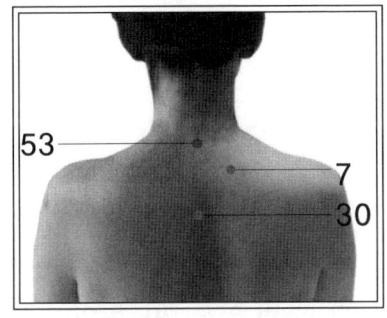

고개를 숙여 가장 튀어나온 목뼈(제7경추) 바로 아래 움푹 들어간 지점.

자고 일어났을 때 목 경직이나 목 디스크 현상이 있을 경우, 목 삔 현상이 있을 경우, 목을 돌릴 때 소리가 나는 경우, 교통사고 후 목 후유증이 있을 경우 : 7-53번 혈을 사혈.

54번 턱관절혈

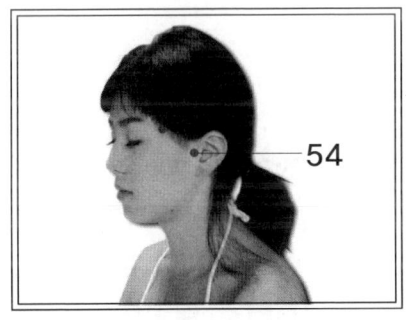

입을 벌렸을 때 이주 앞 쪽 들어간 지점.

턱이 잘 빠지는 경우, 뚜걱거리는 소리가 나는 경우.

55, 56번 가슴통혈

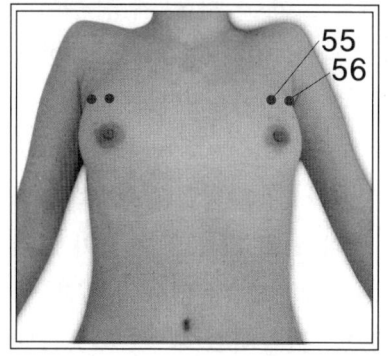

55번 혈은 유두를 기점으로 신합통혈 위 지점(젖무덤이 시작되는 지점).

가슴이 처졌을 경우, 혹(유방암)이 있을 경우에 사혈하고 56번 혈은 겨드랑이와 유두를 기점으로 사선을 긋고 위에서 40% 내려온 지점으로 혹, 유방암, 임파선암 등이 발생한 경우(혹이 생긴 지점에서 바로 위쪽 부분 사혈)에 사혈한다.

57번 암내혈

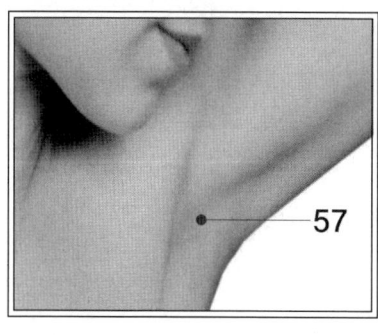

겨드랑이 중앙.

신장과 간 기능이 떨어지면 혈액이 탁해지고, 피의 유속이 느려지면 혈액 속의 불완전연소 물질이 기화하면서 땀과 함께 섞여서 나오는 것이 암내이다.

겨드랑이 중앙. 암내가 있는 경우, 겨드랑이 부위가 검거나 땀이 많이 나는 경우에 사혈한다.

58번 횡격막보조혈

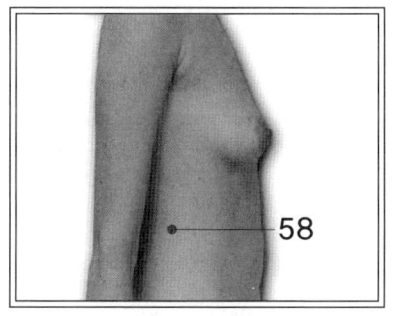

신합통혈(하단)에서 수평으로 바깥쪽으로 재봉선과 교차하는 지점.

호흡곤란, 대상포진, 골프 친 후 옆구리 결림, 비장 간접 혈자리로 사혈한다.

59번 척수염혈

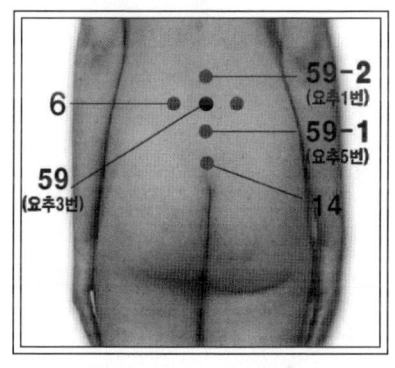

6번 고혈압혈 정중앙자리

경직성척수염, 자궁암, 전립선암, 전립선비대-항암치료 받지 않은 상태에서 "영양분·철분·염분" 보사 균형을 맞추면서 사혈하는 혈자리이다. 사혈순서는 6번 고혈압혈 사혈 후 요통이 없을 경우 59번 3곳을 같이 사혈하면 효과적이다.

59-1번 척수염보조혈

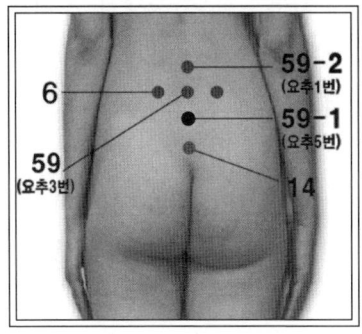

6. 고혈압혈 14. 치질혈
59. 척수염혈 59-1. 척수염보조혈
59-2. 척수염보조혈

척수염 혈자리 아랫부분

경직성척수염, 자궁암, 전립선암, 전립선비대-항암 치료 받지 않은 상태에서 "영양분·철분·염분"보사균형을 맞추면서 사혈하는 혈자리 이다. 사혈순서는 6번 고혈압혈 사혈 후 요통이 없을 경우 59번 3곳을 같이 사혈하면 효과적이다.

59-2번 척수염보조혈

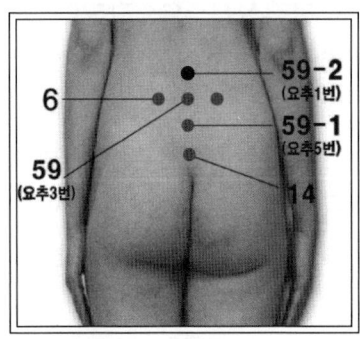

6. 고혈압혈 14. 치질혈
59. 척수염혈 59-1. 척수염보조혈
59-2. 척수염보조혈

척수염 혈자리 윗부분

경직성척수염, 자궁암, 전립선암, 전립선비대- 항암 치료 받지 않은 상태에서 "영양분·철분·염분"보사균형을 맞추면서 사혈하는 혈자리이다. 사혈순서는 6번 고혈압혈 사혈 후 요통이 없을 경우 59번 3곳을 같이 사혈하면 효과적이다.

Simcheon Sahyeol

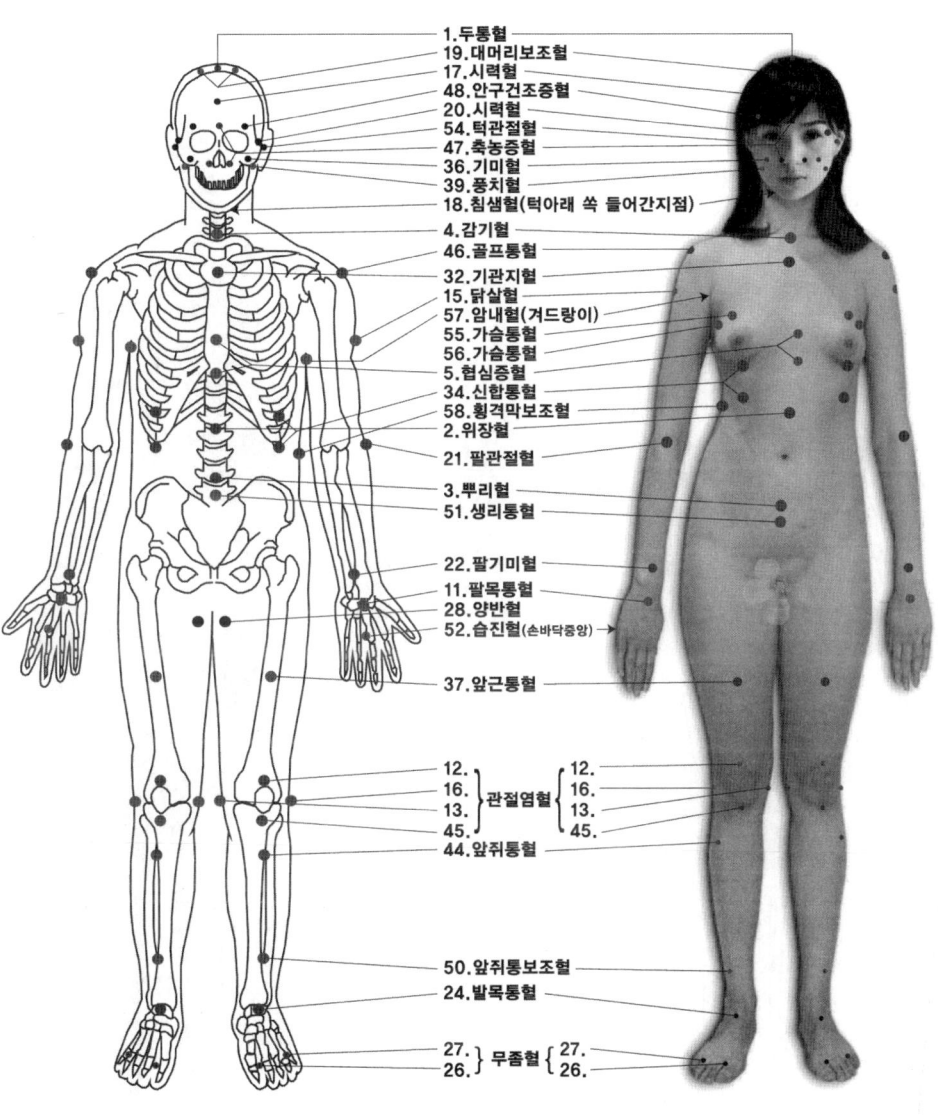

Simcheon Sahyeol

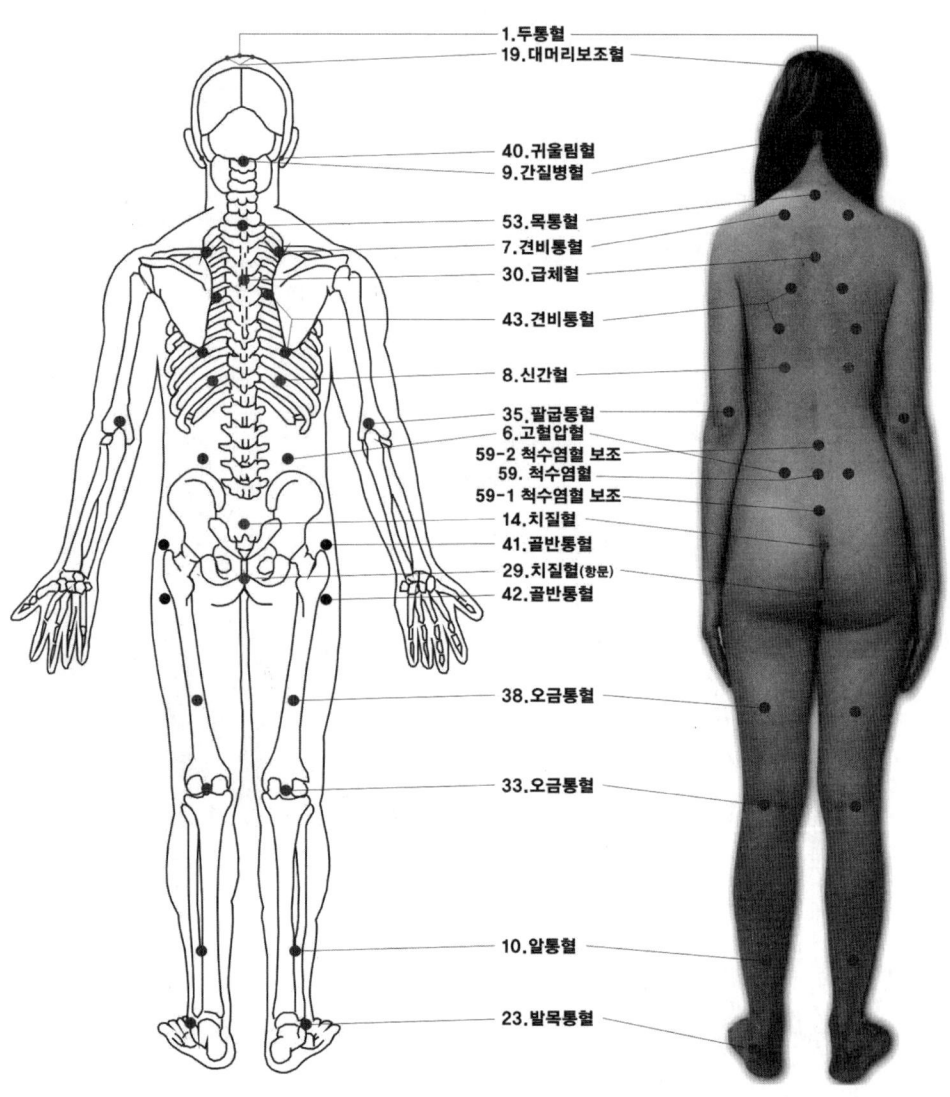

Simcheon Sahyeol

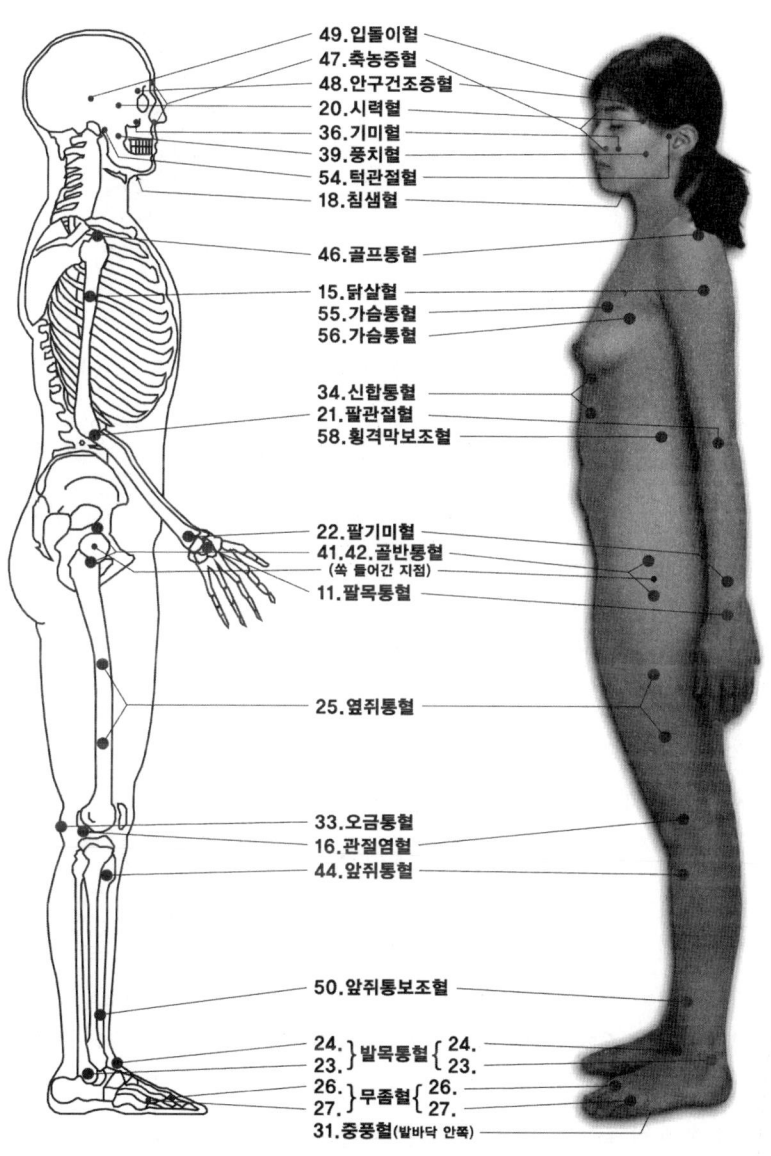

심천사혈요법 강의

첫 번째 강의

허리 통증과 디스크

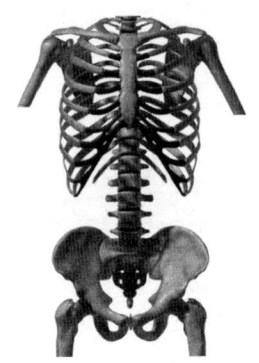

사실 허리 통증과 디스크만 따로 설명하는 것은 무의미하다. 고혈압편 설명으로 대신하려 했는데, 허리 통증을 호소하는 환자가 의외로 많다고 하여 여기서 따로 설명해 본다.

일반적으로 허리가 아프면 디스크가 아닌가 의심해 보다가 디스크로 판정을 받게 되면 심한 경우 대부분 수술을 받는다. 현대 서양의학은 허리 통증이 오면 디스크가 이탈하여 신경선을 눌러서 그런 것이라고 판정한다. 이것은 허리 통증의 환자 대부분이 엑스레이 사진을 찍을 경우 디스크가 튀어 나와 있는 것을 눈으로 지켜본 통계학적 개념으로 생각이 고착화되었기 때문이다. 하지만 인체의 생리이치로 진단을 하여보면 디스크가 튀어나와 신경선을 누르는 것도 일부 통증의 원인 제공은 있지만 대부분 약 80% 이상은 허리 근육 세포 사이 모세혈관에 어혈이 쌓여 피가 못 도니 근육이 경직되어 있는 상태에서 강제로 근육을 당기니 근육이 파괴되는 이치에 의해 통증이 발생하는 것이 대부분이고, 6번 고혈압혈 위치 허리의 모세혈관을 막으니 하체로 피의 유입이 적어지기에 하체로 피가 못 도는 만큼 허리에서 하체 쪽으로 내려가며 연쇄적 근육통이 발전해 나가는 것이다.

현대의학은 엑스레이 사진상 눈으로 보인 부분에서부터 진단의 생각을 키워 가지만 눈에 보이는 현상은 보이지 않는 원인에 의해 나타난 결과로 그 원인은 인체의 생리이치를 모르고서는 올바른 진단을 할 수가 없는 것이다. 엑스레이 사진상 디스크가 닳아서 얇아지고 튀어 나와 신경선을 눌러 통증이 온다 진단을 하니, 튀어나온 디스크를 수술로서 잘라내어야 치유가 된다 생각을 할 수밖에는 없는 것인데, 인체의 생리기능 이치로 보면 신경선은 각 가정에 있는 전화선의 기능과 같다. 인체의 기관 중 신경선의 역할은 각 세포가 느끼는 감성 등 통증을 전화선처럼 뇌에 전달해 주고 그 지시를 받아 다시 체세포의 행동을 결정짓는 일을 한다. 이 말은 신경선이 하는 일은 체세포의 감정을 전달해 주는 기능, 전화선 같은 기능만 할뿐, 신경선 자체가 눌린다 해서 신경선에서 통증을 느끼는 것은 아니라는 것이다. 마치 각 가정의 전화선을 누른다 해서 통화가 안 되는 일은 발생하지 않는 이치와 같다.

그럼 허리 통증의 직접 원인 제공은 무엇일까?
허리에 통증을 느끼는 직접적인 원인은 허리 근육세포 사이에 어혈이 쌓이고 이것이 혈관을 막아 피가 못 돌기 때문이다. 피가 못 돈 것이 원인이 되어 산소가 결핍되고, 산소가 결핍되면 허리 근육세포가 질식되어 경직되는데, 몸을 움직이기 위해 경직된 근육세포를 강제로 당기면 그게 파괴되어 통증이 오는 것이다. 이러한 논리가 맞는지 틀리는지는 쉽게 확인할 수 있다. 허리 통증이 심할 때 피가 잘 나올 때까지 6-8-10번의 어혈을 빼주어 보라.

적어도 10명 중에 8명 정도는 허리 통증이 사라진다. 여기서 중요한 점은 사혈로 인하여 허리 통증이 사라진 경우 다시 엑스레이 사진을 찍어보면 여전히 디스크가 튀어 나와 있고 신경선을 누르고 있다. 그럼 디스크가 신경선을 여전히 누르고 있는 상태인데도 허리의 통증이 사라진다는 것은 무엇을 의미하는지 생각해 볼 일이다.

물론 이러한 논리가 모든 경우에 적용되는 것은 아니다. 교통사고나 그 밖의 사고로 인해 골절이 된 경우는 제외된다. 그것 말고는 무거운 물건을 들다가 허리가 뜨끔하며 통증이 계속되는 것이나, 자연 발생적으로 오는 허리 통증은 대부분 치유가 된다.

자연 발생적으로 디스크가 오는 원인을 체계적으로 설명해 보자. 신장이나 간 기능이 떨어지거나 그 밖의 원인에 의해 몸 안에 어혈이 생겼을 때 인체 구조상 대부분 그 어혈은 6번 고혈압혈 위치에 쌓일 가능성이 높다. 어혈이 허리 부분, 6번 고혈압혈 위치에 쌓여 허리의 모세혈관을 50% 이상 막으면, 초기에는 허리가 뻐근한 정도로 느껴지다가 60% 이상 막으면, 피가 돌지 못한 것이 원인이 되어 디스크 사이에 골수가 생산되지 않고, 디스크 판이 마모되어 얇아진다.

이 상태에서 허리에 힘을 잘못 주면 마모되어 얇아진 디스크 판이 이탈되며, 이것이 퇴행성 디스크 이탈이다. 이때 튀어 나온 디스크 판이 신경선을 누르는 것은 사실이다. 그러나 통증을 느끼는 직접적인 원인은 피가 못 돌아 경직되어 있는 근육세포를 강제로 당기니 파괴되는 이치로 통증이 발생한다는 것이다.

그럼 이미 튀어 나온 디스크는 어떻게 할 것이냐 하는 것이 문제다. 가벼운 생각으로 튀어나온 디스크를 지압을 통하여 밀어 넣으면 될 것 아니냐 하는 생각도 할 수 있다.

하지만 디스크가 튀어나온 원인에 들어가 보면 피가 못 돌아 영양 공급이 안되니 뼈 속의 윤활유 역할을 하는 골수가 형성되지 않아 디스크가 마모되었고, 디스크 사이에 골수가 없기에 빽빽해진 것이 원인이 되어 디스크 판이 이탈되었기에, 윤활유 역할을 하는 골수가 생산되지 않는 한 밀어 넣은 디스크 판은 습관적으로 튀어 나올 수 밖에는 없는 것이다.

만약 반복적 지압으로 디스크를 밀어 넣는 행위만 할 경우 디스크 모서리 턱이 마모되어 습관성 탈골만 유발시키는 원인 제공이 된다.

심천사혈요법으로 어혈만 빼주면 디스크 판정을 받은 환자나 허리 통증으로 10~20년 고생한 환자라도 10명 중 8명 정도는 말끔히 치유가 된다. 인체의 생리 구조상 쉽게 재발도 하지 않게 되어 있다. 다만, 허리 통증이 오래된 사람일수록 어혈을 빼는데 시간이 다소 오래 걸리긴 하지만 맑은 피가 나올 때까지 사혈을 해주고도 허리 통증이 낫지 않는 경우는 극히 드물다.

디스크가 닳아서 완전히 변형이 된 경우는 안 되지만 심하지 않은 경우에는 사혈을 해주면 저절로 들어간다. 그 이치가 무엇 일까? 가운데 천이 있고 가장자리에는 스프링이 일정한 힘으로 당기고 있는 어린 아이들의 놀이기구를 연상해 보자. 어린 아이들이 아무리 천 위에서 뛰고 놀아도 천의 위치는 항상 팽팽하게 유지되고 있다. 놀이 기구의 천이 왜 항상 그 자리에서 멈출까요? 이유는 천 주변을 당기는 스프링의 힘이 일정하기 때문이다.

이처럼 디스크 판 가에는 디스크 판을 일정한 힘으로 당겨 주는 힘줄이 있다. 이 힘줄이 일정한 힘으로 당기고 있다면 허리를 아무리 움직여도 디스크는 항상 그 위치에 있을 것이다. 그런데 한쪽은 어혈이 혈관을 막아 강하게, 한쪽은 피가 잘 돌아 유연하여 약하게 당기면 어떻게 될까요? 강하게 당기는 반대쪽이 마모되다가 얇아져 있을 때 힘을 잘못 주면 빠져 나오고 만다. 이 것이 퇴행성 디스크 이탈이다.

그럼 왜 양쪽이 당기는 힘이 일정하지 못했을까요?
한마디로 피의 흐름 차이 때문이다. 피가 잘 도는 쪽은 힘줄이 유연하고 피가 못 도는 쪽은 경직되어 당기는 힘이 강하니, 강한 쪽으로 디스크 판이 끌려가는게 당연한 것이다. 드물게는 허리가 S자로 휘는 경우도 있다. 허리가 휘는 경우도 마찬가지다.

이제 양쪽이 같은 힘으로 당기게 하려면 어떻게 해야 하는지 알아보자. 당연히 양쪽에 피의 흐름을 같게 해주면 될 것이다. 막힌 쪽의 어혈을 뽑아 주면 양쪽으로 당기는 힘이 균일하니, 균일한 힘으로 당기고 있는 상태에서 일상생활로 인하여 반복적으로 허리를 움직여 주면 서서히 원 위치로 디스크가 끌려 들어가는 것은 당연한 결과인 것이다. 만약 허리가 S자로 휜 사람이 있다면 실험삼아 사혈을 해보세요.

활처럼 휜 안쪽은 어혈이 적은데, 바깥쪽은 어혈이 많을 것이며 어혈을 뽑아주면 허리는 저절로 앞의 이치에 의해 바로 잡힐 것이다. 혈관을 막고 있는 어혈을 뽑아주면 피가 잘 도는 것은 당연한 것이고 양쪽이 같은 힘으로 디스크를 당겨 준다면 척추 뼈가 바로서는 결과도 당연한 결과인 것이다. 이러한 인체의 생리 이치를 무시하고 허리가 S자로 휘어졌다고 허리를 잡아주는 부목을 대고, 디스크가 튀어나와 신경선을 누른다고 튀어나온 디스크를 수술로 잘라내는데 이러한 치료 행위의 결과로 모세혈관 속의 어혈을 소멸시켜 피를 잘 돌게 하여 주는 기능이 있는지를 생각해 본다면, 현대 과학의술이 눈으로 본 한 단면만을 끊어서 본 시각만으로 치유의 방법을 키워왔다는 것이 보일 것이다.

강의를 하다보면 답답한 질문을 받는 경우가 많다. 허리 통증과 다리 통증, 어깨 통증이 다른 것으로 아는 분이 많다. 인체의 모든 근육통의 원인이 같다. 모두가 어혈로 인해 피가 못 돌면 근육이 경직된다. 경직된 근육을 강제로 당겨 근육이 파괴되는 이치로 통증이 온다. 누누이 설명했

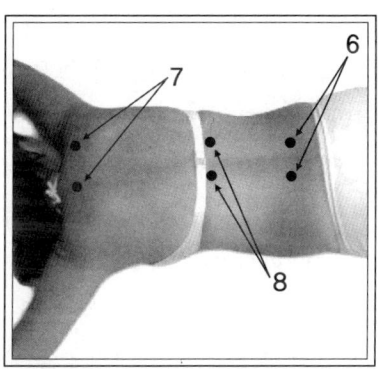

6. 고혈압혈 8. 신간혈

던 말이다. 다만 통증의 위치가 다른 차이가 있다면, 어혈이 어느 곳의 혈관을 막고 있느냐 하는 차이점 뿐이다.

지금도 병원에서는 사혈을 하면 큰일이나 날 것처럼 굴며 못하게 막는 경우가 많이 있다. 의사가 한 입으로 하는 말 치고는 너

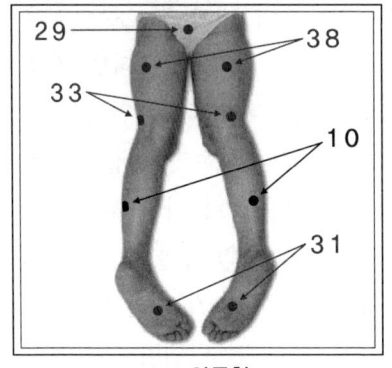
10. 알통혈

무도 어처구니가 없다. 피는 계속 생산이 되고 주기적으로 바뀌므로 오히려 헌혈이 건강에 좋다며 헌혈을 강조하지 않는가? 그런데도 사혈을 하면 큰일이 날 것처럼 말하는 이유는 무엇일까?

 헌혈을 하기 위해서 뽑는 피는 혈관을 따라 도는 정상적 생혈이고, 필자가 뽑아내야 한다고 주장하는 피는 모세혈관에 쌓여 움직이지 않는 피, 즉 죽은 피를 말하는 것이다. 의사의 말대로라면 생혈은 빼도 괜찮고, 모세혈관을 막아 피를 못 돌게 하는 장애 요인, 어혈은 빼면 안 된다는 말이 된다. 모세혈관을 하수도라 가정을 하면, 물이 내려가지 않는다고 하수도관을 청소하는데 찌꺼기는 치우지 말라는 말과 다를 바가 없다. 각설하고, 허리 통증의 환자 대부분은 6-10번을 사혈해주면 치유가 되는데 심한 경우는 8번 신간혈을 추가 사혈하면 된다.

두 번째 강의

고혈압과 저혈압

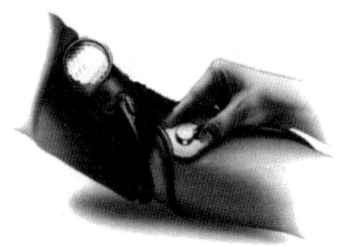

　현대인들은 고혈압과 저혈압을 치유가 어려운 병으로 분류를 하고 만성병으로 치유가 불가능한 증세로 인식되어 있다. 이렇게 인식된 원인은 질병을 보는 시각이 잘못되어 있기 때문이다.
　고혈압과 저혈압이 왜 발생을 하는지 근본적 원인 제공을 올바르게 알고 있다면 고혈압과 저혈압은 두려워할 병이 못된다. 인체의 생명 이치를, 한 장기가 고장이 나면 연쇄적 합병증이 발생하는 유기적 연결고리로 보는 시각만 가져도, 신장과 간 기능 저하의 합병증으로 어혈이 생겼는데 그 어혈이 6번 고혈압혈 위치에 쌓이면 고혈압이 되고, 5번 협심증혈 위치에 쌓이면 저혈압이 된다는 답은 쉽게 나온다.
　다만 신장과 간 기능이 떨어진 정도 차이가 피의 탁도를 결정하고 피의 탁도 정도에 따라 부수적으로 일어나는 합병증이 얼마나 동반을 하느냐 하는 정도가 합쳐질 뿐이다.
　문제는 현대의학이 처음부터 인체의 생리이치를 필자와 같은 시각으로 접근을 하여 고혈압과 저혈압이 초기에 발생하였을 때에, 고혈압은 6번 고혈압혈 사혈, 저혈압은 5번 협심증혈을 사혈하여 치유를 하였더라면 그 즉시 치유가 가능했지만, 인체를 보는 시각이 잘못되어 잘못된 방법으로 치유를 하니 치유를 목적으로 사용한 약들이 신장과 간 기능을 더 악화시키므로 피가 더욱 혼탁해진 상태에서, 혼탁해진 혈액을 성분으로 검사를 하고 약물만으로 치유를 한다는 발상으로 투여한 약들이 갈수록 피를 혼탁하게 하고 신장과 간의 기능을 떨어뜨리니 갈수록 증세는 악화되고, 치유가 되지 않으니 만성병이다 유전적 증세다 하는 생각으로 고정 관념화 되었을 뿐이다.

먼저 고혈압이 오는 경위부터 살펴보자.

고혈압의 주범도 원인을 파고들면 신장 기능의 저하에서 부터 출발된다. 인체의 생리이치를 보면 신장 기능이 떨어지면 혈액 속에 요산이 많아지는데, 신장이 요산을 걸러 배출을 못하면 갈수록 요산 수치가 높아져 간의 해독 기능은 필연적으로 떨어질 수 밖에는 없다. 신장 기능 저하가 혈액 속의 산소 부족을 오게하고, 고 농도의 요산, 산소 부족은 간 체세포의 소화 능력을 떨어뜨려 간 기능이 떨어지면 혈액은 급속히 혼탁해져 독소가 많아지고, 피 속에 산소 함유량은 급속히 떨어진다. 이렇게 되면 혈액 속에 사는 백혈구가 약한 놈 순서로 죽어 혈관을 막는 주범인 어혈이 된다.

이러면 피의 혼탁, 산소 부족은 몸 전체의 세포들을 소화불량 세포로 만들면 장을 통해 흡수된 영양분이 에너지로 승화되지 못하고 몸속에 축적되어 고지혈증 상태가 된다. 이러한 혈액 속 환경은 산소 부족을 가속화시키고, 이때 자각증세는 만성 피로를 느끼게 하여 몸을 무겁게 하니, 움직임이 줄어 영양분 소모 능력을 떨어뜨리면, 체세포가 먹어 치우지 못한 영양분들은 시간이 갈수록 고농도로 축적되어 걸쭉하게 만든다. 이때의 증세를 현대의학은 고지혈증이라 진단한다. 이러면 걸쭉해진 혈액이 모세혈관을 막아 피의 흐름을 둔화시키는 악순환이 반복된다.

이때의 증세는 일차적으로 만성피로, 비만을 불러온다. 살이 찐다기 보다는 붓는다는 표현이 더 어울릴 것이다.

이러한 원인에 의해 걸쭉해진 혈전(어혈) 콜레스테롤이 6번 고혈압혈 위치에 쌓이면 고혈압, 5번 협심증혈 위치에 쌓이면 저혈압, 협심증, 32번 기관지혈 위치에 쌓이면 해소 천식하는 식으로 어혈이 어느 위치의 모세혈관을 막느냐에 따라 질병의 이름이 달라질 뿐이다.

필자는 이러한 시각으로 질병을 진단하니 고혈압과 저혈압의 원인은 같다 표현을 하는 것이다. 어떠한 증세이든지 초기 증세에서는 치유가 쉽다. 만약 현대의학이 기존의 고정관념을 바꾸어 고혈압과 저혈압 초기에 심천생리학으로 치유를 한다면 치유는 간단히 끝난다.

이때만 해도 치유는 간단하다. 고혈압 치유는 2-3-6-8번 기본 사혈을 할 동안 이미 치유는 끝나 있고, 저혈압 치유는 2-3-6-8을 사혈한 다음 5번 협심증혈만 사혈을 해주면 치유가 되어 있을 것이다.

그런데 안타깝게도 고혈압 증세를 치유한다고 마취 기능의 고혈압약을 장복하면, 마취 기능의 부작용으로 신장, 간장, 췌장의 기능이 떨어져 사혈요법으로도 고치기 어려운 상황을 맞게 된다. 이 단계는 류마티스 관절염, 골다공증, 당뇨, 협심증 증세까지 동반하는 예가 많은데 여기까지 증세가 진행되었다면 이미 오장의 기능이 양약의 부작용으로 망가져 있기에 갈수록 신장과 간을 비롯한 장기를 망가트리는 약의 힘이라도 빌리지 않으면 생명을 지탱하기 어려운 상황이 된다.

왜냐, 장기가 못하는 일을 약의 힘이라도 빌려야 당장은 생명을 유지할 수 있기 때문이다.

몸의 상태가 이 정도로 망가져 있는 상태에서는 이미 조혈기능까지 망가져 있기에 심천사혈요법으로 치유를 하기에도 때가 늦은 경우가 많다.

이 지경이 되어 나를 찾아오면 얼굴을 보는 순간 화가 치민다. 얼굴을 보는 순간 피의 탁도, 신장과 간의 망가진 정도를 알아내기 때문이다.

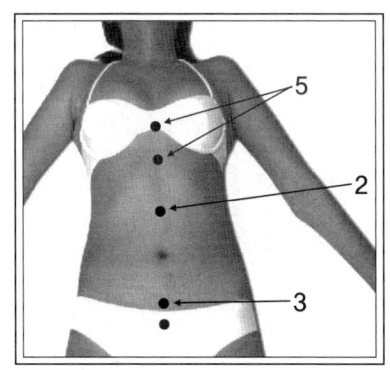

2. 위장혈 3. 뿌리혈

초기 고혈압 단계에서 사혈만 해주면 간단히 치유가 되는 것을 약에 의존하다 악화될 대로 악화된 것을 보면 가슴이 답답해진다. 우리가 꼭 알고 넘어갈 것은 양약은 치유 기능의 약이 아니라는 점이다. 약은 장기의 기능 저하로 이차적으로 나타난 증세로 특정 성분이 부족한 경우 보충해 주는 기능, 넘치는 것은 녹이거나 해독을 해주는 임시 응급 기능만 있을 뿐이지, 기능이 떨어진 장기를 원상 회복시키는 기능은 약을 만들 때부터 전혀 없다는 것을 명심하라는 것이다.

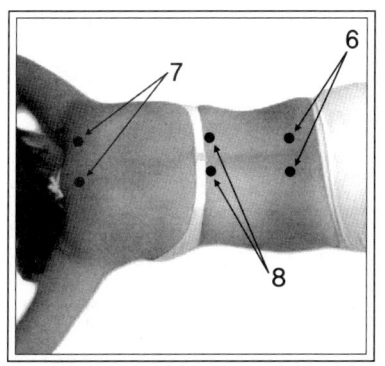

6. 고혈압혈 8. 신간혈

하지만 심천사혈요법은 다르다. 치유의 시술 방법만을 보면 단순하지만 그 속에는 인체의 생명 생리이치를 제대로 이해하고, 각 장기의 기능이 떨어진 원인 자체를 근본적으로 제거해 줌으로써, 본래 장기 기능 자체를 원상 회복시키려는 데서 출발했다. 단순히 응급치료가 아니고 원래의 기능을 재생시키는 의술이라는 점이다.

그러면 사혈로 어떻게 고혈압, 저혈압이 치유되는지 설명해 볼까요?

고혈압, 말 그대로 혈관의 피가 압력이 높은 것이 고혈압이다. 혈관을 고무호스라 하고 양수기로 물을 뿜는다고 가정을 해보자. 고무호스 앞 어딘가가 막히지 않아도 호스의 중간 압력이 높을 수 있을까요?

호스의 중간이 막혀서 압력이 높아졌다면 막힌 쪽을 뚫어 주는 것이 올바른 치유법이 된다. 6번 고혈압혈 위치가 막힌 것이니 혈관을 막고 있는 어혈을 뽑아주면 혈관이 열리고, 혈관이 열리면 피가 순조롭게 도니 피의 압력이 떨어지는 것은 당연한 결과다. 단순 어혈성 고혈압은 대부분 2-3-6번 혈을 사혈해주면 치유된다.

　본태성 고혈압의 경우는 신장과 간 기능 저하로 혈액 속의 요산 수치가 높아진 합병증으로 혈액 속의 산소 함유량이 적으니 심장이 산소 공급을 위하여 빨리 뛰기 때문에 피의 압력이 높아진 것이다. 이렇다면 혈액 속의 요산을 해독시키며 신장 기능을 회복시켜 주어서 산소 함유량을 높여 주어 심장 스스로 천천히 뛰게 혈관 속 피의 압력을 떨어트려 주는 것이 상식적인 치유법이 된다. 그 방법이 요산해독제를 섭취시키면서 2-3-6-8번 혈을 사혈해주는 방법이다. 본태성 고혈압의 경우는 사혈을 끝낸 후 약 3개월 정도 지난 다음 헤모글로빈 수치가 11 정도 보충이 된 다음 혈압이 떨어진다. 그 이유는 사혈로 인하여 헤모글로빈 수치가 떨어질 경우 산소 운반 능력이 떨어지기 때문이다.

　또 심장이 피를 뿜어내는 힘이 약해진 것이 저혈압이다. 심장을 구성하고 있는 세포도 살아 있는 생명체다. 심장도 산소 공급이 이루어지지 않으면 힘있게 펌프질을 못한다.
　폐 쪽을 거쳐 심장 쪽으로 들어가는 혈관이 막혀, 심장 자체에 혈액이 적게 들어가는 것이 원인이 되어 심장이 산소 부족으로 힘있게 뛰어주지 못한 것이 저혈압의 원인이다. 저혈압의 원인은 이렇게 발생하기에 심장 자체로 들어가는 혈관을 담당하는 혈 5번 협심증혈을 사혈해주면 폐에서 산소를 함유한 혈액이 심장 자체로 충분히 유입되기에 심장이 다시 힘을 내서 뛰니 혈압이 정상으로 돌아오는 것이다. 사혈의 순서는 2-3-6-8번 혈을 조혈에 필요한 조치, 주의점을 잘 지키며 사혈을 끝낸 다음 5번 협심증혈을 사혈해주면 된다.

만약 낮은 혈압, 즉 정맥에서 심장으로 들어가는 쪽 혈관이 막혀 정맥의 혈압이 낮을 경우는 30번 급체혈을 추가로 사혈해 주면 정상으로 돌아온다. 낮은 혈압의 경우 30번 급체혈을 사혈해 주었을 때 치유가 되는 이치는 간단하다.

5번 협심증혈은 심장을 거쳐 나가는 쪽 혈을 담당하는 혈이고, 30번 급체혈은 심장으로 들어가는 쪽 혈관을 열어 줄 수 있는 혈이기 때문이다. 인체의 생리이치만 제대로 이해하면 고혈압, 저혈압, 높은 혈압, 낮은 혈압 어떠한 경우도 사혈의 위치만 변경하여 주는 방법으로 치유가 가능한 것이다.

하지만 현대의학은 인체의 생리 구조를 유기적 연결고리로 보지 않기에, 성분학적 한 단면만 끊어서 보기에 심장이 빨리 뛰어 피의 압력이 높다며 심장을 천천히 뛰도록 신경안정제(마취제), 고혈압 약을 쓴다. 약의 마취 기능으로 심장이 마취되어 천천히 뛰어주니 약을 먹고 마취 기간은 혈압이 떨어지지만 마취 기능이 풀어지면 심장은 또 빨리 뛰니, 혈압이 또 오르고 또 약 먹이고, 죽을 때까지 약을 먹으라는 말이나 다를 게 없다.

인간의 육신도 자연의 일부다. 자연이 무질서해 보이지만 그 속을 보면 일정한 룰에 의해 규칙적으로 모였다 흩어지고를 반복하며 순환, 진화한다. 영원한 순환의 법과, 적응적진화의 법으로 이어져 돈다는 것이다.

  이러한 순환의 이치가 자연의 섭리이고, 이치, 논리, 상식이다. 인체의 생리 고리를 유기적 생명 연결고리, 먹이사슬 연결고리로 볼 줄만 알아도 한 장기가 기능이 떨어지면 연쇄적 합병증이 발생한다는 것은 상식이 되는데 과학의술 속에는 이렇게 단순한 생명의 이치마저 없다. 어떠한 의술도 상식적으로 이해가 안 되는 의술은 부작용만 따른다. 올바른 의술은 신비나 기적이란 단어를 쓸 수가 없다. 상식적 이치로 이해가 가는 의술이 올바른 의술이다.

세 번째 강의

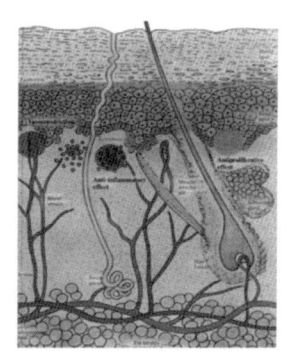

피부과 질환

피부과 질환의 종류는 아주 많다. 뾰루지, 종기, 습진, 무좀, 부스럼 종류, 백선, 통풍성 염증, 검버섯, 그밖에 여러 종류가 많이 있다. 어떠한 종류의 피부과 질환도 그 원인은 하나로 오장의 장기 중 한 두 장기의 기능이 떨어진 합병증에 불과하다.

그 중 대표적인 장기가 신장과 간이다. 신장과 간 기능이 떨어지면 피부과 질환의 원인이 된다. 신장 기능 저하는 혈액 속 요산 수치를 높게 하고, 간 기능 저하는 GOT, GPT 등 크레아틴 수치를 높게 하여 어혈이 만들어지면 그 어혈이 혈관을 막아 피가 못 도는 만큼 연쇄적 합병증으로 피부병 등을 만들어 나간다.

하지만 이 똑같은 원인 결과의 증세를 두고도 서양의학의 성분학 기준과 동양철학의 논리 의술과는 치유의 접근부터 다르다.

양의학적 접근은 아주 공격적이다. 피부과 질환을 일으키는 세균의 종류가 무엇이냐를 밝혀 그놈이 잘 죽는 항생제를 개발하여 몸에 바르거나 직접 투여하는 방식으로 치유법을 찾는다.

하지만 필자의 접근방법은 생명의 이치를 더듬어 왜 몸을 지키는 백혈구가 침입균을 못 물리쳤는가 하는 데서 원인을 찾고, 그 원인을 없애 줌으로써 백혈구 스스로 모든 침입 세균을 물리칠 수 있도록 근본 치유를 하려한다.

먼저 현대 서양의학이 추구하는 항생제 치유법이 무엇인지 부터 살펴보자.

항생제 투여 목적은 침입 세균을 살충, 죽이려는 발상인데, 자연계에의 5만 종류나 되는 세균이 존재한다는 사실에 비추어 보면 각 세균의 종류마다 약을 만들어 내야 한다는 얘기가 된다. 한 종류의 항생제를 만들어 내는데 약 7-10년 정도의 시간이 소요된다.

하지만 이렇게 만들어진 항생제도 침입한 세균을 죽이는 기능만 있지 백혈구가 무기력해진 원인을 치유하는 기능은 없다, 오히려 무기력해진 백혈구를 더 무기력하게 만드는 기능만 있고, 가려움증을 치유한다며 복용시킨 신경안정제는 신장과 간 기능만 더 망가뜨려 혈액 속 요산 수치를 높게 하여 그 요산이 피부를 녹임으로서 피부 짓무름 상태만 심화시킨다.

여기에 항생제와 신경안정제의 마취기능에 의해 신장과 간의 기능이 더 떨어지면 몸을 지키는 백혈구는 산소 부족에 의해 갈수록 무기력해지고, 백혈구가 무기력해진 것이 원인이 되어 새롭게 침입해 들어오는 세균의 종류는 많아지는데, 백혈구가 무기력해진 원인은 모른 채, 새로운 종류의 세균이 침입할 때마다 또다시 7-10년 걸려 약을 만들어 내야 한다니 이게 얼마나 현실성이 있는가 하는 것이다. 이것이 세계의 그 많은 석학들이 의술을 연구하면서도 아직까지 피부과 질환 하나 속 시원히 치유를 못하고 있는 원인이다.

그럼 백혈구가 왜 무기력해져서 침입 세균을 물리치지 못하였나 하는 원인을 살펴보자.

자연계에 살고 있는 미생물은 크게 두 종류로 분류가 된다. 한 종류는 퇴비 속이나 정화조 내에서 사는 것과 같이 질소 가스가 풍부해야 활동을 왕성하게 할 수 있는 종류가 있고. 또 한 종류는 인체 내의 백혈구처럼 산소가 풍부해야 활동을 왕성하게 할 수 있는 종류가 있다. 이러한 생명 이치를 연계하여 풀어보면, 인체 내의 장기 중 신장 기능이 떨어지면 일차적 혈액 속 요산의 함유량이 높아진다.

요산과다는 질소 가스의 함유량을 높게 하고, 상대적으로 산소의 함유량은 낮아지게 한다. 이러한 혈액 속의 환경변화는 침입 세균의 활동은 왕성하게 할 수 있는 조건이 되게 하는 반면, 몸을 지키는 백혈구는 산소 부족으로 무기력하게 한다. 이러한 원인에 의해 백혈구가 무기력해져 있는 상태에서 각종 세균들이 피부에 자리를 잡은 것이 피부병의 시작이다. 각종 피부병을 이러한 시각에서 접근을 하였더라면 상식에 맞는 치유법은 신장과 간 기능을 먼저 회복시키는 방법이어야 했다. 신장과 간 기능을 회복시키므로 혈액 속의 요산의 함유량을 떨어뜨리면 혈액 속의 산소 함유량이 많아지고, 백혈구의 활동력을 높여주어서 스스로 침입 세균을 잡아먹게 하고, 혈액 속 요산 저하는 피부 짓무름을 중단하게 하니 피부병은 저절로 치유가 되는 것이다.

주 사혈점은 2-3-6-8번 혈인데 어떠한 피부병도 2-3-6-8번 혈을 사혈해주면 80% 정도 치유가 가능하다. 2-3-6-8번 혈 점은 위, 소장, 신장, 간장이 치유되는 사혈점이라서 위에 나열된 장기 기능 저하로 생긴 모든 피부병은 저절로 치유가 된다. 부분적으로 종기나 뾰루지가 없어지지 않을 때는 환부를 직접 사혈해주면 치유가 된다. 부분적으로 염증이 자리를 잡고 있는 곳은 어혈이 혈관을 막아서 백혈구가 접근을 할 수 없기 때문인데, 어혈을 뽑아주어 혈관이 열리면 그 길로 백혈구가 들어와서 침입 세균을 잡아먹게 된다. 인체 내 어느 부위의 염증이든 마찬가지다. 신장과 간 기능을 회복시켜 피를 맑게 하여 몸을 지키는 백혈구가 강군이 되게 해주고 염증이 있는 곳까지 혈관을 열어주어 유도해 주면 백혈구가 알아서 잡아먹으니 세균성 염증질환은 치유가 되는 것이 상식이다.

백선 원반증만을 따로 설명을 해보자.
백선 원반증은 장 기능과 신장 기능이 동시에 떨어진 합병증의 결과다. 신장 기능 저하로 요산의 함유량이 많아지면 요산은 피부를 보호하는 호르몬을 분해하는 기능을 하는데. 혈액 속 요산 수치는 어혈이 모세혈관을 막아 피의 유속이 느린만큼 높게 하고, 요산이 피부를 보호하는 호르몬을 녹이는 위치부터 백선 원반증이 생기고, 그 상태에서 요산 수치가 더 높아지면 홍선 원반증이 된다. 하지만 이 역시 2-3-6-8번 혈을 사혈해주면 위장, 소장, 간장, 신장 기능이 동시에 회복되니 앞의 사혈점을 사혈하고도 치유가 안 되는 피부병은 거의 없다.
여기에 인체의 모든 세포는 45일 주기로 바뀐다는 이론을 접목시키면 기미, 검버섯, 주근깨, 굳은살, 검은 피부까지도 없어지지 않으면 잘못된 것이 된다. 왜냐, 수명이 다한 세포는 떨어져 나가고 새로이 분열된 세포가 자리를 잡기 때문이다.
심천사혈요법으로는 인체의 어떠한 피부과 질환도 앞의 논리에 의해서 치유가 되며, 제대로만 사혈을 해준다면 온몸이 뱀이 허물을 벗듯, 백옥처럼 깨끗한 피부를 만들 수 있을 것이다.

네 번째 강의

각종 두통, 탈모, 비듬

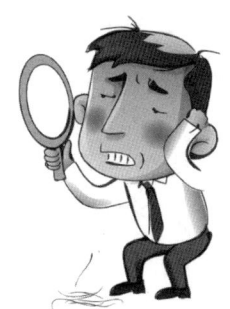

환자를 오래 치유하다 보니 별의별 두통을 다 접하게 된다.

머리를 짓누르는 두통, 편두통, 골이 쏟아질 듯 오는 두통, 신경만 쓰면 오는 두통, 음주 후 오는 두통, 공부만 하려면 오는 두통, 열이 나면서 오는 두통, 열은 없으면서 오는 두통, 머릿속이 안개가 낀 듯 오는 두통, 눈알이 빠지는 듯 오는 두통 등이 있다.

여기에 이러한 증세를 가지고 있는 사람 대부분은 비듬, 개기름 등이 심하다. 이러한 증세들을 따로 따로 설명하면 중복되는 게 많고, 내용은 많아도 치유법은 비슷하니 세 가지 정도로 나누어 설명을 해보자. 여기서 뇌종양과 뇌암으로 오는 두통은 제외된다.

어떠한 종류의 두통도 두통의 직접 원인은 뇌 속의 산소 부족이다. 차이점이 있다면,

1. 뇌 쪽만 피가 못 돌아 산소 부족이 되었느냐,
2. 신장 기능 저하로 몸 전체의 산소 부족이 된 것이 원인이냐,
3. 상체 쪽으로 피가 몰려 뇌 속 피의 압력이 높아져 피가 못 돌아 산소 부족이 되었느냐, 하는 차이점 뿐이다.

오늘은 어떠한 두통이든 사혈만 해주면 왜 치유가 되는가 하는 치유의 이치를 설명해 보자.

1. 뇌 쪽만 피가 못 돌아 산소 부족이 된 경우 : 장기는 이상이 없고, 어혈이 뇌 쪽으로 흐르는 혈관을 막아 오는 두통은 1번 두통혈만 사혈해도 90% 이상 치유가 된다. 어혈을 뽑아주면 혈관이 열리고 혈관이 열리면 피가 잘 도는데, 산소는 피와 혼합되어 공급되기에 피가 잘 돌면 뇌 속의 산소 부족은 저절로 해결된다.

2. 몸 전체에 산소 부족이 원인이 된 경우 : 호흡기를 통해 들어온 산소가 피와 잘 혼합이 되려면 조건이 있다. 피가 깨끗해야 된다는 점이다. 만성두통 환자 대부분은 신장 기능이 떨어져 혈액 속에 요산 수치가 높은 것이 원인이 되어 혈액 속 전반적 산소 함유량이 부족한 사람이다. 인체 내의 장기 중 피의 맑기를 결정하는 주요 장기는 신장과 간이다.

그런데 신장과 간 기능이 떨어진 원인에 들어가 보면 그 역시 신장 쪽으로 들어가는 혈관이 막히거나 좁아진 것이 원인이 된다. 이때 8번 신간혈을 사혈해주면 신장과 간 쪽으로 피의 흐름이 원활해지고, 피가 잘 돌면 간에서는 조혈기능과 해독기능이 활성화되고, 신장도 조혈기능과 이뇨기능이 원활해져 혈액 속 요산을 걸러 배출하는 기능이 살아나면 피가 맑아지고, 피가 맑아지면 호흡기를 통해 들어온 산소와 혼합이 잘 이루어져 몸속에 산소가 풍부해지니, 만성두통도 치유가 되는 것은 당연하다.

3. 상체 쪽으로 피가 몰려 뇌 속 피의 압력이 높아져 두통이 오는 경우 : 대부분 고혈압이나 저혈압 증세가 있는 분에게 잘 오는 증세다. 고혈압의 원인도 하체 쪽으로 내려갈 피가 상체 쪽으로 몰려서 오는 증세이고, 뇌에 피의 압력이 높아진 직접적인 원인도 하체 쪽으로 내려갈 피가 상체 쪽으로 몰려서 나타난 현상이다.

그럼 하체 쪽으로 피가 왜 못 내려가느냐 하는 것이 원인이 된다. 이것은 6번 고혈압혈 위치에 어혈이 쌓여 하체 쪽으로 내려가는 혈관을 막아서 나타난 현상이다. 혈관을 막고 있는 주범, 어혈을 뽑아주면 혈관이 열리고, 상체의 혈액이 아래로 잘 도니 상체의 피의 압력이 떨어지는 것 역시 당연한 결과다.

이러한 논리로 뇌암, 뇌종양이 아닌 이상 어떠한 만성적인 두통도 심천사혈요법으로 치유가 안 되는 경우는 거의 없다. 아무리 겸손히 말한다 해도 두통 치유의 성공률은 90% 이상이다.

만약 두통이 오면서 안압으로 눈알이 빠질 듯 통증이 온다면 사혈 순서를 6번 고혈압혈, 1번 두통혈, 20번 시력혈을 사혈해 주면 두통도, 안압의 통증도 동시에 치유가 된다.

제가 지금 하는 말을 전혀 이해하지 못해도 기존 사혈의 순서인 2-3-6-8번을 사혈을 끝내고 난 다음 1번 두통혈만 사혈해 주면 어떠한 만성적 두통도 치유가 될 뿐 아니라 덤으로 고혈압, 각종 위장병, 만성피로, 비듬, 탈모증, 모발의 윤기까지 좋아질 것이다.

어떤가. 사혈요법도 한번 도전해 볼 만 하지 않은가? 심천사혈요법의 취지는 하수도관의 찌꺼기를 빼내 혈관을 대청소하는 것이라고 생각하면 된다.

시간이 조금 남았으니 탈모증과 비듬에 관한 설명을 해보자. 머리가 빠지는 증세를 탈모증이라 하는데 머리가 빠지는 원인도 알고 보면 어혈과 관계가 있다.

신장 기능이 떨어져 있는 상태에서 1번 두통혈을 어혈이 막으면 그곳은 요산의 농도가 급격히 높아진다. 이러한 요산이 모근을 녹여 약화시키고 그나마 혈액 속에 있던 영양분을 산화, 녹여 없애면 머리는 모근이 녹고 영양 공급이 이루어지지 않은 것이 원인이 되어, 초기에는 모발의 영양 부족으로 가늘어지고 노

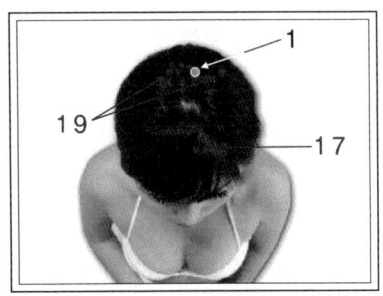

1. 두통혈

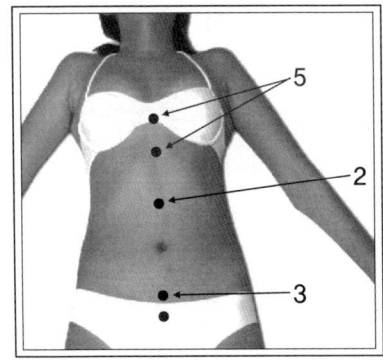

2. 위장혈 3. 뿌리혈

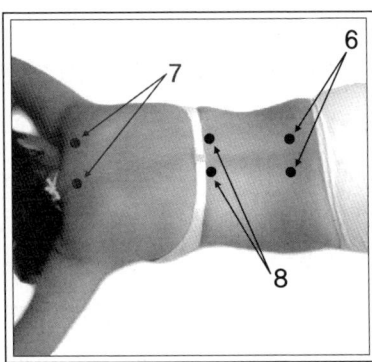

6. 고혈압혈 8. 신간혈

란 빛을 띠기 시작하다가 서서히 빠져 탈모가 된다. 탈모증이 이러한 생명의 이치로 진행된다면 두피에 요산 수치를 떨어뜨려 주고 핏길을 열어 주어 영양 공급을 해주는 것이 탈모증 치유가 되는 것이다.

이때 1번 두통혈을 막고 있는 어혈을 빼주면 피가 잘 돌아 영양 공급이 원활해지고 요산 수치가 떨어지니. 탈모증세로 빠지던 머리는 중단되고 잘 자랄 뿐만 아니라 머리숱도 많아진다. 인체의 생리이치를 모르는 시각으로 보면 어떻게 1번 두통혈을 사혈해주면 두피의 요산 수치가 떨어지느냐 하는 의문이 생길 것이다.

그 숨은 비결은 산소에 있다. 체세포들이 혈관을 통해 공급받은 영양분을 소화시키려면 산소는 필연이다. 자동차 엔진에 들어가는 산소 구멍을 막으면 엔진은 산소 부족에 의한 불완전 연소된 매연이 많이 나올 것이다. 인체의 체세포도 마찬가지다. 체세포가 영양분을 소화시키는 과정에서 산소 부족이 되면 곧바로 소화 능력이 더 떨어져 완전히 소화시키지 못한 배설물 속에는 자동차 매연처럼 평소보다 더 많은 불완전 연소 요산을 많이 배출한다.

어혈이 혈관을 막으면 이러한 요산까지 빠져 나가지 않고 그곳에 누적되는데, 사혈을 해주면 이 두 가지 현상이 동시에 해결된다.
비듬은 사람을 상당히 귀찮게 한다. 이러한 비듬은 왜 생길까요? 두피에 피의 흐름이 원활하지 못하면 두피 세포에 산소가 부족해진다. 산소 부족은 두피 세포들을 소화불량 세포로 만드는데 이렇게 되면 두피세포는 소화시키지 못한 자양분을 모공을 통해 밖으로 내보내고 이것이 말라붙으면 비듬이 되는 것이다. 이 역시 1번 두통혈을 사혈해주면 피가 돌고 산소 공급이 이루어지기에 저절로 치유가 된다.

얼굴, 머리의 개기름도 마찬가지 이유에서 생긴다. 체세포가 산소 부족으로 소화시키지 못한 영영분과 체세포가 수명을 다하여 녹은 지방, 단백질이 모공을 통해 다량으로 밀려 나와 말라 붙기 전 상태가 개기름이다. 이 증세 역시도 사혈을 해주어 피가 잘 돌고 산소 공급이 이루어지면 체세포의 소화 능력이 향상되며 혈액을 통해 공급된 자양분을 에너지로 승화시켜 소모시키니 굳이 모공을 통해 밖으로 내보낼 이유가 없어지는 것이기에 저절로 치유가 되는 것이다. 현대의학은 이러한 상태를 지루성 피부, 습성이라고 하고 체질적 유전이라 진단하고 치유 불가능한 증세로 분류한다.

심천사혈요법이 시술을 하는 방법은 단순해도 그 속에는 이러한 논리적 생명의 이치가 숨어 있기에 치유 효능이 높은 것이다.

다섯 번째 강의

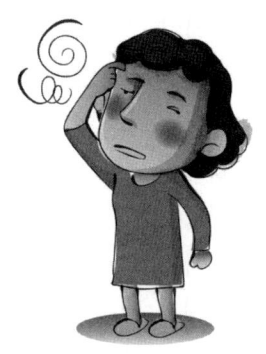

악성 빈혈성 두통

악성 빈혈성 두통하면 혈액 속에 헤모글로빈 수치가 낮은 경우, 쉽게 표현하면 혈액 속 적혈구의 숫자가 부족한 것이 원인이 되어 폐에서 산소 흡수, 운반 능력이 떨어진 합병증으로 전반적 핏속의 산소 부족이 되어 있는 상태에서 뇌 쪽으로 들어가는 혈관이나 뇌를 거쳐 나가는 쪽 혈관이 막혀 혈류가 적게 들어가는 것이 원인이 되어 뇌세포가 산소 부족으로 질식 상태에서 느끼는 현상이 악성 빈혈성 두통이다.

이런 환자를 치유할 때마다 사혈을 해야 치유가 될 수 있다는 이해를 구하는 것이 더 어렵다. 피가 부족한데 피를 빼면 더 부족할 것이 아니냐 하는 걱정이 앞서기 때문이다. 여기에다 피를 빼면 큰일 난다는 의사의 말 한마디에 환자의 마음이 흔들려 치유를 중단하려는 경우를 접하면 마음이 답답해진다.

물론 진리가 없는 단순한 시각으로 보면 피가 부족해서 빈혈이 왔으니까 피를 빼면 더 부족해진다는 말에 쉽게 마음이 흔들릴 수도 있다. 하지만 신장 기능 저하로 혈액 속 요산 수치가 높아졌고 그 높아진 요산이 장에서 흡수한 영양분을 산화, 녹여 버렸기에 헤모글로빈 수치가 떨어지고 혈액 속 영양분 부족이 되어 악성 빈혈이 되었다는 사실만 알아도 의사의 입으로 가볍게 사혈을 하면 큰일 난다는 말은 하지 못 하였을 것이다. 우리 인체의 생리 구조를 제대로 이해를 한 경우 심천생리학이 아닌, 현대의학적 사고만으로 악성 빈혈성 투통 환자를 재발하지 않게 고칠 수 있느냐 하는 질문에 자신있게 고칠 수 있다 장담을 할 의사가 몇이나 될까? 필자의 시각을 기준하면 세계 과학자들이 다모여 양의학적 의료 기술만으로, 악성 빈혈성 두통 환자를 치유하라면 각종 철분제, 양약 복용법으로 약을 먹는 동안 임시적 치유 효능은 보여줄 수 있어도 재발하지 않게 치유를 할 수 있다고 장담할 의사는 아무도 없다고 단언한다. 왜냐, 현대과학을 공부한 시각으로는 악성 빈혈이 신장 기능 저하의 합병증으로 요산 수치가 높아진 것이 원인이고 신장 기능을 회복시켜야 악성 빈혈을 치유한다는 의미도 없고, 설령 안다고 한들 신장 기능을 회복시킬 방법은 심천생리학 빼고는 양의학적 과학의술 속에는 없기 때문이다.

양의학적인 사고와 치유법으로 악성 빈혈성 두통을 치유한다는 생각은 욕심에 불과하다. 다만 잠시 철분, 칼슘제 등 약을 먹는 동안 일시적으로 완화시킬 수는 있을 것이다. 피가 부족하다 하여 피가 만들어지는데 필요한 영양분만을 섭취시키는 방법이기 때문이다.

이러한 시각의 결과는 넣어준 것 떨어지면 또 넣어 주어야 하니까 약을 먹을 때는 잠시 완화되는 듯 하다가 약을 중단하면 다시 악화되고 마는 것은 상식이다. 얼핏 피를 직접 보충시키거나 만들어질 수 있는 성분을 복용시키는 것이 그럴듯 해 보일수도 있다.

 신장 기능 저하의 합병증 요산의 작용 이치는 모른 채, 악성빈혈 환자를 성분학만을 기준하여 철분이 많이 함유된 식품이 좋다고 음식만으로 치유를 하려는 발상은 반쪽 치유에 불과하다. 음식만으로는 악성빈혈을 치유할 수 없다는 것을 알아야 한다. 이 말과 관련하여 논리가 없는 성분학의 맹점을 꼬집어 볼까?
 현대 영양학을 공부한 사람은 체중, 하루 운동량을 기준하여 하루 에너지 소모량이 얼마이니, 하루에 비타민 C 얼마, 비타민 A 얼마하는 식으로 영양 칼로리를 계산해서 1일 섭취량을 정한다. 서양의학 성분학적 사고로는 이 말이 그럴 듯하고 과학적인 방법이라 여겨지겠지만 인체의 생명 원리로 접근했다면 이 공부가 반쪽 공부에 지나지 않았다는 것을 금방 알 수 있다. 왜 그럴까?
 인체의 생리 기능 이치를 안다면 같은 음식, 같은 양을 먹어도 사람마다 장의 영양분 흡수 능력이 다 다르다는 것을 알아야 한다. 똑같은 음식을 먹었다 해도 장의 흡수 기능에 따라 10에서 1을 흡수하는 사람이 있고, 3을 흡수하는 사람이 있다. 이 말은 장의 영양분 흡수 능력에 따라 같은 양의 음식을 3배 정도 먹어야 되는 사람이 있는가 하면, 1/3만 섭취를 하여도 영양분이 충분한 사람이 있다는 것이다. 이 계산을 빼고 체중과 운동량만을 계산하는 것은 논리적으로도 맞지 않는다는 것이다. 여기에 장의 영양분 흡수 기능만 떨어져 있는 것이 아니고, 신장 기능마저 떨어져 있다면 장에서 흡수된 영양분마저 요산에 의해 녹아 없어진다면 인체의 생리기능 이치를 빼고 성분학만을 적용하였을 때의 맹점이 보일 것이다.

오히려 2-3-6-8번 혈을 사혈하여서 오장의 장기 기능 자체를 회복시켜 준 다음, 인체가 입에서 당기는 대로 소고기를 제외한 식품을 먹어 주는 것이 과학적인 방법이 된다. 왜냐, 인체가 정상이라면 몸에서 필요한 성분은 입에서 당기고, 넘치는 성분은 인체 스스로 알아서 거부하는 기능이 있기 때문이다.

이제 왜 악성빈혈이 오는지 그 과정부터 살펴보자.
우리 인체의 생리 구조는 먹이사슬 연결고리라 하였다. 이 말은 우리가 먹은 음식물이 장 속에 들어가면 장 속에 사는 미생물 즉, 유산균이 음식물을 갉아먹고 배설을 하면 그 배설물을 장세포가 흡수하여 다음 장기인 간으로 공급이 된다. 이때 성분검사를 해보면 지방질, 단백질, 당, 칼슘 등이 주가 된다.
이 성분이 파괴되지 않고 다음 장기인 간까지 그대로 공급되어야 하는데, 신장 기능 저하가 원인이 되어 혈액 속 요산의 농도가 높아진 경우, 이 요산은 장이 흡수한 지방질, 단백질, 당, 칼슘 등을 산화 분해시켜 물처럼 희석시키고 만다. 이러면 장에서 흡수된 영양분은 다음 장기인 간에 도달하지 못하고 중간에 물처럼 녹아 없어진다. 이렇게 신장 기능이 떨어진 경우는 어떠한 영양분을 흡수한다 해도 무용지물이 되고 만다.

이래서 악성빈혈이 되고 혈액 속에 헤모글로빈 수치가 떨어지는 것이다. 즉, 신장 기능이 떨어져 혈액 속에 요산이 많은 상태에서는 어떠한 음식이나 약을 복용해도 피가 만들어지지 않으니 아무리 잘 먹어도 빈혈이 될 수밖에 없다는 결론이다.
빈혈이 되는 과정이 이렇다면 치유는 당연히 신장 기능을 회복시켜 혈액 속에 요산의 산도를 낮추어 주는 것이다.

요즘 사람들이 못 먹어서 빈혈에 걸릴까?
뚱뚱한 사람과 마른 사람을 비교해 보면 오히려 뚱뚱한 사람들이 빈혈이 많다. 비만의 원인도 신장 기능 저하라고 했다. 비만인 사람은 물만 마셔도 체중이 늘어난다. 이 말은 많이 먹는 것과 빈혈, 비만은 관련이 없다는 것이다. 비만과 빈혈의 주범은 장의 흡수기능 저하와 신장 기능 저하의 합병증 요산이 주범이라는 것이다.
악성 빈혈성 두통이 있는 분의 대부분은 신장과 장 기능이 떨어져 있는 사람이다. 신장 기능이 떨어진 사람은 몸이 차고, 식은땀을 많이 흘리며 저혈압을 앓고 있는 경우가 대부분이다. 인체 생리 기능의 이치, 심천사혈요법의 치유기능 이치를 이해하고 나면 심천생리학이 아니고는 악성 빈혈, 악성 빈혈성 두통 치유는 불가능하다는 것을 알았을 것이다.

치유를 위해 사혈을 하면 신장과 장 기능이 회복되기 전 일시적으로 헤모글로빈 수치가 더 떨어지는 것은 어쩔 수 없다.

하지만 헤모글로빈 수치가 조금 더 떨어져도 본인은 사혈을 하기 전보다 빈혈성 만성피로 두통이 현격히 줄어드는 것은 느낄 수 있을 것이다.

우리가 두통을 느끼는 것은 헤모글로빈 수치가 낮아져서도 그렇지만 더 직접적으로는 뇌 속에 산소가 부족해져 뇌세포가 질식하기 때문이다. 악성 빈혈성 만성 두통인 경우 사혈로 인하여 일시적 혈액 속의 헤모글로빈 수치(피)가 부족한 데도 두통이 치유가 되는 경우는, 전반적 혈액 속에는 산소가 부족하여도 사혈로 인해 모세혈관 속 어혈을 뽑아내버려서 핏길이 열리면 평소보다 많은 혈액이 뇌를 통과하며 산소 공급을 해주기 때문이다.

악성 빈혈성 두통을 근본적으로 치유하려면 먼저 요산해독제를 요산 해독을 위하여 섭취하고, 2-3-6번을 동시에 사혈한다. 그러면 6번 고혈압혈에서 어혈이 먼저 나올 것이다. 6번 고혈압혈에서 솜이 빨아들이는 피가 반 정도 되면, 그 다음 1번 두통혈을 부항컵이 붙을 정도로 자리를 잡아 머리를 자르고 여기에 사혈해서, 어혈이 잘 나오면 하루 양으로 10컵 정도 사혈을 하고, 3일 간격으로 3회 정도만 하면 일단 큰 두통은 사라질 것이다.

그 다음 재발하지 않기 위해서는 솜이 못 빨아들이는 어혈이 없을 때까지 사혈을 해주면 된다. 2-3-6-1번 모두에서 피가 잘 나온다면 마지막 8번 신간혈을 사혈해준다. 이러면 혈액 속의 요산이 배출되니 몸에 온기가 생겨 식욕이 돌아오고 식은 땀도 없어지고, 악성 빈혈이 재발하는 일은 더 이상 없을 것이다.

악성 빈혈, 악성 빈혈성 만성 두통이 있는 경우 모두 신장 기능 저하의 합병증이기에 저혈압이나, 협심증, 가슴이 두근거리고 불안한 증세 또는 불면증 증세가 나타나는 경우가 많다. 이때는 5번 협심증혈을 추가 사혈을 해주면 치유가 된다.

악성 빈혈 환자의 경우 중산해독제를 권하는 것은 소화 기능도 좋아지지만 신장과 간 기능을 빨리 회복시키기 위함이고 약산해독제는 요산을 해독시키기 위함이다. 여기에 조혈기능에 필요한 포도즙, 죽염과 마른 멸치, 인삼을 혼합해 꿀로 환을 지은 멸치죽염, 철분제 등을 함께 드시고 사혈을 하면, 체력이 달리는 것을 현격히 완화시키며 치유를 할 수 있다.

만약 저혈압이 있다면 1-2-3-6-8번 모두 사혈이 끝난 다음, 5번 협심증혈을 사혈해주면 저혈압도 정상으로 돌아오고 정맥혈에서 들어오는 혈관이 막혀 정맥 혈압, 낮은 혈압은 30번 급체혈을 추가 사혈해주면 낮은 혈압도 정상으로 돌아온다.

사혈 도중에는 사혈을 하기 전보다 헤모글로빈 수치가 일시적으로 떨어진다고 했다. 하지만 사혈을 완전히 끝낸 후 2~3개월쯤 뒤에 다시 혈액검사를 해보면 악성 빈혈성 두통만 없어진 것이 아니라 조혈기능 자체가 회복되어 있으니 사혈을 하기 전보다 헤모글로빈 수치가 월등히 높아져 있거나 정상이 되어 있을 것이다.

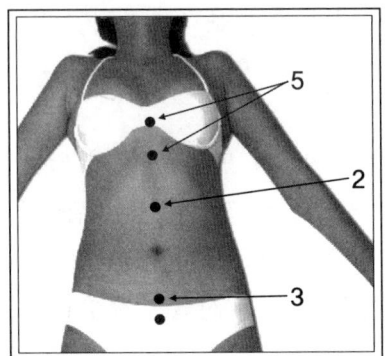

2. 위장혈 3. 뿌리혈 5. 협심증혈

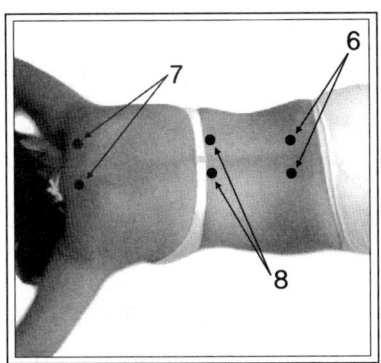

6. 고혈압혈 8. 신간혈

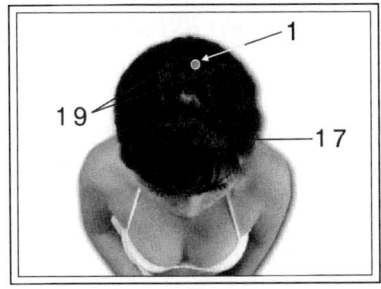

1. 두통혈

이러한 결과는 악성 빈혈의 근본 원인인 신장과 간 기능 자체가 회복되었기 때문에 나타난 결과다. 심천생리학이 인체의 질병을 보는 이러한 시각과 현대 과학의술과는 전혀 다르다.

기존의 현대의술은 빈혈증세 따로, 두통 따로 보기에 빈혈 치유는 철분제, 두통 치유는 진통제 하는 식이고 기껏 경험상 통계 개념으로 악성 빈혈이 심한 사람이 두통이 잘 오더라, 악성 빈혈을 치유해야 만성 두통이 치유가 된다 하는 것에서 생각이 멈추어 있다.

이러한 시각적 의술을 배운 의사에게 그것도 심천생리학을 배워보지도, 임상 실험도 해보지 않은 의사에게 심천생리학의 치유 효능을 질문하고 그 답변을 듣고 마음이 흔들린다는 것은 많이 배운 사람이 잘 알겠지 하는 고정관념 무지의 소치일 뿐이다.

이제는 잘못된 의술은 백년을 공부해도 그 의술로는 질병이 치유되지 않는다 하는 생각도 할 줄 알아야 한다.

여섯 번째 강의

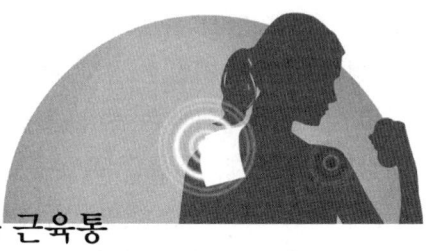

각종 신경통과 근육통

안녕하세요? 오늘은 각종 근육통에 대해 설명하지요.

운동을 한 후 근육에 알이 배겨 고생을 한 경험이 다들 있을 것이다. 두 가지 현상의 이치를 알면 각종 근육통이 왜 오는지 해답을 쉽게 얻을 수 있다. 먼저 운동선수가 운동을 하기 전에 몸을 푸는 과정을 살펴보자.

우리 인체의 근육이 마음먹은(혼연일체로)대로 유연하게 잘 움직이려면 조건이 있다. 뇌에서 움직이고자 하는 신경선에 전류를 보냈을 때 그 전류의 신호에 곧바로 반응을 해야 하고, 근육이 유연해 있어야 한다.

이 두 가지 조건을 갖추어야 몸이 풀렸다, 유연하다 또는 자신의 몸이 마음 먹은대로 움직이는 혼연 일체가 이루어지는 것이다. 이 조건을 충족시키려면 첫째, 피의 흐름이 원활해야 하고, 둘째, 피가 깨끗해야 하고 피가 잘 돌아야 한다. 그런데 인체는 안타깝게도 나이가 들수록 어혈이 모세혈관에 쌓여 피의 흐름에 장애를 주고, 어혈이 모세혈관을 막아 피가 못 도는 만큼, 근육은 경직되어 유연함을 잃는다. 여기에 피가 못 돌 경우 근육세포에 산소가 부족해지는데, 산소가 부족해지면 세포가 혼미한 상태가 되어 뇌에서 움직이라는 전류의 파장 신호가 와도 빨리 반응을 못한다. 예를 들자면 잠을 잘못 자서 팔에 쥐가 난 상태를 연상하면 된다. 분명 팔은 그대로 있고 다치지도 않았는데 쥐가 풀릴 때까지 움직이려 해도 움직임이 안 되고 감각이 둔화되는 이치와 같다.

운동을 하기 전에 몸을 푸는 목적은 근육의 유연함과 영과 육의 혼연일체를 이루기 위함인데, 근육을 이완시키면 왜 몸이 유연해지고, 운동을 안 하면 왜 다시 굳어질까 하는 것이 각종 근육통의 실체, 어혈의 실체를 이해하는 길이다.

어혈을 황토라 가정해 보자. 물통에 물을 담고 거기에 황토를 한 삽 붓고 계속 저으면 어떻게 될까? 계속 젓는 동안에는 흙이 물과 섞여서 돌 것이다. 하지만 내버려두면 흙은 다시 가라앉고 시간이 경과한 만큼 단단히 굳을 것이다. 인체의 어혈도 같은 이치다. 계속 운동으로 근육을 이완시킬 때는 모세혈관 속 어혈이 떠올라 맑은 피와 섞여 돌다가 운동을 안 하면, 황토 물을 저었다가 중단한 것처럼 다시 좁은 모세혈관에 쌓이고 시간이 지날수록 농도가 뻑뻑해지고 모세혈관을 막은 만큼, 피의 흐름에 장애를 주어 근육이 굳어지는 악순환을 반복하는 것이다.

인체의 생리 구조를 보면, 아무리 운동을 많이 하여도 어혈이 생기는 원인 자체를 완화하여 어혈이 적게 생기게 할 수 있어도, 이미 생성된 어혈을 운동으로 녹여서 소멸시키지는 못한다는 것을 설명하고자 하는 말이다. 운동의 근육 이완으로 모세혈관 속 어혈이 잠시 풀어졌다가 다시 가라앉고 하는 반복적 현상만 이루어진다. 이러한 이치를 그대로 연계하면 운동을 안 하다가 갑자기 운동을 할 때 알이 배는 현상(근육통)을 쉽게 이해할 수 있다.

인체의 근육 운동을 보면 일상생활을 하며 평소 움직이는 근육이 다르고, 운동을 할 때 움직이는 근육이 다르다. 어혈의 이동을 보면 보통 일상생활을 하며 계속 움직이는 근육에는 어혈이 없고, 평소 움직이지 않는 근육세포 모세혈관 사이에 어혈이 쌓여 있다가, 운동으로 평소 사용하지 않는 근육을 이완시키면 이때 어혈이 풀어져 나와 생혈과 섞여 돌다가 운동을 중단하면 떠올랐던 어혈이 평소 움직이는 근육에 쌓여 피가 못 돌아 경직된 것이 알이 밴 상태이고, 일상적 생활 즉, 근육 이완으로 인해 어혈이 다시 떠올라 평소 움직이지 않는 근육 속 모세혈관에 다시 어혈이 쌓이게 되면 근육경직이 풀린 상태, 즉 알이 풀렸다 하는 것이다.

이 말은 결국 운동으로 인하여 평소 움직이지 않던 근육을 이완시키면 그 속에 있던 어혈이 잠시 떠올라 평소 움직이는 근육 속에 잠시 머문 상태가 근육경직이고 그 어혈이 풀어져 원래 위치로 돌아간 것이 알이 풀린 것이라는 것이다. 이러한 시각을 기준하면 운동으로 왔다 간 것은 어혈이기에 이 어혈을 미리 뽑아내 버린다면 갑자기 운동을 한 후에도 근육통은 오지 않는다는 답이 나온다. 이러한 인체의 생리 기능이치를 연계하면 인체가 움직일 때 오는 통증 대부분은 어혈이 혈관을 막아 피가 못 돌면 근육이 경직되는데 경직된 근육을 강제로 당겨 근육세포가 파괴되는 이치로 통증이 온다 정의할 수 있다.

이 과정은 앞에서 입이 아프도록 얘기했다. 그런데 또 이렇게 반복하는 것은 숙지하는 정도로 그쳐서는 안 되기 때문이다. 이 과정을 이치적으로 체득하고 있어야 제대로 사혈을 할 수 있다.

인체 어느 부위라도 근육통은 마찬가지다. 허리 통증, 다리 통증, 사십견, 오십견, 관절 통증, 목이 당기는 증세, 어깨 근육이 내리 누르는 증세, 신경통 모두가 어혈이 혈관을 막아 피가 못 돈 것이 원인이니, 결국 심천사혈요법으로 사혈을 하면 치유가 되는 것은 상식이 되는 것이다.

여러분이 직접 사혈을 해서 눈으로 어혈을 확인한 다음, 눈에 보이는 어혈이 모세혈관을 막아 피를 못 돌게 하는 주범이라 할 때, 지금 하고 있는 치유법과 비교하여 어느 치유 방법이 그 어혈을 소멸시킬 수 있는 효능이 크겠는지 스스로 판단해 보자. 침술, 물리치료, 뜸 치료, 온열치료, 기 치료, 건부항, 운동요법, 약물요법 어느 방법이 그 어혈을 소멸시킬 수 있을까? 설령 이러한 방법들이 어혈을 소멸시킨다 한들 100에서 몇 퍼센트나 소멸을 시킬 수 있을까? 기계적 수치로 검사가 가능하다면 7% 이내일 것이기에 심천사혈요법의 치유 효능 1/10을 따라오기 힘든 결과는 당연한 것이다.

인체의 어떠한 근육통, 신경통이라도 사혈을 해주면 구조적으로 치유가 되게끔 되어 있다. 어혈을 몸 밖으로 빼내어 완전히 소멸시키는 방법보다 더 나은 방법은 없을 것이다.

시간이 조금 더 흘러 나의 사혈요법의 이치를 이해한다면 양의든 한의든 어떠한 의술도 사혈요법을 응용하지 않고는 안 될 것이다. 인체의 원래 기능을 회복시키고 어혈이 다시 혈관을 막아 피가 못 돌아 재발을 반복하는 순환기성 질병, 만성적 질환에서 벗어나는 길은 심천사혈요법 뿐이라는 것을 알아야 한다.

　의술이 진정 인술이고 국민 건강을 기준한다면 각 장기의 근본적 복원 치유의 목적인 심천사혈요법이 치유 의술의 중심이 되어야 하고, 나머지 다양한 의술들은 치유 효능 자체가 응급 기능만 있으니 응급 보조 의술이 되어야 상식에도 맞는 것이다.

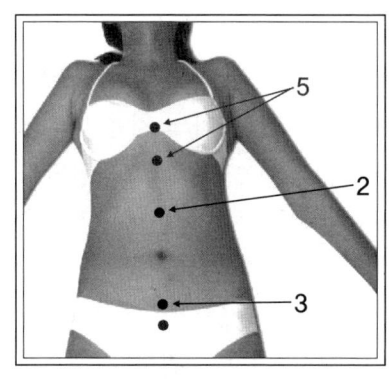

2. 위장혈　3. 뿌리혈

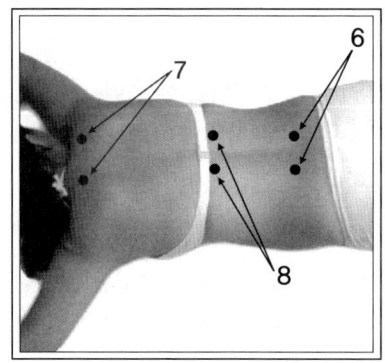

6. 고혈압혈　8. 신간혈

　각 사혈점 위치는 혈 이름의 증세에 맞게 사혈을 해도 되고, 허리가 아프면 6번 고혈압혈, 허리가 아프고 다리가 당긴다면 6번 고혈압혈과 10번 알통혈, 어깨가 결리거나 당기면 7번 견비통혈, 팔까지 아프면 15번 닭살혈, 팔목이 아프다면 11번 팔목통혈 하는 식으로 사혈을 해보자. 어혈이 나오는 순간 통증이 완화될 것이고 필자가 기준으로 정한 만큼 사혈을 했다면 재발도 하지 않을 것이다.

　올바른 사혈 방법, 체력이 떨어지지 않는 방법으로 사혈을 하려면 각 주의점 조혈

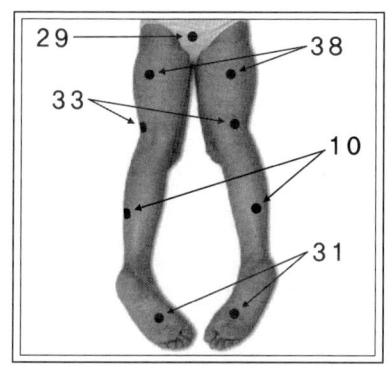

10. 알통혈

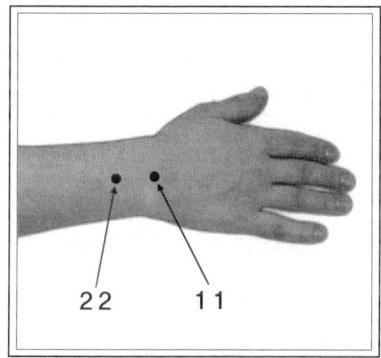

11. 팔목통혈

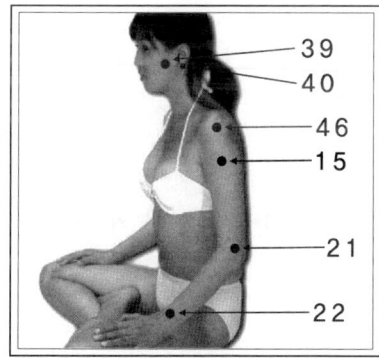

15. 닭살혈

에 필요한 조치를 충분히 취하며 먼저 2-3-6번 혈을 동시에 사혈을 한다. 그러면 인체의 구조상 6번 고혈압혈에서 어혈이 먼저 나올 것이다. 6번 고혈압혈에서 어혈과 생혈이 50/50 비중으로 나오면, 그 다음은 2-3-8번 혈을 반복 사혈을 한다. 그러면 8번 신간혈이 먼저 50/50 비중으로 어혈이 먼저 나올 것이다. 그 다음부터는 격주로 한주는 2-3-6번, 다음주는 2-3-8번 하는 식으로 번갈아 사혈을 하다가, 솜이 빨아들이는 생혈의 비중이 70% 정도되는 혈은 사혈을 끝난 것으로 보고 2-3-6-8번의 사혈을 끝낸 다음부터는 일차적 휴식기, 조혈 보충을 위하여 약 3개월 정도 휴식기를 마친 다음은 각 혈점 치유 효능편을 참고하고 이동 사혈을 해주면 된다.

일곱 번째 강의

풍치와 잇몸 질환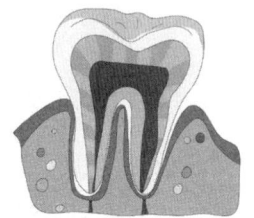

풍치하면 짜증부터 내는 이가 많을 겁니다. 잇몸이 붓는 증세, 이가 솟는(들뜨는)증세, 이가 시린 증세 모두가 풍치의 증세로 보는데, 이러한 풍치는 왜 생길까요? 풍치가 심한 사람은 공통점이 있다. 대부분 신장 기능 저하로 혈액 속 요산의 농도가 많은 사람이다. 요산은 치아를 보호하고 있는 보호막을 녹여 버리는 기능이 있으며, 피를 혼탁하게 하여 몸 속의 산소를 부족하게 하고, 백혈구의 저항력을 약하게 한다.

풍치의 일차적인 원인은 이처럼 혈액 속의 요산이 주범이다. 이차적으로는 어혈로 인해 잇몸으로 흐르는 혈관이 막혀 백혈구가 접근을 못한 사이 잇몸을 통해 들어온 세균이 염증을 일으킨 것이 원인이다.

위 두 가지의 직접 원인은 요산이 주범이 되는데 왜 요산이 주범이 되는지 살펴보자.

신장 기능 저하의 합병증으로 혈액 속에 전반적으로 요산 수치가 높은 사람은 대부분 혈액 속 산소 부족 현상이 되기에 만성 피로에 시달리는 사람이 많고, 치아가 급속도로 망가져 들어가는 시점을 생각해보면 대부분 외관상 만성 피로를 많이 느낄 때일 것이다.

신장 기능 저하는 혈액 전체의 요산 수치를 높게 하고, 어혈이 혈관을 막은 곳은 부분적 산도를 더 높게 만든다. 이러한 생리 기능의 이치만 이해하면 39번 풍치혈, 한 두 번의 사혈로 쉽게 치유가 될 사람과 2-3-6-8번 혈을 사혈하여 신장 기능이 회복된 다음 풍치 증세가 치유될 사람은 이미 정해져 있다.

하지만 대부분은 39번 풍치혈만을 사혈하여도 치유가 되는 경우가 많다. 왜냐, 39번 풍치혈 위치의 모세혈관 속 어혈을 뽑아주면 혈관이 열리고, 피가 잘 돌면 일차적 유속이 빨라진 만큼 그 위치의 산도는 떨어지고 영양 공급과 산소 공급은 동시에 이루어진다.

산소 공급은 백혈구의 힘을 강하게 하고, 열린 핏길을 따라 들어가 염증 세균을 잡아먹게 하고, 영양 공급은 염증으로 파괴 된 잇몸조직을 세포 분열로서 복원하게 하며, 혈액 속 산도 저하는 치아의 보호막을 녹여 치아 신경을 노출 시킴으로 치아가 시린 통증을 느끼게 하는 원인 제공을 하였기에, 사혈을 하여 잇몸의 산 수치가 떨어지는 즉시 이가 시린 증세는 사라지게 된다. 하지만 사혈의 효능이 아무리 뛰어나도 치석 자체가 소멸되지는 않는다. 사혈을 하기 전에 치석을 제거한 다음 사혈을 해주는 것이 재발을 막는 치유법이다.

이가 솟는 증세, 흔들리는 증세 모두가 요산이 치주 골을 산화, 녹임으로서 치아를 잡아주는 힘이 약하여 발생하는 증세다. 치아가 솟는 증세 때 곧바로 사혈을 해주면 치아를 오래 보존시킬 수 있다.

* 신장 기능 저하의 합병증으로 혈액 속의 요산 수치가 높고, 만성 피로를 느끼는 상태에서 치아를 뽑거나 잇몸 질환을 치유하기 위하여 마취를 하게 되면 잇몸에 피가 더욱 못 돌므로 인하여 산도가 더 높아지게 되면 요산이 치조골의 보호막을 녹이고 치조골 뼈 속의 칼슘, 석회질, 철분 등을 녹여 버리는 기능을 하기에 치아가 급속도로 망가질 위험이 있으니 2-3-6-8번 혈의 사혈을 끝내서 신장 기능을 회복시켜 혈액 속의 요산 수치를 떨어뜨리고 난 다음 헤모글로빈 수치가 11 이상 복원이 된 다음 치아 수술을 하는 것이 바람직하다.

* 치아의 건강 결정은 신장 건강과 39번 풍치혈 위치로 피의 흐름 정도가 결정한다.

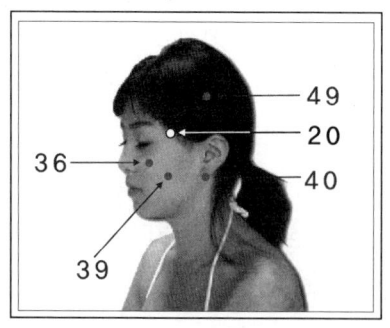

누구나 얼굴은 노출된 부위라서 사혈 자국이 남을까 신경을 많이 쓰는데, 얼굴은 다른 부위에 비해 사혈의 흔적이 빨리 없어진다. 토요일 저녁 사혈을 하면 월요일 아침에는 자세히 보아야 알아볼 정도로 없어지니 마음 놓고 사혈을 하셔도 될 것이다.

주의할 점이 있다면 부항기의 압을 단번에 강하게 걸지 말고 조금씩 당겼다 놓았다가를 반복하고 어혈이 나오는 상태를 관찰하며 압을 걸어야 한다. 어혈이 잘 나올 때는 자국이 남지 않는데, 어혈이 잘 나오지 않는 경우는 뻑뻑한 어혈이 사침 구멍을 막았기 때문에 나오지 않는 것이므로 곧바로 닦아내고 다시 사침을 하고 하는 식으로 사혈을 해 주어야지, 어혈이 나오지 않는 상태에서 부항기의 압만을 오래 걸어 두면 붉은 자국이 남거나 수포가 생긴 다는 점을 명심하고 사혈을 해야 한다.

여덟 번째 강의

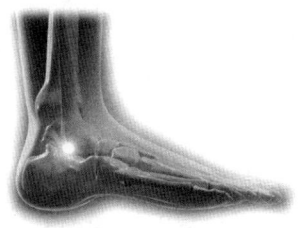

발목이 삐는 증세

이런 질문을 하는 분이 있다.

"선생님, 저는 발목을 자주 삐는데 침도 맞고 사혈을 해서 고친 경험이 있습니다. 그런데 한 번 삔 발목이 습관처럼 자꾸만 접질립니다. 이 증세도 치유가 가능할까요?"

예, 가능합니다. 이 부분은 같은 증세를 두고 부분적인 치유를 하느냐, 전체를 보고 하느냐에 따라 치유가 달라진다. 발목이 접질려 통증이 온다 할 때에 아픈 부위만 응급 복구적 치유를 할 것인가, 아니면 아예 다시는 접질리지 않게 근본적으로 다시 발목이 삐는 원인 치유를 할 것인가 하는 것이다. 근본 치유라 함은 발목이 왜 자꾸만 접쳐지느냐 하는 원인부터 접근하여 그 근본 원인을 없애주는 치유가 근본 치유이고, 아픈 통증만 없애 주는 것이 응급 치유다.

그럼 잠시 습관성 발목이 삐는 증세를 살펴보자.

발바닥은 굳은살도 있고 하니 신경이 둔할 것 같지만 그렇지 않다. 오히려 발바닥의 신경이 둔화된 것이 발목을 삐는 직접 원인이 된다. 발바닥의 피의 흐름이 원활해 신경이 예민하게 작동하면 특별한 경우를 제외하고는 발목이 접질릴 이유가 없다. 예를 들어 돌을 잘못 밟았다 가정을 해보자. 돌이 발바닥에 닿는 순간 뇌에서 알아채고 몸의 중량을 돌 밟은 발에 싣지 않았다면 발목은 삐지 않았을 것이다. 6번 고혈압혈, 10번 알통혈 위치에 어혈이 쌓여 혈관을 막으니 피가 적게 돌아 발바닥 감각이 둔화된 상태에서 돌을 밟으니, 뇌에서 돌을 밟은 사실을 알아채기 전에 몸의 중량을 실어 이미 발목이 삔 다음 뇌가 알아채니 발목이 삐는 것이지, 만약 발바닥의 감각이 예민하여 돌을 밟는 순간 뇌가 알아채고 그 발에 중량을 싣지 않았다면 발목이 삐지는 않았을 것이다.

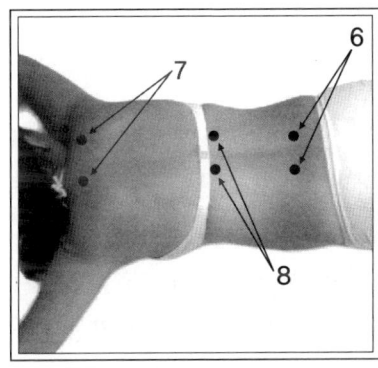

6. 고혈압혈 8. 신간혈

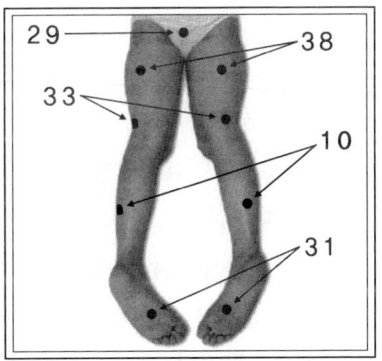

10. 알통혈

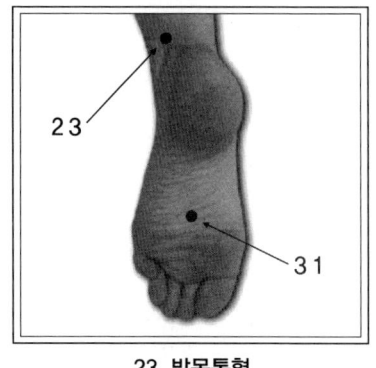

23. 발목통혈

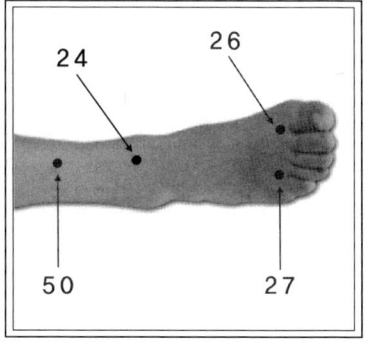

24. 발목통혈

 이러면 정답은 나왔다. 6-10번 혈을 미리 예방 사혈을 해주어 피를 잘 돌게 해주므로 발바닥 피의 흐름을 원활히 해주어 발바닥의 감각을 예민한 상태로 유지해주는 것이 근원 치유다. 발목이 이미 삔 상태는 23-24번 발목통혈을 사혈하면 치유가 되고, 다시 삐지 않으려면 6번 고혈압혈과 10번 알통혈을 사혈해주면 발바닥의 피의 흐름이 원활해져 감각이 예민해지니 다시 반복해서 삐는 일은 없게 된다. 겨울철 빙판에 잘 넘어지는 사람도 6번 고혈압혈과 10번 알통혈을 사혈해주면 많은 도움이 된다. 위 두 곳을 사혈해주면 보너스로 허리 통증, 종아리 당기는 증세, 잠잘 때 종아리 쥐나는 증세, 만성피로가 없어지고 발 뒷꿈치 굳은살은 저절로 떨어져 나가 매끄러운 피부가 되어 있을 것이다.

아홉 번째 강의

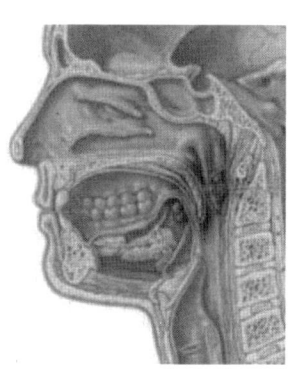

편도선염

　안녕하세요? 오늘은 편도선염에 대한 설명을 해 볼까요?
　사실 저의 강의를 듣다 보면 늘 같은 말만 되풀이하는 게 아닌가 하는 생각도 들 것이다.
　아주 틀린 말은 아니다. 인체의 어떠한 질병도 근본적 원인에 들어가면 모두가 오장의 기능이 떨어진 합병증으로 나타나기 때문이다. 질병의 80% 정도가 신장과 간 기능이 떨어진 합병증으로 발병하기 때문에 장기의 기능 저하, 순환기 장애성 질병을 설명하면 내용이 거의 비슷할 수밖에 없다. 위에 염증이 있으면 속이나 쓰리고 만다. 신장과 간 기능이 떨어지면 피 전체를 오염시키는 결과를 초래해 피를 영양분으로 하는 모든 세포 조직들의 기능은 떨어질 수 밖에 없는 것이 인체의 생리 구조다.

　심천사혈요법의 특성은 인체를 먹이사슬 연결고리로 보기에, 질병을 진찰하는 시각도 한 장기의 기능이 떨어지므로 연쇄적으로 일어나는 합병증의 연속으로 보기에 각 질병을 진찰할 때 원인 결과적 시각이 간결하고 뚜렷하다.

하지만 기존의 의술들은 논리가 없고 문제와 답만을 나열하다 보니 내용은 방대한 반면, 각 증세의 발병 원인은 아직은 뚜렷이 밝혀진 사실이 없고 각 증세마다 겉에 나타난 결과, 성분학적 현미경적 결과치유 효능에만 일시적으로 나타나는 효과를 중요시 하니, 현 증세가 더 악화되지 않게 하는 효능이 최선의 치유법으로 여긴다.

인체의 생리 기능으로 접근해 본다면 오장육부가 하는 일은 이미 정해져 있다. 오장육부 중 각 장기가 하는 일과 각 장기가 제 기능을 하지 못 하였을 때 나타나는 현상만 기능적 역추적 할 줄 안다면 진찰법도 치유법도 복잡할 이유가 없다. 왜냐, 각 장기의 기능적 이치상 한 장기의 기능이 떨어지므로 연쇄적으로 일어나는 합병증을 역추적해보면 질병을 일으키는 비중을 차지하는 장기의 숫자는 오장육부 뿐이기 때문이다.

진찰법은 피부 빛깔만 보아도 각 장기가 제 기능을 못하고 있음을 역추적할 수 있다. 각 장기가 하는 역할에 따라 증세 병명을 수없이 많이 나눌 수 있지만 수없이 많은 증세, 병명들마다 왜 그 증세가 발병을 하게 되었느냐를 따지고 보면 결국은 오장육부 중 어느 장기의 기능이 떨어졌느냐가 되고, 그 장기의 기능이 왜 떨어졌느냐는 모두 해당 장기 쪽의 혈관이 막히므로 피가 못 돌아서 기능이 떨어졌다는 결과가 나오기에, 기능이 떨어진 장기 쪽으로 피의 흐름을 원활히 해주는 것이 장기의 기능을 회복시키는 것이 되니, 치유법과 진찰법은 단순하고 간단해질 수밖에 없다.

인체의 생리이치로 보면 신장 기능이 떨어지고 혈액 속에 요산 수치가 높은 사람이 편도선염이나 편도선이 붓는 증세, 목이 잘 쉬는 증세를 많이 앓을 수밖에는 없다.

편도선염은 편도선에 염증이 생기는 것을 편도선염이라 하는데, 편도선에 염증은 왜 생겼을까?

만약, 편도선에 세균이 자리 잡는 순간, 백혈구가 염증균을 잡아먹어 버려도 염증이 생길 수 있을까? 편도선에 염증이 생겼다면 이미 백혈구의 요산 수치가 높아지므로 혈액 속 산소 함유량 부족으로 힘을 쓸 수 없거나, 편도선 쪽의 혈관이 막혀 백혈구가 침입 세균이 있는 곳까지 도달할 수 없거나 하는 두 가지 원인이 이미 있다는 증거가 된다.

이러한 시각을 기준하면 편도선염 치유는 4번 감기혈과, 18번 침샘혈을 사혈해주면 당연히 치유가 된다는 답이 나온다. 왜냐, 4-18번 혈을 사혈해주면 모세혈관이 열리고, 혈관이 열려 피가 돌게 되면 피를 따라 들어간 백혈구가 침입 세균을 잡아먹으니 치유가 되는 것은 상식이 된다. 여기에 피의 유속이 빨라지면 상대적 핏속의 요산 수치가 떨어지기에 백혈구의 힘까지 강해지니 치유가 안되면 안 되는 자체가 잘못된 것이 된다.

목젖 양쪽이나 주변에 염증이 생겨 부어 있는 상태, 침을 삼키거나 음식을 먹기가 아주 힘든 상태도 당연히 치유가 된다.

이러한 인체의 생리이치를 무시하고 겉에 나타난 결과, 염증만 눈으로 보고 염증을 일으킨 세균의 종류가 무엇이냐를 따지고 항생제의 약을 만들어 복용시키면 어떻게 될 것이냐 하는 것이다. 다행히 항생제의 약 성분이 침입 세균이 있는 곳까지 도달한다면 임시적 치유 효능은 나타낼 수 있다.

하지만 항생제가 편도선 주변 모세혈관을 막은 어혈을 녹여 피를 잘 돌게 해주는 기능이 있는지? 그 주변의 요산 수치를 낮추어 주어 백혈구의 힘을 강하게 해주는 기능이 있는지 생각을 해보자. 염증이 있다고 항생제 복용시키고, 통증이 있다고 진통제 복용시키면, 항생제는 그나마 남아 있는 백혈구의 힘을 더 약화시키고, 진통제는 신장과 간을 마취하여 기능을 더 떨어트리면 그 합병증으로 피는 더욱 혼탁하여 혈액 속 산소 부족이 오면 연쇄적 합병증을 일으키는 현상은 피할 수가 없는 것이다. 이 증거로 편도선염이 자주 생기는 사람은 약을 먹어도 끊임없이 재발을 반복할 것이다.

그럼 왜 목젖 주변에 염증균이 자리를 잡았을까?
이것은 인체의 구조적인 약점때문이다. 편도선염은 대부분 겨울철에 잘 발생하는데 그 원인은 편도선이 위치한 곳은 의복 특성상 노출된 곳이기에 외부 차가운 온도에 노출이 된 상태에서 코로 찬 공기를 마시게 되면 목젖 주변의 온도가 쉽게 떨어지게 되어 있다. 특히 신장 기능이 약한 사람은 특성상 정상인보다 몸 온도가 차다. 이러한 신체적 악조건에서 코를 통해 들어온 찬 공기가 목젖 주변에 부딪혀 온도가 떨어지면 혈관이 수축되는데 이것은 어혈을 목젖 주변에 쌓이게 하는 기능까지 한다.

이러한 원인에 의해 목젖 주변이 피가 못 돌아 온도가 떨어지면 혈관이 수축되는 악순환을 겪다가 어혈이 목젖 주변의 모세혈관 60% 이상을 막으면 백혈구가 접근할 수 없게 되는데, 이때 침입균이 자리를 잡고 세력을 키우면 편도선염이 되는 것이다.

편도선으로 고생을 하시는 분들은 2-3-6-8번을 사혈하고 난 다음에 4-18번을 사혈해주면 고생을 하게 되니, 일단 4-18번을 사혈해서 편도선염이 치유가 된 다음, 2-3-6-8번을 순서에 맞게 사혈해주는 것이 현명하다.

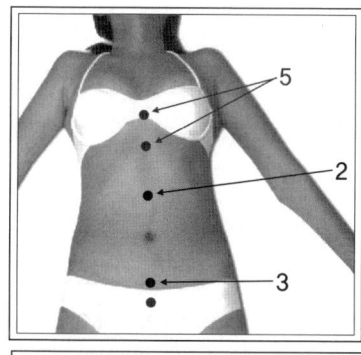

2. 위장혈 3. 뿌리혈

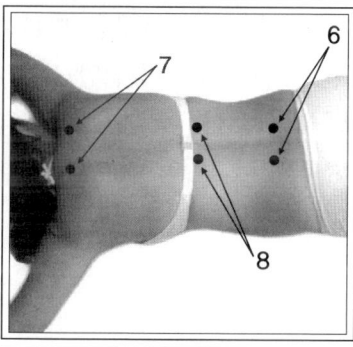

6. 고혈압혈 8. 신간혈

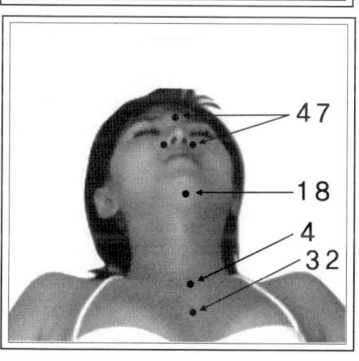

4. 감기혈 18. 침샘혈

만약 4-18번에 맑은 피가 나올 때까지 사혈을 해준다면 적어도 십 년까지 편도선염으로 다시 고생을 하는 일은 없을 것이다. 여기에 보너스로 감기 예방 치유까지 된다면 사혈의 번거로움 쯤은 문제가 되지 않을 것이다. 심천사혈요법으로 편도선염을 치유하면 편도선염 정도는 병도 아니라 할 정도로 쉽게 치유가 되지만 만약 약만으로 치유를 하다가 재발을 반복하는 경우 종기나 암으로 전이되는 수도 있다는 것을 명심해야 한다.

그 동안은 치유 방법을 몰라서 고생을 했다고 할 수 있지만 심천사혈요법을 접하고도 편도선염 치유를 시도해 보지 않아 종양이 되고, 암이 되었다면 그것은 본인의 게으름 탓이지 남을 탓하고 원망하는 일은 말아야 한다. 누구를 막론하고 미리미리 2-3-6-8번을 사혈한 다음 1번 두통혈만을 사혈해주면 고혈압, 중풍, 치매 또는 장기의 기능이 떨어져 오는 각종 질병들은 미리 예방을 할 수 있을 것이고, 암이나 그 밖의 수술을 필요로 하는 증세까지 악화될 일은 없을 것이다.

열 번째 강의

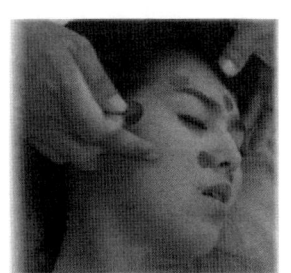

미용 사혈요법

　인간은 남성이나 여성이나 모두 아름다워지고 싶은 본능이 있다. 그런데 미에 앞서 먼저 필요한 것이 있다. 건강이다. 인체의 생리 구조상 건강을 유지하지 않고는 아름다움을 유지할 수 없게 되어 있다.
　장의 영양분 흡수기능이 떨어지면 얼굴에 기미, 검버섯, 주근깨, 메마른 피부, 닭살 피부가 되고, 신장 기능이 떨어지면 비만, 빈혈, 지루성 피부가 되며, 간 기능이 떨어지면 얼굴이나 몸에 뽀루지나 종기가 생긴다. 또한 신장과 간 기능이 동시에 떨어지면 지루성 피부병, 통풍성 염증이나 피부가 붉게 상기된다. 이처럼 오장의 장기가 제 기능을 못하고서는 원하는 아름다움과 건강을 유지할 수가 없게 되어 있다.
　여기 신장과 간 기능 저하는 혈액을 혼탁해지게 하고 피의 혼탁은 곧바로 세포들에 스트레스를 주어 예민해지고 이것이 뇌에 전달되어 신경질적인 사람이 되게 한다. 신장 기능 저하는 게으르고 소극적인 성격이 되게 하고, 간 기능 저하는 신경질적이고 포악성을 띠게 한다. 놀랍지 않은가? 오장의 장기 건강

을 유지하지 못하고서는 미적 아름다움 뿐 아니라 정신적 아름
다움도 유지할 수 없게 한다. 앞의 치유 편에서 왜 이러한 현상
이 오는가 하는 이유는 충분히 설명되었으니, 여기서는 사혈점
과 치유 효능만 설명을 해보자.

 누구든지 2-3-6-8번만 순서에 맞게 제대로 사혈해주면,
기미, 검버섯, 뾰루지, 닭살 피부는 없어지고 검은 피부는 하얗
게 된다. 앞의 사혈만으로도 배가 나온 사람은 배가 들어가고,
배가 처진 사람은 탄력이 생겨 올라붙는다. 여기에 살 빼는 처방
(『심천사혈요법』 1권 참조)과 함께 사혈을 하면 비만도 해소된다.
 부분적으로 힙이 옆으로 커진 사람은 2-3-6-8번의 사혈이
끝난 다음 41-42번 골반통혈을 사혈해주면 옆 힙의 살이 빠져
힙이 날씬해지고, 허벅지가 굵은 사람은 12-13-16번 관절염혈
을 사혈하면 허벅지 살이 빠지며, 종아리가 굵은 사람은 10번
알통혈을 사혈해주면 종아리가 가늘어진다.
 하지만 2-3-6-8번을 먼저 끝내고 나서 사혈을 해야 체력이
달리는 것을 막을 수 있다는 것을 명심해야 한다. 부분적 염증
이나 거친 피부, 기미는 그 부위를 직접 사혈해주면 된다.
 나이가 들어 피부가 쪼글거리면서 처진 피부도 심천사혈요법
으로는 재생이 가능하다.
 기미, 검버섯, 건선피부, 굳은살, 쪼글거리는 피부는 모두가
수면 세포의 집합체이고, 이러한 수면 세포는 모세혈관이 열리
고 피가 잘 돌아 영양 공급만 제대로 이루어지면 45일 주기로
저는 떨어져 나가고 새로이 분열된 젊은 세포로 바뀌는 구조로
되어 있기 때문이다.

기존의 늙은 수면 세포는 떨어져 나가고 새롭게 분열된 세포가 자리를 잡으면 늘어진 피부는 올라 붙고, 검버섯도 검은 피부도 없어지는 것은 상식이 된다.

굵은 다리가 어떻게 사혈을 해준다고 가늘어지느냐 하는 것은 역으로 다리가 왜 굵어졌는지를 풀면 해답은 간단하다. 인체의 모든 세포는 피의 흐름이 원활하지 못하면 산소 공급이 부족해지고, 산소가 부족해지면 세포는 활동이 둔화되고 소화 능력이 떨어진다고 했다.

이러한 환경은 혈관을 통해 공급된 영양분을 에너지로 승화시켜 발산을 못하고 지방질로 바뀌어 모세혈관에 쌓여 축척되면 비만이 되는데 힙이나 종아리, 어깨, 부분적 비만이나 몸 전체 모두 직접 원인은 모두가 산소 부족이 원인 제공을 한다. 여기에 산소 부족이 원인 제공이 되어 소화시키지 못한 영양분을 모공을 통해서 밖으로 밀어내면 개기름이 되며, 그 위치가 머리 쪽이면 이것이 말라붙어 비듬이 된다. 이래서 사혈을 해주면 지루성 피부염, 얼굴의 개기름, 비듬까지도 없어지는 것이다.

열한 번째 강의

치질과 탈장

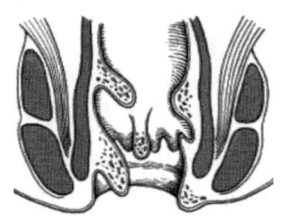

 치질의 종류를 보면 항문 겉에 있는 수치질과 항문 내에 있는 암치질이 있다. 치유 방법이 같으니 탈장도 함께 설명을 해 보자.
 먼저 치질이 생기는 원인부터 살펴보자. 치질에는 변비로 인해 항문에 상처를 입어 그곳으로 염증 균이 침입하여 세력을 확장해서 생기는 경우와 인체 내에 미리 잠복해 있던 침입 세균이 항문의 괄약근 사이에 자리를 잡고 세력을 키우는 경우 두 가지가 있다.
 전자의 경우 주범은 변비지만, 변이 조금 굵게 나온다 하더라도 만약 항문의 괄약근이 충분히 이완이 되었다면 항문이 찢어지는 손상은 입지 않아도 될 것이다. 변비 증세를 치유하기 위해서는 3번 뿌리혈을 사혈해주면 치유가 되고, 이미 항문에 자리 잡은 치질의 염증 치유는 항문의 괄약근이 신축성을 잃게 된 원인을 찾아 없애 줌으로써 항문 괄약근의 수축, 이완을 용이하게 하고, 변비가 되어도 다시 항문이 상처를 입지 않도록 해주어야 재발하지 않을 것이다.

그럼 항문의 신축성은 왜 떨어질까요? 항문을 조성하고 있는 괄약근 사이의 모세혈관에 피의 흐름이 원활치 못한 게 원인이다. 피가 못 도는 것은 역시 어혈이 모세혈관을 막아서다.

잠시 탈장도 살펴보자. 탈장은 간단히 말하면 대장이 항문으로 밀려나오는 증세를 말한다. 대장이 왜 항문 밖까지 밀려 나왔을까요? 이것은 대장을 잡아주는 심근이 신축성을 잃었기 때문이다. 그럼 대장을 잡아주는 심근은 왜 신축성을 잃었을까? 이것 역시 피가 못 돌아서 그렇다.

사혈을 해주면 왜 암치질, 수치질, 탈장이 치유가 되는지 살펴보자.

1. 사혈을 해서 항문의 괄약근 사이에 피가 잘 돌게 되면 괄약근이 수축, 이완이 용이해져 변비가 되어도 항문이 다시 찢어지는 일은 발생하지 않는다.

2. 사혈을 해주면 혈관이 열리고 피 따라 들어온 백혈구가 염증 세균을 잡아먹으니 치질의 염증이 치유된다.

3. 피가 돌게 되면 영양 공급과 산소 공급이 이루어지기에 대장을 지탱하고 있는 근육이 탄력을 찾아 대장이 항문으로 빠지는 현상이 치유가 된다.

* 문제는 한 번 치유로 재발하지 않는 완벽한 치유를 할 것인가? 아니면 급한 현상만 임시방편으로 치유를 할 것인가 이다. 이것은 항문 괄약근 부위만 사혈을 해줄 것인가? 아니면 그 주변까지 사혈을 해주어 재발을 하지 않는 완벽한 치유를 할 것이냐 하는 차이점이다.

완벽한 치유를 위한 사혈의 순서는 먼저 2번 위장혈과 3번 뿌리혈, 6번 고혈압혈을 동시에 사혈한다. 그다음 14-29번 치질혈을 사혈해주면 된다. 한 자리에 일일 5회씩, 2번 5회, 3번 5회, 6번 5회, 6번 고혈압혈은 양쪽 두 군데이니, 부항컵은 20회를 댄 것이 될 것이다.

처음 시작하여 피가 적게 나올 때는 이틀 간격, 조금 더 나오면 3일 간격, 반 컵이 고일 정도로 잘 나오면 일주일 간격으로 사혈을 해서 기준량만큼 잘 나온다면, 이미 각종 위장병, 설사, 변비는 치유가 된 상태일 것이다. 그 다음 14-29번 치질혈을 동시에 사혈한다. 사혈 방법은 동일하다.

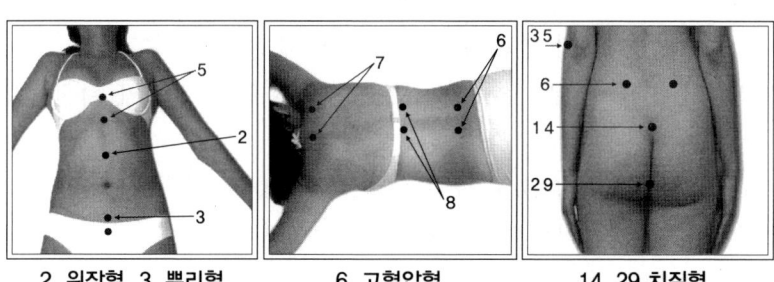

2. 위장혈 3. 뿌리혈   6. 고혈압혈   14, 29 치질혈

항문 사혈에는 대부분 두려움을 갖는다. 그러나 다른 곳과 별다른 점은 없다. 항문의 주름살 부위를 사혈침으로 20회 정도 찌르고, 중간컵으로 압을 걸 때 단번에 강한 압을 걸지 말고 압을 약하게 걸었다 빼었다 하여 괄약근의 경직을 풀어준 다음, 항문이 심하게 딸려 나오지 않는 범위 내에서 압을 걸면 된다.

처음부터 어혈이 잘 나오려니 하는 기대는 말아야 한다.

치질이 있다함은 이미 피가 못 돈다는 증거이고, 피가 못 돈다는 것은 이미 어혈이 많다는 증거이기도 하다. 사혈의 횟수를 거듭할수록 어혈이 나오는 양은 많아질 것이고, 많은 어혈이 나올 때까지 사혈을 하면 된다. 눈으로 어혈을 확인해보면 놀랄 정도로 많은 양이 나올 것이다. 그러면 이래서 치질이 왔구나 하고 이해가 될 것이다.

이렇게 사혈을 해주고 나면 치질뿐만 아니라 남자라면 낭습이 없어질 것이고, 여자라면 생리통, 냉, 요실금에도 대단한 효능을 볼 것이다.

사혈을 하는 방법은 번거롭지만, 일단 사혈을 해놓고 어혈을 눈으로 확인해 보자. 그 어혈이 모세혈관에 쌓여 피를 못 돌게 하는 주범이라는 것을 눈으로 확인한다면 사혈의 번거로움 쯤은 문제가 되지 않을 것이다.

* 치질이 가벼운 경우는 기본사혈 2-3-6번 혈을 사혈하는 동안 치유가 되는 수도 있고, 14번 치질혈을 사혈하는 동안에도 치유가 되는 수가 있다. 하지만 29번 치질혈(항문)을 직접 사혈해 주지 않으면 언제든지 재발의 위험성이 높다.

열두 번째 강의

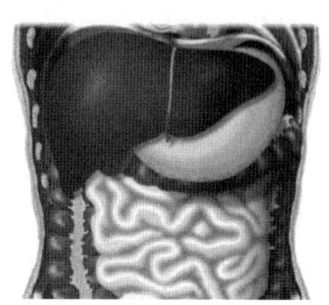

간염과 지방간

   간염 치유와 지방간 치유법은 같다. 간염 치유보다는 지방간 치유가 더 어려우니 지방간에 대한 설명을 중점적으로 해 보자. 지방간 하면 간에 지방이 낀 것을 말한다. 약하게는 간세포 조직 사이에 지방이 끼지만 심하게는 간 전체를 덮어 초음파 검진기에 간이 나타나지 않는 경우도 있다. 그럼 왜 간에 지방이 끼는지부터 풀어 보자.
   사람도 소화기능이 좋은 사람이 있고 나쁜 사람이 있듯이 인체의 세포도 마찬가지다. 지방간의 직접 원인도 신장 기능이 떨어진 합병증으로 혈액 속 산소 부족이 원인이 되어 출발한다. 신장 기능 저하, 산소 부족은 인체의 모든 세포의 활동, 소화 능력을 둔화시켜 소화불량 세포가 되게 한다.
   이때 초기 증세는 대부분 산소 부족으로 인한 만성피로가 온다. 좀 더 진행이 되면 저혈압, 고혈압 순서로 진행이 된다. 이러면 장을 통해 들어온 영양분이 에너지로 승화되지 못하고 몸 안에 지방으로 변이되어 축적된다. 이 과정에서 이놈이 간에 축적되면 지방간이 된다.

그럼 왜 하필 다른 곳을 다 놔두고 간에서 지방이 축적되었을까 하는 것이 문제다. 이것이 지방간을 치유하는 열쇠가 된다. 인체의 구조상 지방간이 있다는 것은 이미 다른 장기도 제 기능을 못하고 있다는 것을 짐작해야 한다.

어혈은 강바닥의 뻘과 같은 존재다. 뻘도 물살이 빠른 곳에는 쌓이지 않고 유속이 느린 곳에 쌓이듯 인체 내의 지방질도 피의 유속이 느린 곳, 피의 흐름이 원활치 못한 곳에 쌓이게 된다. 그 이유는 피의 유속이 느리면 산소 부족이 오고, 산소가 부족하면 세포의 활동이 둔화되어 소화 능력이 떨어지는데, 인체 내에서 상대적으로 피의 흐름이 제일 원활하지 못한 곳의 순서로 지방이 축적된다.

이 말은 지방간이 있다는 것은 이미 신간혈 쪽으로 피의 흐름이 원활치 못하다는 증거가 된다.

간염 역시 신장 기능 저하로 피가 탁해지면 혈액 속에 산소가 부족하고 산소가 부족하니 백혈구가 저항력이 약해진 것이 첫째 원인이고, 간 쪽으로 피의 흐름이 원활치 못해 침입 균이 자리를 잡는 것이 두 번째 원인이다. 간이 제 기능을 못하고 있는 상태에서는 산소 함유량은 낮은 반면 질소 가스의 함유량은 높아진다. 이러한 간의 환경은 침입 세균이 자리를 잡고 활동하기 쉬운 환경을 제공하기에 침입 세균이 간에서 자리를 잡고 세력을 키운 것이 바로 간염이다.

둘 다 간 쪽에 피의 흐름이 원활치 못한 데서 오는 것은 마찬가지이니 간 쪽으로 피의 흐름을 원활히 해주어야 치유가 되는 것 또한 같다.

간에 지방이 낀 것은 어떻게 해 줄 것이냐가 문제로 남는다.

이것은 지방질과 단백질이 잘 분해되는 식품을 섭취하며 간 쪽으로 피의 흐름을 원활히 해주는 것으로 치유가 된다. 식품을 설명하자면 길어지니 식품에 대한 것은 나중에 따로 설명을 하지요. 치유는 중산해독제와 청국장환을 만들어 섭취를 하며 사혈을 해주면 되는데 사혈점은 2-3-6-8번이다.

각 증세마다 도움이 되는 식품의 응용방법은,

1. 초기 만성피로, 지방간만 있을 때에는 요산해독제, 청국장환 섭취

2. 간염, 간경화 초기에는 중산해독제, 요산해독제를 섭취하면 된다.

인체의 모든 장기는 먹이사슬 유기적 연결고리로 되어 있기에 질병이 올 때도 연쇄적으로, 치유가 될 때에도 가벼운 증세부터 연쇄적으로 치유가 되어진다. 그러다 보니 치유가 되는 과정 역시 한 가지 증세만 좋아지는 것이 아니고, 제대로만 치유를 하면 오장의 기능이 동시에 좋아진다.

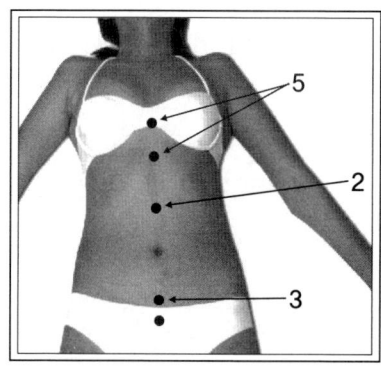

2. 위장혈
3. 뿌리혈

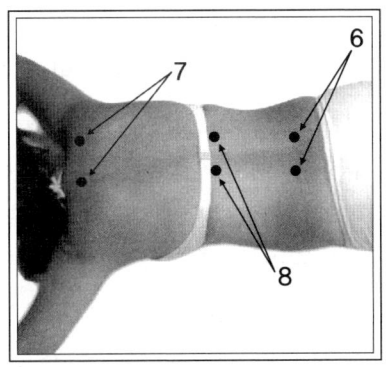

6. 고혈압혈 8. 신간혈

　피를 맑게 하고 각종 독성분을 분해하는 식품을 동시에 섭취하며 2-3-6-8번 혈을 사혈하면 지방간만 좋아지는 것이 아니라 간염을 비롯한 만성피로, 각종 위장병, 고혈압, 소화불량, 속 쓰림, 설사, 변비, 기미 등 오장의 기능이 떨어짐으로 나타나는 모든 증세가 호전된다. 여기에 저혈압, 협심증, 심근경색이 있으면 5번 협심증혈을 추가하면 되고, 가래나 천식이 있다면 32번 기관지혈을 추가 사혈하면 치유가 된다. 질병은 어렵게 보면 끝이 없지만 쉽게 이해를 하면 아주 간단한 것이다.
　기계화된 서양의학이 모든 의술을 성분학적으로 세분화시키면서 질병의 이름이 많아졌을 뿐이다. 인체의 생리 구조, 질병이 발생하게 된 원인에 들어가 보면 결국은 오장육부 중에 어느 장기의 기능이 얼마 정도나 떨어졌느냐 하는 차이 뿐이기에 치유 방법은 단순할 수밖에는 없는 것이다. 아무리 질병의 종류가 많아도 논리적으로 함축시키고 보면 결국은 오장 기능이 떨어진 합병증으로 오는 것이며 차이점이 있다면 오장의 기능 중 어느 장기에 기능이 떨어져서 질병이 왔느냐 하는 것뿐이다.

이 말을 역으로 풀어 보면, 인체의 어떠한 질병도 오장의 기능만 활성화시켜주면 모두 치유가 된다는 말이 된다. 이러하기에 질병의 종류와 상관없이 2-3-6-8번 위치를 사혈하여 오장의 기능만 회복시키면 대부분의 질병은 치유가 된다는 말이 된다. 현대의학이 질병의 종류를 수백 가지로 분류를 하고 연구하면서도 질병에 대한 뚜렷한 답을 얻지 못한 것은, 어혈의 실제를 제대로 이해를 못했기 때문이다. 혈액 속에 독성분이 높아진 원인도, 고지혈증이 된 원인도, 수 백 가지 성분으로 다르게 나타나게 된 원인도 결국은 어혈이 모세혈관을 막아 각 장기의 기능이 떨어졌기 때문인데, 기능이 떨어진 장기의 기능은 회복시키려 하지 않고, 장기의 기능 저하로 2차적으로 나타난 성분학만을 파고들었기 때문이다. 만약 각 장기의 기능 저하가 그 장기로 공급되는 혈관이 막히거나 좁아진 것이 원인이고, 혈관을 막은 것이 어혈때문이라는 사실만 알아챘더라도 모세혈관을 막고 있는 어혈을 뽑아내 버리면 질병이 치유된다는 해답은 쉽게 얻었을 것이다. 심천사혈요법은 수술적 의술이 아니기 때문에 비교적 안전하고 누구나 쉽게 할 수 있다. 치유의 효능 면에서도 기존의 어떠한 치유법보다 효과적이고, 과학적인 이치이다.

열세 번째 강의

신부전증

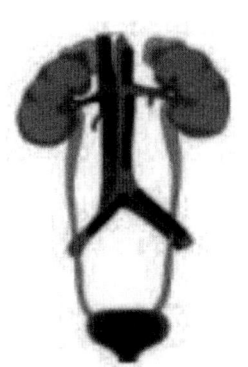

　신부전증 하면 필자는 현대의학의 치유 방법에 대단히 불만이 많은 증세다. 신부전증이 왜 발생하는지 원인만 제대로 알고 치유를 한다면 신부전증 초기에 투석을 하기 전이라면 심천사혈요법으로 치유가 잘 되는 증세이기 때문이다.
　잘못 진찰하고 잘못된 방법으로 치유를 하니 치유가 안 되는 것을 두고 자신의 잘못은 모른 채 투석을 강요하고 신장이 완전히 망가질 때까지 기다려 신장 이식수술을 권장하는 모습을 지켜보면 안타까움을 넘어 분노마저 느낀다.

　문제는 의사가 신부전증이라 진단만 하고 투석을 하기 전이라면 심천생리학으로 95% 이상 치유가 가능하다. 하지만 일단 투석을 시작한지 오래 되었다면 심천생리학으로도 치유가 어렵다는데 문제가 있다. 우리 인체 구조는 어떠한 기관이든 피의 흐름이 원활하고, 계속 사용할 때는 기능과 원형을 유지하지만, 장기간 피가 돌지 않고 사용을 안 하면 장기 자체가 퇴화하게 되어 있다. 그래서 신부전증 환자가 장기간 투석을 하였을 경우, 이미 신장 기능뿐 아니라 신장 자체가 퇴화되어 작아져 있을 것이다.

먼저 투석을 시작하게 되면 왜 신장이 급속도로 퇴화되어 작아지는지 살펴보자.

신장이 인체에서 하는 일은 혈액 속의 요산을 먹이로 먹어 치워 기능적으로 보면 요산을 걸러 피를 맑게 해주는 기능이 된다. 현대의학은 신장이 요산을 걸러 주는 기능이 떨어져 피가 탁해지니 신장 대신 투석기라는 기계로 혈액 속의 요산을 걸러 배출시킨다.

인체의 생리이치 한 단면만을 보면 이러한 치유 행위가 대단한 의학 발전으로 보일수도 있다. 하지만 혈액 속 요산은 신장의 먹이가 되고, 신장이 혈액 속의 요산을 모두 먹어 치우지 못한 직접 원인은 신장 쪽으로 들어가는 혈관이 막혀 정상 혈액의 약 30% 정도만 혈류를 공급받았기 때문이다. 이때에 막힌 혈관은 열어주지 않고 혈액 속의 요산을 몽땅 투석기를 통하여 걸러주어 버리면 어떻게 될 것이냐 하는 것이다.

이러한 치유 행위는 그나마 30% 혈류를 가지고 근근히 버티던 신장을 아예 굶어 죽어라 하는 행위가 된다. 이러한 생리이치에 의하여 일단 투석을 하기 시작하면 신장은 급속도로 퇴화, 작아질 수밖에는 없다.

문제는 투석을 하며 사혈요법을 동시에 시술하기가 어렵다는 점이다. 신부전증 환자가 투석을 할 정도라면 이미 조혈기능이 약화되어 있다고 보아야 한다. 사혈요법에서는 조혈기능이 약해진 상태, 즉 체력이 뒷받침이 되어 주지 않으면 사혈을 할 수가 없다는데 문제가 있다.

하지만 신부전증이라는 진단만 받은 경우는 강산해독제, 강산복합제를 동시에 섭취시켜 인위적으로 피를 맑게 해주는 보조요법을 쓰며 8번 신간혈을 응급 사혈로, 한 곳에 8컵 정도 3일 간격 3-4회 정도만 사혈을 해주어도 당장 혈색이 돌아오고 소변의 양이 많아짐을 느낄 것이다. 이때만 하여도 만약 조혈기능이 따라주지 않을 경우에는 수혈만 도와주는 방법만 가지고 치유가 된다.

신부전증 초기 증세는 신장과 간 기능이 떨어진 합병증이다. 발병 초기에 위와 같은 방법으로 치유를 하면 단 한 차례 시술만으로도 치유 효능이 날 가능성이 높은 증세이고 치유도 잘 되는 증세다.

하지만 현실적으로 병원에 가면 신장이나 간 기능이 떨어진 합병증으로 혈액 속에 요산, GOT, GPT, 크레아틴 수치가 높다 할 때에 이 독성분을 해독하는 방법도 신장과 간 기능을 회복시키는 방법도 없다. 이러니 그대로 지켜보다가 신장과 간 기능이 더 떨어져 피가 더욱 혼탁해지면 생명이 위험하니 투석을 하라 권한다.

그럼 이러한 증세가 투석을 한다고 치유가 되느냐 하는 것이 문제다. 투석은 혈액 속의 요산만 걸러 버리는 기능만 있을 뿐 신장과 간의 기능을 회복시켜 피를 근본적으로 깨끗하게 하여 주는 기능은 없다. 그저 주기적으로 신장이 먹어 치우지 못한 요산을 임의적으로 걸러줄 뿐이다. 이러한 치유 방법은 치유란 단어 자체를 붙일 수 없는 방법이지만 아직도 심천사혈요법은 외면한 채 환자에게 투석을 강요하여 죽음의 길로 몰아가고 있다. 아직도 심천사혈요법의 치유 효능을 과학적 입증이 된 의술이냐를 논하고 싶다면 투석을 한 환자 중 신부전증이 치유가 된 환자가 한명이라도 있는지를 답하고 논하여야 한다. 투석이 어쩔 수 없이 하는 임시 응급 치유라고 변명을 하고 싶다면, 심천사혈요법은 신부전 증세를 재발하지 않게 하는 근본적 치유 방법이라는 점을 말해주고 싶다.

지금이라도 인체의 생리 구조를 유기적 연결고리로 보고, 심천생리학을 접목시켜 먹이사슬 연결고리를 이어 준다는 개념으로 치유를 한다면 투석을 할 필요도 신장 이식수술을 할 필요도 없을 것이다.

신부전증으로 증세가 악화되어 가는 과정의 증세를 설명해 보면 신장 기능이 정상이라면 신장 하나로 1분에 약 220cc 정도 혈액이 통과해야 한다. 그래야 혈액 속의 요산과 요소를 정상적으로 배출할 수 있어 혈액이 깨끗할 수 있다. 그런데 1분에 220cc정도 통과해야 할 혈액이 혈관이 막혀 150cc 미만으로 적게 통과하게 되면 혈액 속 요산과 요소 함유량이 많아져 이로 인한 부종이나 만성피로가 나타난다. 이것이 신부전증 초기 증세다. 그런데 이때까지도 양의학적 진찰법으로는 신장은 정상이라는 판정을 한다는 것이다. 사실 안다고 한들 기존의 서양의학으로는 고칠 수도 없다.

이 상태가 지속되면 될수록 신장을 통과하는 혈액의 양이 적어지고, 적어지는 만큼 혈액은 탁해진다. 이러면 그나마 남아있던 신장 기능마저 급격히 떨어져 아예 신장이 이뇨 작용을 못할 정도로 망가진다.

물론 그 중간에 요산을 해독한다 하여 요산해독제를 복용시키지만, 약의 기능은 혈액 속의 요산을 해독하는 기능만 있는 것이지 기능이 떨어진 신장 기능을 회복시키는 효능은 없다. 이 상태가 지속되어 1분에 약 70cc 정도 미만으로 혈액이 신장을 적게 통과하게 되면 그때부터 신장이 작아지거나 염증으로 부어서 커지는 외형상 변형을 일으킨다. 신장 내부의 혈관이 터져 혈류가 소변에 섞여 나오는 등 외형적 변화를 일으키면 이때서야 신부전증이라 진단을 한다.

이제는 인체의 생리 기능을 한 단면만 끊어서 확대하여 보는 시각이 아닌 먹이사슬 연결고리, 유기적 연결고리로 보는 시각을 가지라 주문을 한다.

열네 번째 강의

기침, 기관지천식, 폐결핵

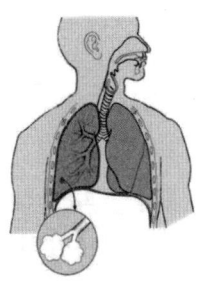

　기관지천식, 기침, 폐결핵, 협심증, 저혈압 모두 32번 기관지혈과 5번 협심증혈 위치에 피의 흐름이 원활치 못한 것이 원인이다.
　치유 방법이야 쉽지만 그냥 사혈만 하라면 이해를 못할 것이니 설명을 해보자.
　먼저 가래와 기침부터 풀어보자. 가래는 없어도 병이고 많아도 병이다. 가래가 하는 일은 호흡기를 통해 들어오는 먼지나 이물질을 폐 속으로 들어가지 못하게 흡착을 하며, 기침을 통해 밖으로 배출하는 기능을 한다. 건강한 사람은 일상적으로 가래가 나와서 식도를 타고 위 속으로 넘어가지만 건강한 상태에서는 의식을 못하고 산다.
　가래가 의식을 못하고 식도를 통해 위 속으로 넘어가려면 조건이 있다. 가래 자체의 농도가 묽어야 한다는 조건이다. 그런데 가래는 묽은 지방과 단백질로 구성되어 있기에 온도에 민감하여 온도가 높아지면 묽어지고, 온도가 차가우면 뻑뻑해진다는 것이다.

이 속에 천식환자를 치유할 수 있는 해답이 있다.

천식환자 대부분은 신장 기능이 떨어진 합병증으로 발병을 시작한다.

신장 기능 저하는 혈액 속 요산 수치를 높게 하여 상대적 산소 함유량을 떨어트린다.

혈액 속 산소 부족은 체세포의 활동을 둔화시키고 소화능력을 떨어뜨리면 체세포의 (연소)소화능력 저하는 곧바로 체온 저하를 부른다. 이러한 신체적 조건하에서 5-32-4번 혈 위치에 어혈이 쌓이면 그 위치는 더욱 체온이 떨어지고, 체온 저하가 가래의 농도를 뻑뻑하게 하고 호흡기를 통하여 공기 출입이 가래의 수분을 증발시키면 가래의 농도가 더욱 뻑뻑해지는데 이 가래가 기관지 내벽에 붙고, 기침을 통하여 가래를 밀어내려는 현상이 해소 천식 기침이다.

사실 이 정도 설명이면 이미 치유 방법은 나온 것이나 같다. 2-3-6-8번 혈을 사혈해주어 신장과 간 기능을 회복시켜 요산 수치를 떨어뜨림으로 혈액 속의 산소 함유량이 높아지게 하여 몸 전체의 체온을 상승시켜 준 다음, 5-32-4번 혈을 사혈해주어 피를 잘 돌게 해주면 온도가 오르고, 온도 상승은 곧바로 가래의 농도를 묽어지게 하니 가래가 없어지며 천식 기침이 사라진다. 하지만 현대의학은 겉에 나타난 결과를 병의 원인으로 보기에, 온도 저하의 원인 제공은 알지 못하고 뻑뻑해진 가래를 묽게 녹이는 처방의 약만 복용시키며 해소 천식이 치유가 되길 기다린다. 인체의 생리이치로 접근을 해보면 가래를 녹이는 처방만으로는 치유가 안 된다 답이 나와 있지만 지금 현재도 같은 실수만 반복하고 있다.

이러한 생리적 이치를 무시한 채 가래 삭는 약을 복용해 보라. 약을 복용하는 동안에는 가래가 삭으니 조금 나을 것이다, 하지만 생리상 가래는 끝없이 나오게 되어 있고 온도가 차가운 이상 계속 굳어질 텐데, 과연 약으로 해결이 될까요? 이래서 약은 응급처방이지 원래 기능을 회복하여 스스로 할 수 있게 하는 치유는 아니라 주장을 하는 것이다.

치유 시 사혈점을 선정하는 것은 두 가지 경우가 있다. 몸 전체의 체온이 차가운가, 부분적으로 32번 기관지혈과 5번 협심증혈 위치만 차가운가 하는 것이다. 몸 전체의 온도가 차가우면 신장 기능 저하가 원인이 되니, 2-3-6-8번을 사혈하고 난 다음, 5-32번 혈만 사혈을 해주고 그래도 치유가 안 되면 4-18번 혈을 사혈해주면 치유가 된다.

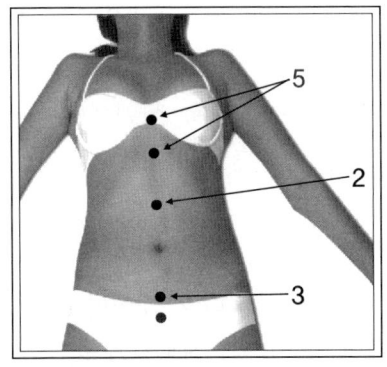

2. 위장혈 3. 뿌리혈 5. 협심증혈

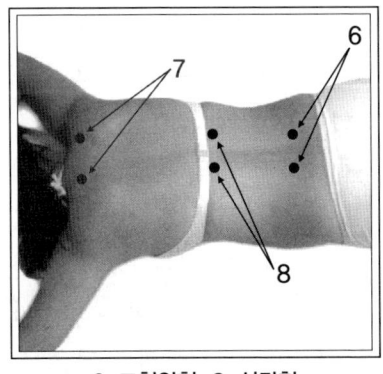

6. 고혈압혈 8. 신간혈

여기에 기침의 종류는 크게 속기침과 겉기침이 있다. 속

기침은 앞의 사혈로 치유가 되었을 것이고, 겉기침은 4번 감기혈과 18번 침샘혈을 사혈해주면 치유가 된다.

앞의 사혈점을 모두 사혈했다면 가슴이 답답하고 두근거리는 증세, 숨이 가쁜 협심증 증세, 저혈압, 고혈압, 만성피로는 저절로 치유가 되어 있을 것이다.

잠시 가래의 많고 적음을 설명해보면 가래가 나오는 양은 모두 일정하지가 않다.

먼지 등 기관지를 자극하는 물질을 많이 마시는 경우, 기관지 내벽이 피가 돌지 못하므로 인하여 기관지 세포가 신경이 예민해져 있기에 작은 자극에도 과민 반응을 하는 경우다.

왜냐, 가래가 나오는 경로를 보면 가래는 기관지를 구성하고 있는 세포 안에 있다가 먼지 등 이물질이 기관지 내부의 섬모근을 자극하면 근육을 수축하여 모공을 통해 가래를 밀어내기 때문이다.

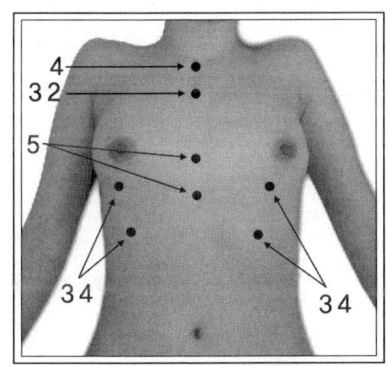

4. 감기혈 32. 기관지혈

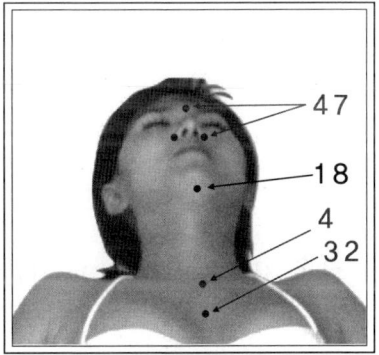

18. 침샘혈

열다섯 번째 강의

암에 대한 나의 견해

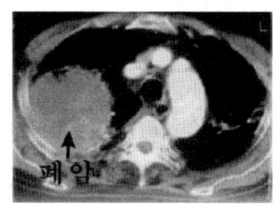

　암에 대한 글을 써야 할지 말아야 할지를 두고 1년이 넘게 망설이고 고민했다.
　나의 의술 전체가 매도될 위험 부담이 있고, 여기에 서양의술의 잘못된 고정관념이 과연 바뀔 수 있느냐도 큰 문제가 되기 때문이다. 다른 질병이야 나의 논리가 틀리다고 공박한다면 언제든지 치유의 효능으로 보여줄 수 있다.
　그러나 암은 다르다. 암은 경우에 따라 수술적 의술과 병행을 해야 하기 때문이다. 현대 의사들의 꽉 막힌 고정관념을 바꾸는 것이 사람을 치유하는 것보다 더 어렵다. 이 글을 통해 현대의술과 응용 치유가 되면 국민 건강에 큰 도움이 될 텐데 하는 마음뿐이다.
　이 글을 참고는 하되 반론은 하지 않았으면 한다. 나의 논리를 응용을 하든 배척을 하든 나는 그 동안 공부한 의술을 여러분께 공개한다는 것 이상의 의미는 두지 않을 생각이다.

　나의 시각으로 현대 암 치유법을 보면 어차피 죽을 사람 빨리 죽으시오. 하는 치유법이지 생명을 연장시키는 치유법은 아니라고 본다. 왜 이러한 주장이 나오는지 암의 발생 원인과 치유의 이치를 살펴보자.

암세포와 정상세포가 다르다면 현대의술은 보다 쉽게 암을 정복할 수 있었을 것이다. 하지만 암세포나 정상세포나 생명의 이치가 같기에, 암세포는 죽이고 정상세포만 살게 하는 약을 개발할 수 없다 보니 지금까지 암 치유의 실마리를 풀지 못한 것이다.

그럼 대체 암이 무엇일까? 암은 정상세포 일부가 갑자기 필요 이상 세포분열을 하여 세포조직이 비대해진 것이다. 이러니 암세포나 정상세포나 따로 떼어놓고 보면 동일하다.

그런데도 왜 암에 걸리면 죽을까?

정상세포 일부가 갑자기 세포분열을 빨리하여 비대해지면 비대해진 암 덩어리가 다른 장기나 혈관을 압박하여 그 장기의 기능 저하로 사망에 이르는 것이 암이다. 이 똑같은 사실을 두고도 시각 차이가 크다. 과학의술은 성분학이기에 암이 질병의 원인이니 암세포를 죽이거나 수술로서 잘라내는 대서 치유의 해답으로 찾고, 필자는 암이 왜 발생했는지 원인을 찾아 암의 원인 자체를 제거하여 암을 치유하려는 시각차이다.

이러니 같은 암을 놓고도 치유의 방법이 다를 수밖에 없는 것이다. 현대 과학의술이 암을 병이라 하고 수술로서 잘라냈다 가정해 보자.

암 조직을 잘라내기만 했지 암을 오게 한 원인을 치유한 것은 아니다. 이러면 암의 원인은 그대로 있으니 암이 또 재발을 하는 것은 당연한 것이다.

수술 후 암의 재발을 막는다 하여 항암치료를 하는데 항암치료의 기능을 짚고 넘어 가자.

암세포가 빨리 분열을 한다고 분열 기능(생식 기능)을 파괴하기 위해 항암치료를 한다. 그런데 항암치료를 하면 암세포만 타격을 받고 정상세포는 아무런 지장이 없느냐 하는 것이다. 항암 치료나 방사선 치료를 할 경우 암세포나 정상세포나 동일하니까 둘 다 똑같은 체세포 생식기 파괴로 피해를 본다. 그 입증은 항암치료를 한 번만 받아도 머리가 다 빠지고 극심한 통증으로 고통을 받는 것이 말을 대신한다. 단번에 강하게 항암치료를 하면 사람이 통째로 죽으니 약하게 나누어 반복 시술을 하는데, 항암치료를 할 동안은 암세포의 생식기능이 파괴되어 세포분열을 못하니 잠잠하지만, 정상세포의 기능이 떨어진 것은 어떻게 할 것이냐 하는 것이다. 항암치료의 기능이 신장과 간 기능을 더 떨어뜨리면 피는 더욱 혼탁해 지고, 피의 혼탁은 새로운 암만 발생할 원인 제공을 하게 된다.

그럼 정상 세포는 45일 주기로 세포분열을 하는데, 왜 암세포는 하루에도 몇 번씩 세포분열을 하는가 하는 원인에서부터 접근을 해보자.

자연의 섭리로 생명의 이치를 보면, 모든 생명체는 생명에 위협을 받으면 2세를 많이 남기려는 본능이 발동한다. 이러한 현상이 암을 푸는 열쇠다. 옛말에 남산의 소나무가 솔방울을 많이 맺으면 다음 해에 죽는다는 말이 있다. 맞는 말이다. 소나무가 갑자기 솔방울을 많이 맺는 이유는 본능적으로 2세를 많이 남기기 위해서이니 솔방울을 갑자기 많이 맺는다는 현상은 소나무가 주변 환경에 생명의 위협을 느껴 죽음을 의식하고, 2세, 씨앗을 많이 남기려고 하는 것이니, 다음 해에는 틀림없이 말라죽고 만다. 과일 나무도 마찬가지다. 과일나무도 토양이 척박한 곳과 비옥한 곳의 나무를 보면 토양이 척박한 곳의 나무가 과일을 먼저 맺고, 사람도 결핵이나 몸이 허약한 사람이 성을 더 요구한다.

우리의 삶을 돌이켜 보아도 70년대 먹고살기 어려울 때에 자식을 많이 나았다는 것을 알 수 있다. 세계적으로도 보아도 살기 어려운 나라일수록 자식을 많이 낳고, 잘사는 나라일수록 자식을 적게 낳는다. 이것이 자연의 잠재적 본능이다.

암도 마찬가지다. 일부 세포가 피의 혼탁으로 생명의 위협을 느끼니 본능적으로 죽기 전에 2세를 많이 남기고자 세포분열을 빨리 많이 하려고 한 것이다. 이렇다면 암의 발병 원인 치유는 왜 일부 세포가 생명의 위협을 받게 되었느냐 하는 데서 해답을 찾아야 한다.

그 해답은 인체의 생리이치 속에 숨어 있다,
인체의 8조 마리나 되는 모든 생명체는 모두가 한 사람이 가지고 있는 모든 기능을 같이 가지고 있다 했다. 이 논리를 기준하여, 만약 사람도 나무처럼 한 곳에서만 살게 해놓고 환경 공해, 질소가스, 산소 부족, 여기에 먹을 것을 절반만 준다면 어떻게 될 것이냐 하는 것이다. 본능적으로 생명의 위험을 느끼는 것은 당연한 것이다.

그러면 왜 암이 부분적으로 발생을 하는지 궁금할 것이다.

이것은 피의 흐름의 차이점 때문이다. 신장과 간 기능 저하로 전체의 혈액이 혼탁해져 있어도, 인체의 모든 혈액이 일정하게 혼탁 하지는 않다. 어혈로 인해 혈관이 막힌 곳은 피의 유속이 느리고, 피의 유속이 느린 만큼 그 부위의 혈액은 상대적으로 탁해지고, 암은 인체 내 혈액이 제일 탁한 곳에 붙어 발생한다고 보면 된다.

암의 발생 원인을 앞에서부터 체계적으로 설명하여 풀어보자. 먼저 신장 기능이 떨어지면 요산 배출이 안 된다고 했다. 그 합병증으로 간 기능이 떨어지는 것은 필연이다. 신장과 간 기능이 동시에 떨어지면 요산과 음식 속에 있는 독성분이 혈액을 혼탁하게 하여 그 합병증으로 어혈이 많이 생기면, 어혈이 혈관을 막은 곳부터 피가 더욱 혼탁하기에 암이 먼저 발생한다고 정의한다.

쉽게 표현하면 암은 신장 기능 저하가 원인이다. 암의 발생 원인을 이렇게 진단한다면 올바른 치유 방법은, 먼저 신장과 간 기능을 회복시켜 피를 맑게 하여 암 세포로 하여금 심적 안정을 취하게 하여 주어서, 암세포가 필요 이상 세포분열을 못하도록 암세포의 주변 환경을 바꾸어 주는 것이 올바른 치유법일 것이다.

심천사혈요법으로 보는 암의 원인

1. 암세포의 생리는 정상세포와 같기에 유전성 질환이 아니다. 신장 기능이 떨어져 혈액 속의 요산의 농도가 많은 사람에게는 누구에게나 올 수 있다.

> 2. 암이 발생한 곳은 이미 어혈이 혈관을 막아 피의 흐름이 원활하지 못한 곳이다.
> 3. 암의 직접 발생 원인은 혈액 속의 요산의 농도가 많고 적음이 직접 결정한다.
> 4. 암은 칼만 대면 급속히 번진다는 속설은, 수술을 하기 위한 마취 기능이 신장과 간 기능을 급속히 떨어뜨려 피가 더욱 혼탁해진 데서 비롯된 것이다.

 오장의 기능을 회복시켜 피를 맑게 해주고, 피의 흐름을 원활히 해주면 된다. 그런데 암 수술을 하기 위해 마취를 하게 되면 신장과 간 기능은 마취 기능에 의해 떨어지고 이것은 곧바로 피를 더욱 혼탁해지게 하니, 암세포는 더 빨리 분열하게 하는 환경적 원인을 제공하는 격이 된다. 여기에다 수술 후에 하는 항암치료는 그나마 있던 신장과 간 기능마저 더 약화시키니 생명 자체도 유지하기 어려운 상황이 되는 것이다. 암이 발생한 환자는 이미 신장 기능 저하로 혈액 속의 요산의 함유량이 많은 사람이니 빈혈이 심하거나 비만에 시달리는 사람이 큰 비중을 차지할 것이다. 마른 환자의 경우는 요산을 걸러 주는 기능이 떨어진 사람이므로, 마른 환자나 비만인 환자나 암의 직접적인 원인은 요산이 주범이다.

 이러한 결론은 암 말기 환자를 보아도 알 수 있다.
 말기 암 환자는 모두가 극심한 통증으로 고통을 당하는데 그 통증이 오는 원인을 분석하면 해답이 나온다. 말기 암 환자 통증의 직접 원인은 요산의 농도가 급격히 높아져 요산이 체세포의 피부를 산화 녹이는 과정에서 통증이 발생한다. 마치 통풍으로 오는 통증과 같다.

암이 이러한 이치에 의해 발생한다고 정의를 내리면 암 예방은 간단하다. 국민 모두가 암이 발생하기 전에 2-3-6-8번 혈을 사혈하여 오장육부의 건강을 유지시켜 피를 맑게 유지해준다면 암은 오라고 해도 못 올 것이다.

암 조직이 작은 사람이 암세포가 더 커지지 않게 하기 위해서는 아래 처방전대로 섭취하면서 사혈의 순서를 지키며 2-3-6-8번만 사혈해주어 피를 맑게 유지해주면 된다. 이미 암 조직이 커져서 다른 장기를 압박해 생명이 위독할 때는 일단 암 조직은 수술로 제거한 다음, 각 장기가 회복되기 전 강산을 해독해 피를 맑게 유지해주고 각 장기의 기능을 회복시켜야 한다.

처방으로는 한 달 섭취 기준으로, 말린 옻껍질 600g, 머위뿌리 말린 것 400g, 옥수수 수염 300g, 두충 300g, 금은화 200g, 표고버섯 300g, 유근피 600g, 청궁 300g, 당귀 300g, 감초 200g, 천마 400g, 칡순 한 자 이내에서 꺾어 말린 것 300g, 꿀풀 꽃 말린 것 200g, 맥아 300g, 머리쑥 말린 것 200g, 등등해서 달여 섭취를 하고, 강산해독제를 함께 섭취하면서 사혈을 하면 된다.

강산해독제를 함께 섭취하는 데는 간과 신장 기능을 빨리 회복시키고 이미 탁해진 피를 맑게 정화하기 위한 목적이다.

암 처방전 약을 복용한 다음에는 일단 응급 사혈 개념으로 8번 신간혈을 기본 사혈로 하고, 위암은 2번 위장혈, 장암은 3번 뿌리혈, 자궁암은 51번 생리통혈, 6번 고혈압혈, 폐암은 5번 협심증혈, 32번 기관지혈, 간암은 8번 신간혈을 먼저 응급 사혈을 하고, 그 부위가 어혈이 다 빠져서 생혈이 나오면 그 다음은 2-3-6-8번을 순서에 맞게 사혈해주면 된다. 한약은 수술하기 전부터 복용하고, 수술 후에도 계속 복용해야 한다. 단 항암치료는 절대 하면 안되는 것을 원칙으로 한다. 한약의 처방 목적은 체력보강과 장기의 기능회복 및 혈액 속 강산을 해독하기 위한 것이다.

암, 당뇨, 중풍, 치매, 간경화의 두려움에서 해방되고 싶다면 2-3-6-8번 혈을 사혈한 다음 1-9번 혈만 예방 차원에서 미리미리 사혈을 해주면 앞의 증세는 오라고 빌어도 올 수가 없다는 점을 명심해야 한다.

열여섯 번째 강의

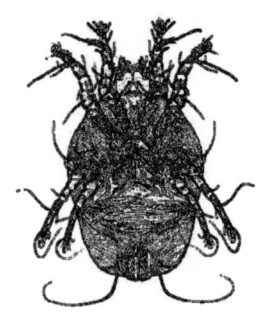

알레르기 체질

　알레르기 체질하면 다들 고질병으로 알고 있다. 약하게는 꽃가루 알레르기도 있고, 찬물만 손에 닿으면 나는 두드러기, 찬바람만 쏘이면 나는 두드러기도 있다. 가장 참기 힘든 것은 가려움증이다.
　가려움증이 심한 경우는 피가 나도록 긁어도 가려운데 긁은 손자국마다 두드러기가 일어나거나 상처가 나기도 한다. 이 정도 되면 본인도 힘이 들지만 옆에서 지켜보는 사람마저 애처로울 정도가 된다. 이러한 알레르기 증세는 왜 일어날까?
　이것 역시도 주범은 신장 기능 저하의 합병증 요산 수치가 높은 것이 주범이다. 그럼 요산 수치가 높아지면 왜 알레르기 체질이 되는지 살펴보자.
　사람도 주변 환경이 공해로 오염되어 숨쉬기가 곤란하고, 소화불량에다 필요한 영양 공급을 30% 정도밖에 못 받는다면 어떻게 될까? 아마도 신경이 아주 예민해져 조금만 스트레스를 받아도 목숨을 걸 만큼 날카로운 성격이 되어 버릴 것이다. 이와 같이 인체의 세포가 환경 스트레스를 받아 신경이 예민해져 있는 상태가 알레르기 체질이라 보면 된다.

그럼 왜 인체의 세포들이 이러한 환경에 처하게 되었을까? 정답은 신장 기능 저하다.

인체의 장기 중 신장 기능 저하는 피 전체를 오염시키는 비중이 제일 크다. 신장 기능이 떨어지면 혈액 속의 요산과 요소의 함유량이 높아지는데, 쉽게 표현하면 혈액과 소변 성분이 섞여서 함께 돈다고 보면 된다.

이러한 환경은 피 속의 산소 함유량을 부족하게 하고, 질소가스 성분을 높여 인체의 체세포가 공해에 시달리게 하는 결과를 초래한다. 여기에다 혈액 속의 산소 부족은 세포들의 활동을 둔화시켜 소화불량 세포를 만드는데, 이것은 피를 걸쭉하게 한다. 이로 인해 합병증으로 피의 유속이 느려지는 악순환이 계속 이어지다 장기간 지속되면 간 기능마저 떨어지게 된다.

간 기능마저 떨어지면 혈액 속 독 성분이 급속히 많아져 요산과 독성분이 세포를 자극하여 세포가 과민 반응을 하는데, 이 상태가 바로 알레르기 체질 상태라 보면 된다.

문제는 알레르기 체질이 되면 거기서 끝나지 않는다는 데 있다. 알레르기 체질 자체가 신장 기능 저하에서 비롯되었으니 그대로 방치하면 피 전체를 심각할 정도까지 오염시킬 우려가 있다. 그러면 일차적으로 저혈압, 고혈압, 류머티스 관절염, 갑상선, 골다공증, 각종 혹들을 만들게 되며 당뇨, 중풍으로 갈수록 질병을 키운다는 데 문제가 있다.

그 동안에는 이러한 증세에 대해 치유법을 몰라서 병을 키웠지만 이제는 본인이 노력만 하면 집에서 가족끼리도 고칠 수 있다. 알레르기 초기 증세는 강산해독제, 강산복합제를 섭취시키며 2-3-6-8번 혈만 순서에 맞게 사혈을 해주면 신장과 간 기능이 회복되어 알레르기 체질이 치유가 된다. 알레르기 체질 환자가 6-8번을 사혈해서 어혈의 양을 가늠해 보자. 정상인에 비하여 상상을 초월한 많은 어혈이 나오는 것에 놀랄 것이다. 이렇게 죽은 피가 많으니 이러한 증세가 왔구나. 하는 것은 바보가 아닌 다음에야 누구나 짐작할 수 있다. 하지만 증세가 깊어져 가려움증이 심할 정도까지 진행되었다면 한약의 해독 기능과 함께 병행 사혈을 해야 치유가 된다.

1일 3회 복용으로, 한 달 기준으로 머위뿌리 건조된 것 300g, 표고버섯 건조시킨 것 300g, 옥수수 수염 200g, 두충 200g, 금은화 200g, 유근피 300g, 계피 200g, 감초 200g, 황기 300g, 오갈피 300g, 법제된 부자 100g, 칡순 200g, 꿀풀 200g, 마른 옻껍질 600g을 달여 복용하면 되는데, 혈액형이 O형인 사람은 체질적으로 옻이 탈 수 있다.

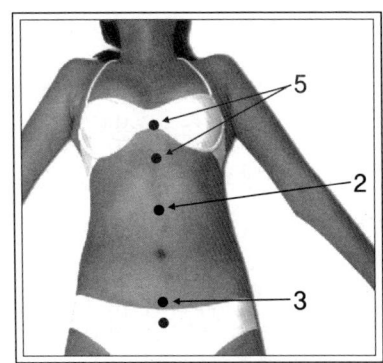
2. 위장혈 3. 뿌리혈

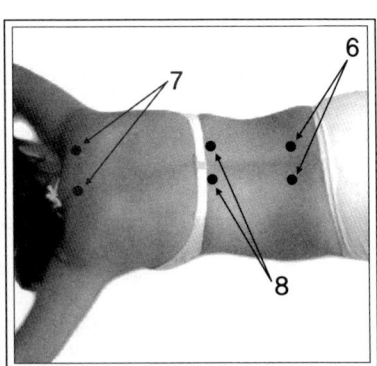
6. 고혈압혈 8. 신간혈

약을 달이기 전 옻닭을 먹어 보아 견딜만하면 약을 준비하는 것이 현명하다. 옻에 두려움을 갖는 사람이 많고, 사실 옻이 오르면 가려움증으로 고생을 많이 할 수밖에 없다. 그러나 혈액 속의 찌든 요산 독은 옻을 쓰지 않고는 쉽게 해독이 안 된다.

가려움증에 의해 긁으나, 옻독에 의해 긁으나 고생을 하는 것은 마찬가지이니 좀 고생을 하고 나면 체질 개선, 가려움증뿐 아니라 피부 역시 뱀이 허물을 벗듯 깨끗해지고 오장의 기능이 회복된다. 식욕 부진, 각종 위장병도 함께 치유가 되니 옻의 가려움증으로 고생한 만큼 보람은 있을 것이다.

열일곱 번째 강의

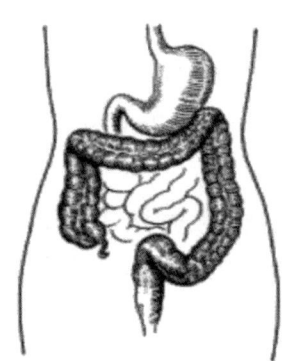

숙변, 설사, 변비

 먼저 숙변이 무엇이냐 하는 것부터 설명하는 것이 이해가 빠를 것 같다.
 숙변은 장기 내벽에 붙은 음식물 찌꺼기를 배설한 것이라 보면 된다. 숙변이 있는 사람의 증세는 양치질을 해도 입내가 심하고, 얼굴에 기미가 끼고, 심하면 입 안에 하얀 백태가 끼기도 한다.
 병든 짐승을 잡아 장기를 보면 장기의 내벽이 마치 발뒤꿈치의 굳은살과 같은 피부 상태를 하고 있다. 발뒤꿈치의 굳은살 같은 피부에 음식물 찌꺼기가 백태처럼 쩔어 붙은 것이 숙변이라 보면 된다. 증세가 심하면 장 내벽이 검은색을 띠며, 엷은 굳은살로 덮여 있기도 한다. 이렇게 되면 장은 영양분을 흡수하는 능력이 떨어지고, 음식물이 장을 통과하는 시간이 길어져 변비가 되거나, 반대로 늘 반 설사 비슷한 묽은 변을 보는 경우가 많다. 이 상태가 지속되면 몸 속의 영양 상태는 극도로 약화된다.
 요즈음 세계적인 희귀병이며 불치병인 근육 신경마비도 장 속의 숙변이 많아진 것이 원인이 되어 나타나는 것으로 보고 있다. 이러한 숙변을 없애려면 장기 내부의 피부가 왜 굳은살처럼 거칠어졌느냐 하는 원인부터 알아내야 한다. 그리고 그 원인을 없애줌으로써 장기 내벽을 원래대로 매끄럽게 해주어 음식물 찌꺼기가 장벽에 다시 붙지 못하게 하는 것이 올바른 치유법이 된다.

요즈음 숙변에 대한 건강법을 보면 이해 못할 방법들이 많다. 장세척이다, 단식을 한다 등 여러 방법들이 나오지만 상식적으로 생각을 해보자. 장 내벽이 굳은살처럼 터실터실한 피부에 음식물이 끼어 숙변이 되었는데 씻어낸다고 또 끼지 않을까? 굶는다고 숙변이 다시 끼지 않을까? 장 내벽을 매끄럽게 해주어 근본적으로 음식물이 달라붙지 않게 해주기 전에는 어떠한 방법도 임시방편에 지나지 않는다. 뒤꿈치의 굳은살이 장 내 벽이라 생각하고 아무리 물에 불려 밀어내 보라. 며칠 있으면 굳은살은 또 생길 것이다.

장 내벽의 굳은살이 생기는 이유를 살펴보면, 장 속의 혈관이 수축되어 피의 흐름이 원활치 못하기 때문이다. 장 조직 세포도 피가 잘 돌아 정상이라면 45일 주기로 바뀌어야 한다. 아랫배의 온도가 떨어진 것이 원인 제공이 되어, 장 속의 혈관 수축이 되니 영양 공급을 못 받은 것이 원인이 되어, 수면 세포가 누적되어 자리만 잡고 있는 상태가 굳은 살이 생긴 원인이다. 이러한 사람도 2번 위장혈과 3번 뿌리혈을 사혈해주면 장 내벽이 매끄럽게 다시 복원된다.

복원이 되는 이치는 간단하다.

사혈을 해주면 혈관이 열리고 피가 돌며, 온도가 상승하는데 배의 온도 상승은 장 속의 모세혈관을 확장시키는 효능이 있다. 혈관이 확장되면 피가 잘 돌고, 피가 돌면 영양 공급을 받은 세포가 동질성의 2세 세포를 분열하여 남겨 놓고 저는 떨어져 나가니 장 내벽은 다시 매끄러워지는 것이다. 만약 사혈을 해서 장 내벽이 다시 복원이 되었다면 먼저 입내가 없어져야 하

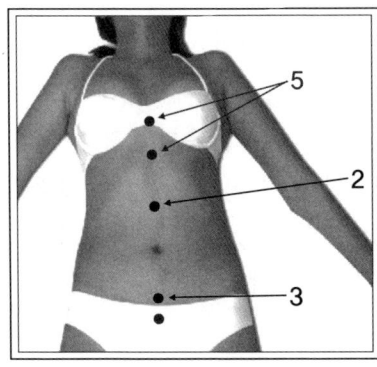

2. 위장혈 3. 뿌리혈

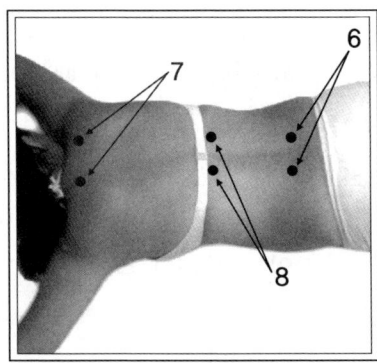

6. 고혈압혈

고, 설사나 변비가 없어져야 하며, 영양분의 흡수 능력이 향상되어 혈색이 좋아지고, 피부도 매끄러워져야 제대로 치유가 되었다 볼 수 있을 것이다. 대장의 연동작용 저하, 무기력 증세도 저절로 치유가 되기에 아랫배가 들어갈 것이다.

장 속에서 일어나는 현상을 육안으로 보지 않아 의문이 간다면 같은 논리로 확인 가능한 곳이 있다. 발뒤꿈치에 굳은살이 많은 분이 6번 고혈압혈과 10번 알통혈을 사혈해보라. 같은 이치에 의해 굳은살은 흔적도 없이 사라질 것이다. 나는 어떠한 의술이든 상식적인 논리에 합당한 방법만이 부작용이 없고 재발하지 않는 치유법이라 주장한다.

상식적 논리로 이해가 되지 않거나, 신비의 명약이라거나, 기적의 치유법이라고 하는 것은 부작용의 가능성이 많다는 것을 명심하여야 한다.

열여덟 번째 강의

몸살

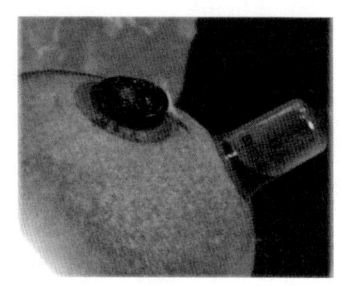

몸살하면, 뼈 마디마디가 쑤시고 머리가 끊어질 듯이 아프며, 열이 나다 한기가 들다 골이 쏟아지듯 머리가 아파 견디기가 대단히 어려운 증상이다. 하지만 누구나 한두 번쯤 이런 경험을 해 보았을 것이다.

그럼 이러한 몸살은 왜 일어날까?
몸살은 인체 내의 모든 세포들이 불만을 표출하는 총체적 반란이다 라고 하면 정확한 표현이 된다. 사람마다, 신장의 기능 정도, 혈액 속의 산소 함유량 정도가 몸살의 빈도를 결정하는 차이는 있지만 몸살의 직접 원인은 인체 내의 각 세포들의 욕구 불만이 한꺼번에 폭발한 것이 몸살이다.

그럼 인체의 각 체세포들이 왜 총체적으로 반란을 일으키느냐 하는 원인을 찾아야 한다. 이것은 몸살은 어느 때 발생을 하는가 하는 것에서 부터 풀어 보면 쉽게 해답이 나온다. 경험상 몸살은 과로가 유발시킨다는데 까지는 이해가 쉬울 것이다. 그럼 과로를 했을 때 신체 내부에서 어떤 현상이 일어나는지 역추적하면 몸살이 왜 오는지도 알 수 있을 것이다. 나의 논리를 쉽게 이해하려면 인체 내의 모든 세포를 크게 확대해서 세포 하나가 한 사람이고, 이치적으로 한 사람이 가지고 있는 육체적, 영적 모든 기능을 세포들도 같이 가지고 있다는 것을 알고 기준하여 들으면 이해가 쉬울 것이다.

몸살을 유발시키는 동기는 과로지만 몸살이 자주 오는 사람은 이미 신장 기능 저하로 몸살이 올 수밖에 없는 신체적 조건을 가지고 있다. 인체의 생리 조건 중 신장 기능과 간 기능이 약한 사람은 혈액 속에 요산과 독성분이 많아 이로 인해 혈액 속의 산소 부족과 독성분 누적으로 세포들은 이미 몸살이 오기 전부터 상당한 스트레스를 받고 있는 상태다. 세포들이 이러한 환경적 상태에서 과로는 인체 내 산소를 급격히 소모시켜, 신경과민 상태에 있던 세포들의 불만을 일시에 폭발하게 만드는 계기를 부여한다. 몸살은 이러한 원인에 의해 발생하기에 몸살을 자주하는 사람은 이미 정해져 있다.

신장이나 간 기능이 약한 사람으로, 혈액 속 요산 수치가 높은 사람, GOT, GPT 수치가 높은 사람이다. 이러한 혈액 속 환경은 체세포 입장으로 보면 공해독 속에서 사는 것과 같고, 사람으로 비유를 하면 공해 속에서 식사를 할 때 배설물과 음식을 섞어놓고 먹어라 하는 이치와 같다.

세포가 나 자신이라고 생각해 보자.

그런 환경 속에 사는 세포는 답답하고 짜증이 나고 미칠 것만 같을 것이다. 이래서 견디다 못해 체세포 스스로 문제 해결을 위해 일시에 들고 일어난 것이 몸살이라는 것이다. 이러한 환경 속에서 세포들이 자신의 살길을 위해 원하는 것은 신선한 산소, 신선한 영양 공급을 받기 위함이다. 이것을 얻기 위해서는 자신 주변에 모세혈관을 막고 있는 어혈을 일시에 밀어내서 피가 잘 돌게 해주어야 된다는 것은 세포들은 이미 알고 있다.

이렇게 밀어낸 어혈이 인체 구조상 허리, 6번 고혈압혈 위치에 쌓여 혈관을 막으면 허리근육이 경직되어 극심한 허리 통증이 오게 하고, 하체로 내려 가야할 혈액이 상체로 몰리면 뇌에 압력을 상승시켜 고혈압을 동반한 두통이 오게 하고 골이 흔들리고 쏟아질 듯 두통을 오게 한다. 이 과정으로 모세혈관 속의 어혈을 밀어내는 과정에서 요산 등 불순물이 떠오르고 8번 신간혈을 막으면, 요산 수치가 높아짐으로 요산 과다는 침입 세균의 활동을 왕성하게 하는 계기를 부여하고, 대신 백혈구는 힘을 못 쓰게 하여 백혈구와 침입균이 치열하게 싸우는 여건을 조성한다. 이러면 고열이 나고, 이놈들 싸움은 그나마 있던 산소마저 고갈시키니 심장은 산소 보충을 위해 더 빨리 뛰게 하는 악순환이 반복된다.

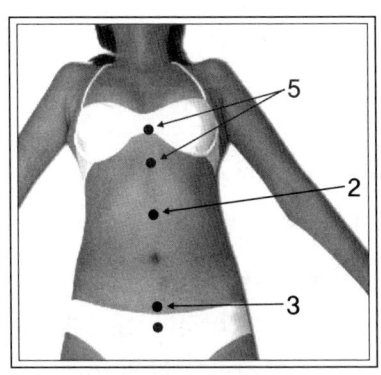

2. 위장혈 3. 뿌리혈

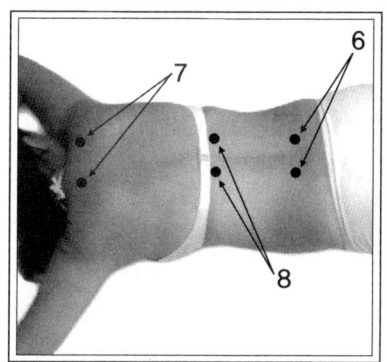

6. 고혈압혈 8. 신간혈

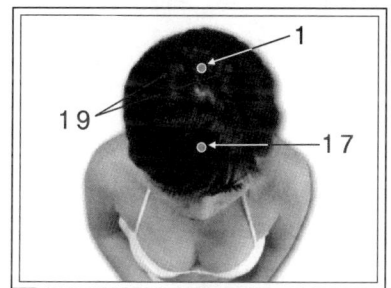

1. 두통혈

몸살의 진행 과정을 이러한 생리이치로 풀고 나면 그 해결방법은 쉽게 얻어진다. 먼저 세포들이 밀어낸 어혈이 6번 고혈압혈 위치에 쌓인 것이 허리 통증, 뇌의 압력을 높게 한 주범이라 했으니, 6번 고혈압혈에서 어혈을 뽑아주면 허리통증, 두통이 완화되고, 그 다음 고열과 한기의 반복을 치유하기 위하여는 8번 신간혈을 사혈하여 신장이 요산 배출을 잘 할 수 있도록 해주면 해열이 된다. 여기에 죽염을 혀로 녹여 먹으면 혈액 속의 염분 농도를 높여주는 것이 되기에 해열이 쉽게 될 것이다.

하지만 문제는 있다. 인체의 생리이치상 피가 못 돌면 세포는 신경과민이 되어 사혈침으로 찌를 때 통증이 평소 세 배 이상 온다. 이러한 통증을 견디며 사혈을 할 수 있느냐가 문제다. 하지만 통증을 참고 사혈을 해서 어혈만 나온다면 몸살은 금방 회복이 될 것이다.

사혈을 하기 전 링거(영양제)를 맞고, 먼저 6-8번을 사혈하고도 두통이 있다면 1번 두통혈을 추가로 사혈해주면 된다. 영양제를 맞으라고 하는 것은 영양 보충 차원보다는 다른 목적이 있다. 염분 보충도 그렇거니와 피를 묽게 희석시켜 피의 흐름에도 도움을 주고 당장 산소 공급이 유리해지니 세포들의 스트레스를 완화시켜 준다는 데 목적이 있다.

과학적 사고력만을 기준하여 필자의 이러한 인체의 생리이치를 들으면 몽상처럼 들릴 수도 있다. 하지만 인체의 생리이치가 필자의 주장과 같다면 치유가 되는 것은 상식이 될 것이다. 몽상 치고는 효능이 뚜렷하니 실험 삼아 사혈을 해보자. 약물 치료로 일주일의 시간이 걸린다면 심천생리학으로는 이틀이면 회복된다.

개인적인 생각으로는 몸살을 앓는 것이 꼭 건강에 해롭다고 보진 않는다. 세포들이 욕구 불만을 표출하고, 스스로 해결하기 위해 노력을 하고 나면 다소나마 피의 흐름이 원활해져 한동안은 몸살을 앓기 전보다 몸이 가벼워진 것을 느낄 수 있을 것이기 때문이다.

하지만 몸살이 자주 오는 사람은 이미 건강이 좋지 않다는 신호이니 그대로 방치하면 고혈압이나, 저혈압, 갑상선, 관절염, 통풍 등이 곧 올 것이다. 몸살을 자주 앓을 경우 이러한 증세를 미리 예방하기 위해서는 2-3-6-8번만 미리 사혈해주면, 같은 조건에서는 몸살도 오지 않고 이미 증세가 온 분은 치유가 될 것이고, 예방도 될 것이다. 인체의 장기는 유기적으로 연결되어 있어 한 가지 장기가 고장나면 연쇄적으로 다른 장기도 고장이 나게 되어 있다. 그러니 몸살을 자주 앓는 신체적 조건을 역추적하면 보지 않아도 몸 상태를 알 수가 있다.

  심천사혈요법이 대중화되어 아쉬운대로 고혈압, 저혈압, 각종 근육통, 신경통, 위장병, 두통, 관절염, 요산과다, 만성피로, 위경련 정도만 집에서 간단히 고칠 수 있어도 암, 당뇨, 중풍까지 병이 진행되지 않을 것이다. 모든 병은 작은 병이 커서 큰 병이 된다는 상식만 받아 들여도 작은 병을 키워 중병으로 고통 받는 우를 범하지 않아도 될 것이다.

열아홉 번째 강의

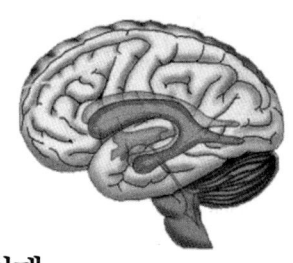

기억력 감퇴와 치매

치매는 어찌 보면 참으로 무서운 병이다. 사물 판별 능력이 떨어져 자신이 무엇을 하고 있는지도 모른 채 산다는 것은 가족이나 본인에게 대단히 불행한 일이 된다. 그럼 이러한 치매 현상은 왜 오는지 살펴보자.

필자 역시 뇌 속을 들여다 볼 능력이 없으니 그 동안의 치유 경험과 인체의 생리이치와 논리로 풀어주는 방법뿐이다. 뇌 기능이 떨어지는 순서를 보면 두통-기억력 감퇴-치매 순으로 진행된다.

우리에게 뇌는 새로운 사물, 새로운 내용을 접할 때마다 컴퓨터 칩처럼 뇌에서 입력을 했다가 또 다른 사물을 보면 먼저 보았던 기억에 견주어 사물을 판단한다. 치매는 녹음기의 녹음 기능이 망가진 것처럼 사물을 보는 내용이 입력이 안 되어 기억력 감퇴, 건망증, 치매 하는 순서로 악화된다.

그럼 기억력의 녹음 기능은 왜 떨어지는지 살펴보자.

추론 하건데 새로운 내용을 입력, 녹음시키려면 새로운 테이프의 뇌세포가 계속 세포분열을 할 수 있는 기능이 유지되어야 가능하다. 그런데 뇌세포가 계속 분열할 수 있는 기능을 유지하기 위해서는 거기에 필요한 영양 공급이 지속되어야 한다. 하지만 나이가 들수록 많아진 어혈이 뇌 쪽으로 들어가는 혈관을 막으면 뇌 속으로 영양 공급이 안 되어 뇌세포가 분열을 못하고 녹음 기능 마비, 기억력 감퇴, 건망증, 치매 순서로 뇌 기능이 떨어진다.

언어상으로는 추론이라고 했지만 이러한 결론이 단순한 추론에 근거한 것은 아니다. 건망증이 심한 환자, 정신과 질환, 치매환자를 1번 두통혈을 사혈해보면 상상을 초월할 정도로 어혈이 많이 나온다. 특히 치매 환자는 먹물처럼 검은 피가 물처럼 묽은 상태로 나오는 것을 볼 수 있다. 의술을 모르는 사람의 눈으로 보아도 그 피를 영양분으로 해서는 뇌세포가 살 수 없다는 것을 직감할 수 있다. 필자가 처음 공부를 끝내고 임상 실험을 하기 위하여 18세-24세-32세-45세-60세의 나이별로 2-3-6-8번 혈을 사혈한 다음 1번 두통혈을 사혈해주고, 관찰한 결과 기억력, 암기력, 이해력이 좋아졌다는 말을 환자에게 직접 들어 임상 실험을 성공한 결과다. 이러한 임상학적 실험 결과를 기준하면 치매를 치유하고 예방하려면 기력이 완전히 떨어지기 전 60세 정도에서 2-3-6-8번을 사혈한 다음 1번 두통혈과 17번 시력혈을 사혈해주면 치매도 예방할 수 있고,

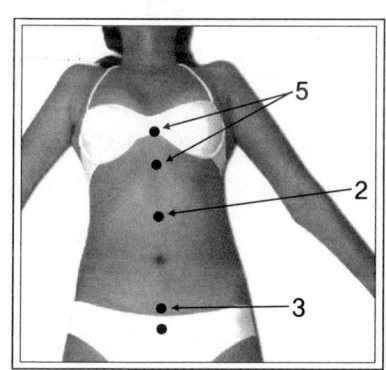

2. 위장혈 3. 뿌리혈 5. 협심증혈

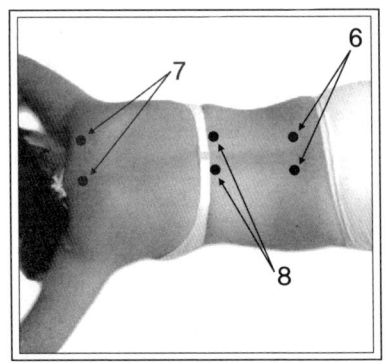

6. 고혈압혈 8. 신간혈

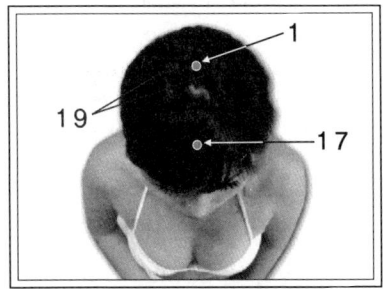

1. 두통혈 17. 시력혈

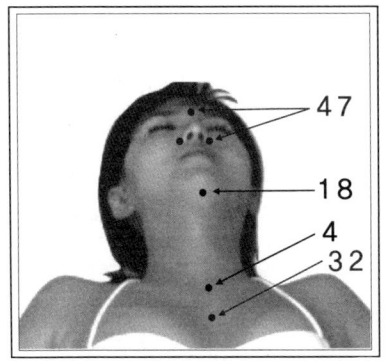

4. 감기혈 18. 침샘혈

두통, 탈모증, 비듬까지도 치유할 수 있다.

1번 두통혈과 17번 시력혈을 사혈하려면 사혈 위치가 머리라는 점에서 대부분 두려움을 갖는다. 하지만 13년 동안 그 많은 환자를 사혈하면서 부작용을 경험한 적은 한 번도 없다. 위 두 사혈점은 머리의 숱 때문에 아마추어가 머리카락을 자르지 않고 사혈하기는 어려울 것이다.

사혈 후 치유 효능을 감안하면 머리카락을 자르고 사혈하는 것은 문제가 되지 않을 것이다. 머리카락은 잘라도 2-3개월 지나면 다시 자라고, 요즈음은 모자, 가발이 흔하고, 머리가 긴 분은 머리를 넘겨 핀으로 꽂으면 머리가 자랄 동안 사회생활에 큰 무리가 없을 것이다. 뇌종양과 암만 아니라면 공부하는 학생들이 책상에만 앉으면 생기는 두통, 신경성 두통까지 두 곳의 사혈로 치유가 안 되는 두통이 없다고 확신한다.

이미 치매가 올 정도면 인체의 장기가 거의 망가진 상태라서 사혈을 하려면 체력이 문제가 되지만, 아쉬운 대로 60세 이전이라면 사혈을 해줄 수 있다. 치매의 두려움에서 벗어날 수 있고 건망증 정도는 쉽게 치유가 된다.

제가 사혈을 하면서 늘 강조하는 말이 있다. 누구든지 1번 두통혈, 2번 위장혈, 3번 뿌리혈, 6번 고혈압혈, 8번 신간혈만 제대로 사혈해 주어도 오장의 기능이 떨어져 생기는 질병은 예방이 가능하며, 고혈압, 중풍, 치매 정도의 두려움에서는 완전히 벗어날 수 있다. 여기에 5번 협심증혈을 사혈해주면 저혈압, 심장마비에서 오는 돌연사의 두려움에서도 해방될 수 있고, 32번 기관지혈까지 사혈을 해주면 호흡기 질환의 기관지, 천식 등이 예방과 치유가 되고, 덤으로 가슴이 두근거리고 불안한 증세, 숨이 가쁜 증세까지도 치유가 되어 있을 것이다. 앞으로 심천사혈요법이 대중화되어 각 가정에서 누구나 시술을 할 수 있을 정도까지 된다면 돌연사, 류마티스 관절염, 중풍, 당뇨, 암, 간경화, 신부전증 환자는 현재의 30% 이내까지 줄어 들 것이다.

스무번째 강의

정신과 질환, 우울증, 조울증

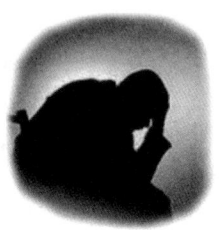

 어떠한 질병이든 나타난 현상만을 가지고 치유하려 들면 근본적 치유는 되지 않는다. 원인없는 결과는 없다! 여러 증상의 환자를 치유하며 때로는 화도 나고 때로는 아쉬운 점도 많았는데 특히 정신과 질환을 앓고 있는 환자를 보면 더욱 그렇다. 이들은 하나같이 공통점이 있다. 환자 주변의 환경이 정신과 질환을 앓을 수밖에 없도록 조성되어 있다는 점이다.

 정신과 질환의 직접적인 원인은 스트레스에 있지만 스트레스의 원인은 주변 환경에 있다. 스트레스로 인해 생긴 어혈은 빼내 줌으로써 해결할 수 있지만 다시 스트레스를 받지 않으려면 스트레스를 받는 원인 자체를 없애 주어야 한다. 스트레스를 받지 않기 위해서는 먼저 마음의 흐름과 이치를 알아야 한다. 스트레스는 남이 나에게 주는 것일까? 아니면 내 스스로 만들어 스트레스를 받는 것일까? 정답은 내 스스로 만들어 스트레스를 받는다는 것이다. 사물을 바라보는 마음 안경의 빛깔은 3가지가 있다.

이중에 어떠한 마음 안경을 끼고 사물을 바라보느냐에 따라 스트레스와 마음에 평화를 결정하는데 주로 1영성 이기심과 욕심이 강한 사람일수록 스트레스를 강하게 받으며 남한테도 스트레스를 많이 준다.

우리는 각자 자신을 위해 사는 것 같아도 더불어 역할 분담을 하며 공존하는 삶의 구조로 되어 있다. 역할 분담의 삶을 사는 사회에서는 내가 내 몫의 일을 안 하면 누군가가 내 몫의 일을 대신하는 구조로 되어 있고, 나만을 생각하는 어리석은 이기심은 어디서나 멸시의 대상이 될 수밖에는 없다. 여기에다 공동생활에서 내 자신이 지켜야 할 평균적인 에티켓마저 모르고 남을 배려할 줄 모르면 누구에게도 인간적인 대접을 받을 수 없고, 결국 따돌림의 대상이 될 수밖에는 없다. 이러한 성격을 가지면 특히 사춘기 시절 대인관계가 잘 이루어지지 않기에 견디기 어렵다.

우울증, 조울증, 정신질환 환자는 학교에서, 아니면 직장에서 남들과 잘 어울리지 못하고, 요즈음 말하는 왕따를 당한 것이 원인이 된 경우가 대부분이다. 학교에서 왕따를 당하는 학생 개인을 보면 안타까운 일이지만, 왕따를 당하는 원인을 보면, 원인 제공은 자신이지 남이 제공한 것이 아니라는 것에 문제가 있다. 부모 입장에서는 왕따를 당한다 해서 상대 학생을 원망하고 주의를 주고 타일러보고 싶겠지만 근본적 해결에는 전혀 도움이 되지 않는다. 왜냐, 내 자신이 남에게 미운 행동을 하니 상대가 자신을 미워하는 것인데, 내 자신이 상대가 미워하는 행동을 바꾸어 주기 전까지는 왕따의 미움 대상에서 벗어날 길은 없기 때문이다.

어떠한 부모도 자신의 자식은 세상 어디에 내 놓아도 부끄럽지 않고 제 앞가림은 제 스스로 할 수 있기를 원할 것이다. 그렇다면 여기에 합당한 교육을 해야 한다. 마음으로는 강한 자식을 원하면서 실제로는 온실 속의 화초처럼 키우지 않았는지 생각해 볼 일이다. 바람만 불어도 쓰러질 교육, 무조건 경쟁에서 이기는 교육만 하니 친구와 화합하지 못하고 외톨이가 되는 것은 지극히 당연한 결과다. 이 사회는 말 그대로 사회, 나가 아닌 우리 법으로 구성되어 있다. 우리라는 틀 속에 사는 현실에서는 옳고 그름을 따지기 전에 남을 배려하는 마음이 부족하면 어느 모임 속에서도 대접을 받을 수 없게 되어 있다.

상대를 원망하고 스트레스를 받는 모습을 보면 어디서부터 문제를 풀어 주어야 될지 막막해질 때가 많다. 만약 왕따를 당하는 당사자가 자식이 아니고, 부모 자신이라 생각을 해보자. 어른도 견디기 힘들 것이다. 여기에 더 큰 문제는 자신은 항상 자신만의 생각으로 사물을 기준하여 바라보니 자신의 생각이 항상 올바르다는 착각에 빠질 수밖에는 없다는 사실이다.

현 시점의 주입식 교육에서는 삶의 이치나 마음의 흐름 공동생활에서 지켜야 할 에티켓 교육이 외면당하고 있다. 여기에 부모의 이기심까지 보태져 세상을 비판적으로만 보는 시야를 가지게 되면 사회생활에 적응하기가 더욱 힘들다. 이것이 스트레스의 원인이 되어 결국은 몸도 마음도 망치는 계기가 된다.
 자식이 학교나 사회에서 적응을 못하고 왕따를 당하고, 이로 인한 스트레스로 질병이 오는 것은 대부분 부모에게 책임이 있다고 봐야 한다. 공동생활에서 지켜야 할 최소한의 예의는 부모가 가르쳐야 하기 때문이다. 왜냐, 자식을 진정으로 사랑한다면 부모에게만 사랑받는 자식이 되어서는 안 된다. 남에게 사랑받는 자식으로 키워야 올바른 자식 사랑이라 볼 수 있기 때문이다.

 사람은 누구나 스트레스를 받게 되면 본인도 모르게 5번 협심증혈, 3번 뿌리혈, 6번 고혈압혈, 1번 두통혈에 힘이 들어간다. 스트레스를 받는 시간이 길어지면 위의 위치에 힘을 주고 있는 시간이 길어지고 근육이 경직되면 혈관은 수축되고 혈관이 좁아지면 어혈은 좁아진 혈관에 쌓인다. 이로 인해 피가 못 돌게 되면 그 부위로 피가 돌아야 제 기능을 하는 장기의 기능이 떨어지고 제 기능을 못하니까 가슴이 두근거리고 불안하고, 두통이 오고 소화기능이 떨어지는 악순환에 빠진다.

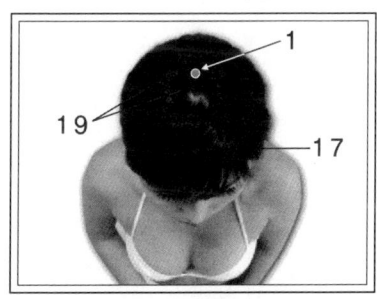

1. 두통혈

이 악순환이 계속되거나 커지면 불면증, 우울증, 조울증, 심하면 미치기도 한다. 앞에 언급한 가슴이 답답한 증세, 두통, 소화불량, 불면증 증세까지는 심천사혈요법으로 치유가 가능하다. 나머지는 좀 더 인간적이며 사회적인 남을 배려하고 이해하는 마음을 키워 주어야 한다.

사혈 순서는 먼저 2-3-6-8번 혈을 사혈해서 피가 잘 나오게 한 다음 5번 협심증혈과 1번 두통혈을 사혈해주면 육체적 증세는 치유가 된다. 하지만 다시 스트레스를 받지 않고 재발을 막으려면 삶의 이치를 알고 거기에 합당한 생각을 키워야 한다. 스트레스는 만병을 부르는 원인이 되며 나만을 생각하는 이기심과 그릇된 욕망이 주범이다.

스물한 번째 강의

노화에서 오는 인내

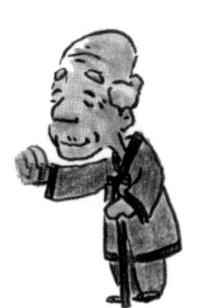

 사람이 살다 보면 나이가 드는 것도 서러운데, 몸에서 인내(노인 특유의 소변 냄새)가 난다고 손주들한테 소외당하기 까지 한다면 더 이상 살맛이 나지 않을 것이다. 노화가 오면 아무리 씻어도 노인 특유의 소변 냄새 비슷한 냄새는 감출 수가 없다. 손자들이 냄새가 난다며 가까이 오지 않으려 하면 서운한 생각이 드는 것은 어쩔 수 없을 것이다. 그럼 인내는 왜 나는지 살펴보자.

 우리는 호흡기를 통해서만 숨을 쉬는 것이 아니다. 모공을 통해서도 일부 피부 호흡을 한다. 호흡으로 숨을 내쉴 때 질소가스의 배출도 되지만, 모공의 호흡을 통해서도 질소가스가 배출된다. 나이 들어 인내가 심한 사람은 혈액 속의 요산이 기화를 하는 과정에서 나는 냄새다. 이러니 몸을 씻는 것과는 별개로 나는 냄새라서 신장 기능 자체를 회복시켜 주기 전에는 피할 수 없는 일이다.

 인체의 장기 중 신장 기능이 떨어지면 혈액이 소변과 섞여 도는 결과가 되는데 이렇게 되면 혈액 속 요산과 요소의 함유량이 많아져 피 전체가 혼탁해 진다. 혼탁해진 피 속에는 요산의 농도가 진한데 요산의 기화하는 과정의 냄새가 모공으로 호흡을 할 때 섞여 나오는 것이 인내다. 이렇게 인내는 피 속의 냄새이니 피 자체를 깨끗하게 해주지 않고, 목욕만 한다고 없어지는 냄새가 아니라는 답은 나왔다.

피를 탁하게 만든 원인 장기인 신장 기능을 회복시켜 피를 맑게 해주는 것이다. 임시방편으로 요산 해독기능을 하는 요산 해독제 섭취를 해주어도 일시적으로 인내를 줄일 수 있지만 본질적 치유는 2-3-6-8번 혈을 순서대로 사혈해주면 신장 기능뿐 아니라 오장의 기능이 회복되어 인내뿐만 아니라 장기의 기능이 떨어져 나타날 수 있는 증세는 모두 치유가 된다. 하지만 인내가 날 정도면 이미 나이가 많거나 건강이 상당히 악화된 상태이니 절대 서둘러서는 안 된다는 점을 명심해야 한다.

제일 안전한 사혈방법은 무조건 2-3번을 먼저 사혈해서 피가 잘 나오게 하는 것이다. 2-3번 혈에서 어혈이 잘 나온다면 식욕이 돌아오고 혈색이 살아 날 것이다.
그 다음 6번 고혈압혈 사혈을 끝마친 다음, 그 다음 8번 신간혈을 사혈해야 가장 안전한 사혈요법이 된다. 이 책을 완전히 이해한 분이라면 2-3-6번 혈을 동시에 사혈해서 6번 고혈압혈이 먼저 뚫리면, 그 다음 2-3-8번 혈을 같은 방법으로 시술을 하여 시간을 단축할 수 있다. 하지만 조혈기능에 필요한 조치는 필수라는 점을 명심해야 피 부족으로 고생할 소지를 줄일 수 있다.

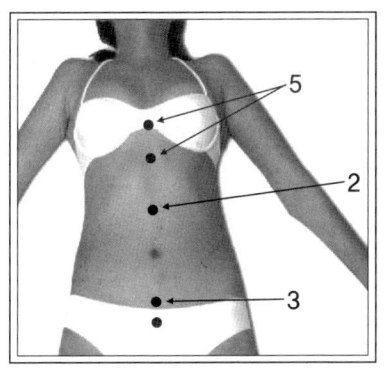

2. 위장혈 3. 뿌리혈

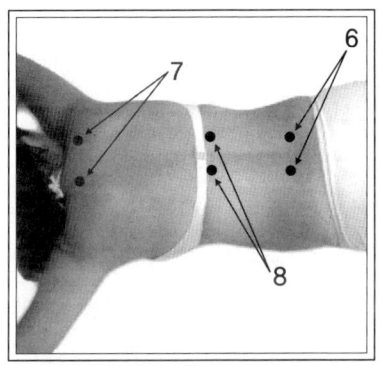

6. 고혈압혈 8. 신간혈

　이렇게 사혈을 하는 이유는 대부분 2-3번은 사혈을 하는데 시간이 많이 걸리기 때문이다. 2-3번에서 어혈이 나오면 나올수록 장 기능이 회복되니 체력이 달리는 일을 현격히 줄일 수 있다. 하지만 나이가 많기에 아픈 곳을 임의로 이동하여 사혈을 하는 것은 장 기능이 회복되는 것과는 관련이 없고 통증을 완화하는 데만 효능이 있으니 지나치면 체력이 떨어질 소지가 있다는 점을 명심해야 한다. 하지만 나이가 아무리 많아도 2-3번 혈을 사혈할 수 있는 자체 체력은 대부분 가지고 있다.

스물두 번째 강의

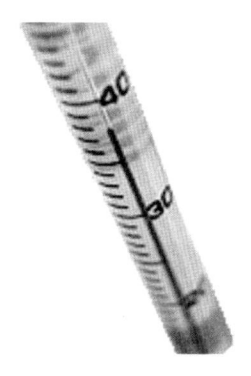

땀과 체온

땀도 그 종류를 열거하면 식사 때 목 뒷부분만 나는 땀, 잠자는 동안 나는 식은땀, 손발에만 나는 땀, 겨드랑이나 낭습 등 부분적으로 나는 땀 등 다양하게 있다.

치유를 목적으로 분류해 보면 잠잘 때 나는 식은땀과 부분적으로 나는 땀 두 종류로 나눌 수 있다. 일반적으로 땀을 많이 흘리는 사람을 보고 허하다는 표현을 쓴다. 이것은 대부분 신장 기능이 떨어진 사람, 저혈압, 고혈압 환자로 정해져 있다. 신장 기능 저하는 혈액 속의 요산 수치를 높게 하고 피 속의 산소 함유량을 적게 하기 때문인데, 산소 부족은 체세포의 활동과 소화 능력을 떨어뜨리게 되는데 체온 유지는 체세포가 영양분을 에너지로 소화시키는 과정에서 발생하기에 산소 부족은 체온 저하와 직결하게 되어 있기 때문이다.

땀이 나는 증세를 치유하려면 먼저 땀은 왜 흘리는가, 하는 것부터 풀어야 된다. 땀은 체온이 필요 이상 상승했을 때 인체 스스로 체온을 떨어뜨리기 위해 나는 것이다.

여기서 중요한 점은 땀을 나게 하는 설정 온도는 일정하지 않다는 것과, 사람마다 차이가 있다는 것이다. 이러한 현상이 오는 이유는 사람마다 신장의 기능에 따라 체온이 일정하지 않기 때문이다. 부분적으로 땀이 나는 증세와 체질적으로 땀이 많이 나는 증세의 차이는 신장의 기능 정도, 피의 흐름 차이에서 결정지어진다.

먼저 잠잘 때 나는 식은땀과 필요 이상 많이 흘리는 땀부터 풀어보자.

신장 기능 저하로 몸 전체의 체온이 떨어진 사람은 상대적으로 몸이 냉하다. 이러한 사람은 본질적으로 자신의 몸이 냉하기에 더위를 많이 탄다. 더위를 느끼는 기준은 항상 자신의 몸의 현재 온도보다 밖의 온도가 높을 때이다. 이러니 몸이 냉한 사람일수록 외부 온도가 조금만 더워도 남들보다 더위를 많이 타고 땀을 많이 흘릴 수밖에는 없는 것이다.

이러니 땀을 적게 흘리고 더위를 적게 타려면 자신의 체온을 올리는 방법 밖에는 없다.

그 방법이 신장 기능을 회복시켜 요산 수치를 떨어트려 혈액 속의 산소 함유량을 높여 줌으로서 체세포의 소화 능력을 향상시켜 주는 방법이다. 이때도 요산해독제를 섭취하면 일시적이지만 체온이 오르고 땀 흘리는 증세를 완화시켜줄 수는 있다.

하지만 이것은 임시방편으로 본질적인 치유는 2-3-6-8번 혈을 사혈해주어 신장 기능 자체를 회복시켜 주는 길이다.

그럼 땀이 나는 과정을 살펴보자.

우리 인체는 피의 흐름의 상태에 따라 한 몸인데도 피가 잘 도는 곳은 36.5℃ 일수도 있고, 피의 유속이 느린 곳은 20℃ 일수도 있다. 그런데 땀을 나게 하는 설정 온도는 현 상태를 기준으로 온도가 제일 낮은 곳부터 센서가 먼저 작동하여 땀이 먼저난다.

이 말은 평소 자신의 몸 중, 피의 흐름이 안 좋아 제일 냉한 곳부터 먼저 땀이 난다는 말과 같다. 예를 들어 보자면 오른팔은 피가 잘 돌아 온도가 높고, 왼팔은 피가 못 돌아 낮다면, 운동을 하거나 주변의 온도가 높아서 땀이 날 때는 냉한 왼팔이 먼저 땀이 난다는 얘기다.

이러한 인체의 생리이치를 이해하고 기준하면 어떠한 형태의 땀도 치유의 방법은 정해져 있다.

몸에 전반적으로 땀을 흘리는 사람은 신장 기능 자체가 떨어진 사람이 되니, 요산해독제를 섭취시키며 2-3-6-8번 혈을 사혈해주면 신장 기능 자체가 회복되니 재발하지 않는 치유법이 되고, 부분적으로 땀이 나는 증세는 그 부분을 다른 부위와 온도를 같게 해주면 된다는 답이 나온다. 만약 왼팔 쪽에만 유난히 땀이 많이 난다면 왼팔 쪽의 혈관을 막은 어혈을 뽑아주어 피를 잘 돌게 해주면 왼팔과 오른팔의 온도가 같아지니 땀이 나면 같이 나고 안 나면 똑같이 안 난다는 이론이다.

1. 치유점만을 설명하자면, 손바닥에 땀이 많이 나는 증세 : 8-22번 혈 사혈
2. 발에 땀이 나는 증세 : 8-6-10번 혈 사혈

3. 식사 때 머리나 얼굴에만 땀나는 증세 : 8-7-9-1번 혈 사혈
4. 겨드랑이에 땀나는 증세 : 8-15-22번 사혈
5. 몸 전체에 땀나는 증세 : 2-3-6-8번 혈 사혈

하는 식으로 사혈을 해주면 적어도 95% 이상 땀나는 증세는 치유가 된다.

하지만 이 똑같은 증세를 두고도 단편적으로 끊어서 과학의술의 시각으로 바라보면 웃지 못할 치유법이 나온다.

체세포의 감정을 전달해주고 받는 신경선을 수술로 잘라 버려 감정전달을 하지 못하게 하여 스스로 체온 조절을 할 수 있는 땀나는 기능 자체를 망가뜨려 놓고 치유를 했다 말한다.

마치 자동차의 배선이 누전되어 비상 전구에 불이 들어오니 전선을 잘라 놓고 수리를 하였다 하는 식으로 황당한 치유법을 시술하고 의술을 모르는 환자는 당연한 일인 듯 시술을 받는다. 인체의 생리 구조는 단편적 한 부분만을 끊어서 과학적 사고력만으로는 풀어 낼 수 없다는 점을 명심해야 한다. 이러한 시술법은 신경선이 잘린 체세포의 활동이 둔화됨으로 어혈이 쌓이고, 어혈이 쌓인 범위가 넓어지면 땀나는 부위가 더 넓어진다는 점은 시술을 하기 전에 나온 답이 된다.

스물세 번째 강의

동양인과 서양인의 식생활 피부론

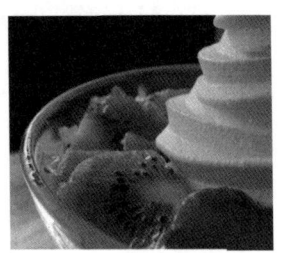

 오늘 이 설명은 식생활과 순환기 장애의 관계를 이해시키기 위한 것이다.
 평균적인 동양인과 서양인의 피부는 엄연한 차이가 있다. 동양인의 피부는 대체적으로 60세 정도가 되어야 검버섯처럼 검은 반점, 기미 등이 심하게 생기기 시작하는데, 서양인은 다르다. 겉보기에 백인이라서 피부가 깨끗해 보이지만 실제 대부분은 30세 이전에 검버섯 비슷한 까만 딱지와 붉은 반점이 많아지고 여기에다 순환기성 질환인 비만, 고혈압, 저혈압, 당뇨도 월등히 많다.

 이러한 차이는 왜 날까? 그건 식생활에서 비롯된다. 필자가 가상으로 사혈을 한다면 어혈이 잘 나오는 사람과 어혈을 빼는 데 고생을 할 사람이 어떻게 분류될까?
 생선, 야채, 녹차를 많이 마시고 먹는 일본인이 제일 어혈이 잘나오고 적을 것이며, 고 단백질 식품, 소고기와 육류를 많이 먹는 미국인이 어혈이 제일 많고 사혈을 하는데 어혈이 쉽게 나와 주지 않아 고생을 제일 많이 할 것이다. 우리나라 사람은 중간쯤 될 것이다. 그런데 피부의 깨끗함으로 순서를 매겨도 육식 중에서 소고기를 많이 먹는 사람이나 국가일수록 검버섯, 주근깨 등 거친 피부가 많을 것이다.

이러한 현상은 체세포의 정상 수명은 약 45일을 주기로 끊임없이 동질성의 2세 세포를 남기고 저는 떨어져 나가는 순환의 법칙으로 돌게 되어 있고, 45일을 주기로 순환이 잘 되는 사람의 피부는 수면세포가 적으니 피부에 잡티가 적어 깨끗하고, 모세혈관이 막혀 영양 공급을 못 받아 수면세포의 누적 현상이 심한 사람일수록 거칠다 정의를 내리면 된다.

피부의 깨끗함은 피의 흐름이 결정한다. 또 피의 흐름을 결정하는 것은 모세혈관이 얼마나 잘 열려 있느냐 하는 것이 결정한다. 동양인의 경우는 주로 어혈이 모세혈관을 막는 주범인데 반해, 육식을 많이 하는 서양인에게는 고기 속의 포화지방이 모세혈관을 막는 주범이 된다. 이래서 특히 소고기를 주식처럼 많이 먹는 서양인은 17세 정도까진 날씬하고 피부도 깨끗하지만 18세 정도만 넘으면 비만, 검버섯 등 피부 노화의 속도가 아주 빨리 온다. 이러한 현상은 소의 기름은 소량이라 해도 경유처럼 열량 에너지로 승화되는 과정에서 배기가스 즉 열에너지로 완전 연소되어 배출이 되지 않기 때문이다. 포화지방인 소기름은 대부분 모세혈관 벽에 붙어 피의 흐름에 장애를 준다. 이래서 소고기 포화지방을 많이 섭취하는 서양인에겐 순환기 장애로 나타나는 증세가 일찍 온다.

그 대표적 증세가 비만, 고혈압, 저혈압, 협심증, 심근경색, 당뇨, 치매, 중풍환자가 많다.

특히 서양인의 체격 특성 중에 엉덩이가 유난히 큰 원인은 소고기의 포화지방이 원인이다. 인체의 특성상 힙, 궁둥이는 다른 근육에 비하여 운동량이 적은 근육이 많은 부분이다. 이러한 신체적 구조는 상대적 근육 이완이 덜 되는 관계로 인하여 피의 유속이 느리고 산소 공급이 적을 수 밖에는 없는데 연소율이 떨어지는 소고기 속의 포화지방이, 유속이 느린 힙에 축척된 것이 서양인이 힙이 커지는 원인 제공이라는 것이다.

이 말은 서양 사람이 힙이 크고, 비만인 사람이 많고, 피부가 거친 것은 인종적 특성이 아니라 후천적 요인, 식생활 중 소고기 속의 포화지방 때문이라는 것이다.

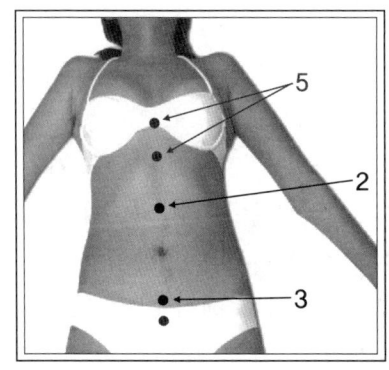

2. 위장혈 3. 뿌리혈

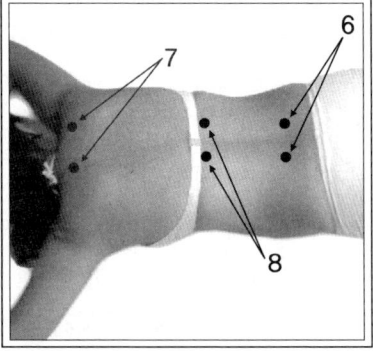

6. 고혈압혈 8. 신간혈

이 논리를 그대로 전개하면 서양인이 지금이라도 소고기를 먹지 않고 2-3-6-8번을 사혈해서 피가 잘 나올 때까지 사혈을 해주면 어떻게 될까하는 점이다. 사혈하는 과정에서 힘은 들지만 어혈이 나와 피가 잘 돌때까지 사혈을 해준다면 지금이라도 피부의 검버섯, 고혈압, 비만은 해결이 가능하다는 논리다. 심천사혈요법은 국적에 관계없이 효능을 볼 수 있다.

우리의 현실을 돌이켜 보아도 실생활 속에 해답이 있다. 요즘 어린아이, 어른 할 것 없이 갑자기 비만 환자가 많아지는 원인을 파헤쳐 보면, 식생활 중에서는 소고기가 주범이라는 답은 쉽게 나온다. 지난 70년대 경제 사정이 어려워 소고기를 적게 먹을 때는 비만 환자가 많지 않았다. 소고기 소비량 증가와 비만 환자 증가를 그래프로 그려서 대조해 보면 일치할 것이다. 세계적 통계 수치를 보아도 소고기 속의 포화지방이 모세혈관을 막는다는 답은 쉽게 얻을 수 있다. 인도는 힌두교의 특성상 소고기를 전혀 먹지 않는 국민이 많다. 이러한 사람들 중에서 중풍 환자가 이름을 찾기 힘들 정도로 환자수가 월등히 적다.

치매도 뇌 쪽으로 들어가는 모세혈관이 막혀 뇌에 영양 공급이 이루어지지 않아서 발생하는 증세이고, 중풍(뇌출혈)도 뇌혈관을 거쳐 나가는 쪽 혈관이 막혀 피의 압력이 높아져 혈관이 터지거나, 뇌 쪽으로 들어가는 모세혈관이 막혀 연쇄적으로 일어나는 합병증이다.

둘 다, 주범은 혈전이나 소고기 속의 포화지방이 뇌 쪽의 모세혈관을 막은 것이 원인 제공이라는 것이다.

스물네 번째 강의

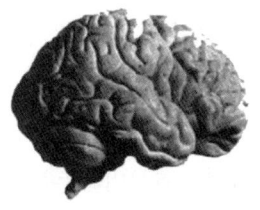

중풍, 고혈압, 치매 예방

어떠한 증세이던 그 증세를 예방하기 위해서는 그 병이 왜 발생하는지 근본 원인을 제대로 이해해야 원인을 없애 주어 결과를 예방하는 방법을 도출할 수 있다.

오늘은 고혈압, 중풍, 치매에 대한 예방법을 알아보자.

누구나 나이를 먹는 것은 어쩔 수 없다. 나이가 들수록 걱정인 것은 치매, 중풍 같은 노인성 질환일 것이다. 요즘 이런 질환들에 대해 부쩍 관심이 높아졌는데 그래도 갈수록 고혈압, 중풍환자는 늘어가기만 간다. 하지만 현실적 고정관념 의학으로는 고혈압, 중풍, 치매를 예방한다는 것은 욕심에 불과하다. 왜냐, 근본적으로 이러한 증세가 왜 발생하는지 원인 자체를 모르는 시각으로는 예방이 불가능하기 때문이다. 필자가 이러한 현실을 두고 안타까워 하는 이유는 이러한 증세를 예방하는 방법이 결코 어렵지 않다는데 있다. 오히려 현대의학의 잘못된 고정관념을 바꾸는 것이 질병치유와 예방보다 더 어렵다. 먼저 중풍을 맞을 때 어떤 공통점이 있는지 알아보자.

1. 환절기 때 찬바람을 쏘였을 때

2. 무거운 물건을 들 때
3. 변비 환자가 화장실에서
4. 강한 스트레스를 받았을 때
5. 과격한 운동을 했을 때

위 5가지 현상 모두 공통점이 있다. 모두가 하체로 내려 가야할 피가 상체로 몰리는 현상이다. 중풍의 직접적인 원인은 하체로 내려 가야할 피가 일시에 상체로 몰려 뇌혈관의 압력이 높아지면 그 중 약한 뇌혈관이 터지는 데 있다.

그럼 위의 다섯 가지 경우에 왜 뇌혈관이 터져 뇌출혈이 발생했는지 살펴보자.

1. 환절기 때 찬바람을 쏘였을 때 : 환절기 때 찬바람을 쏘이면 몸은 체온 보존을 위하여 스스로 외부 모세혈관을 수축시킨다. 여기에 추위를 참기 위해 배와 허리에 힘을 주면 6번 고혈압혈 위치에서 순간적으로 혈관이 막히는 현상이 일어난다. 이러면 심장은 허리 위쪽에서 혈액을 내뿜고 있는데, 하체로 내려갈 피가 허리와 배에 힘을 주어 혈관이 좁아지는 관계로 일시에 상체로 몰려 상체의 피의 압력이 일시에 높아져 그 중 약한 혈관이 터져 버리면 중풍이다.

2. 무거운 물건을 들 때 : 무거운 물건을 들기 위해서는 배와 허리에 힘을 주지 않으면 안 된다. 배와 허리에 힘을 주니 근육이 경직 수축되어 혈관이 좁아지면 상체로 피가 일시에 모이고 상체의 피의 압력이 급격히 높아져 뇌혈관이 터지면 중풍이다.

3. 화장실에서 : 특히 고혈압 환자가 변비일 때는 상당히 위험하다. 고혈압이 있다는 것은 이미 6번 고혈압혈 위치를 어혈이 모세혈관 50% 정도를 막고 있다는 얘기인데 여기에 변비로 인해 배에 강한 힘을 주면 배와 허리근육이 일시에 수축되어 혈관이 좁아지고 일시에 피가 상체로 몰려 상체의 피의 압력을 높이는 현상이 발생하여 그 중 약한 혈관이 터진 것이 중풍이다.

4. **강한 스트레스를 받았을 때** : 사람은 누구나 스트레스를 크게 받으면 자신도 모르는 사이에 배와 허리에 힘을 주게 된다. 고혈압 증세가 있는 사람은 이미 3-6번 혈 위치의 모세혈관이 50% 이상 막힌 상태다. 여기에 강한 스트레스로 갑자기 배와 허리에 힘을 주면 일시에 피가 상체로 몰려 피의 압력이 높아지고, 그 중 약한 뇌혈관이 터지면 중풍이다.

5. **과격한 운동을 했을 때** : 운동을 과격하게 하면 우리 인체는 가만히 있을 때에 비해 산소 소모량이 열 배 정도 늘어난다. 이러면 몸속에 산소가 부족해지고, 심장은 부족한 산소 공급을 위해 빨리 뛰고 심장 박동이 빠른 만큼 피의 압력은 높아진다. 이때 이미 3-6번 혈 위치의 모세혈관이 이미 50% 정도 막혀 있는 상태라면 심장박동이 빨라져 피를 뿜어내는 힘이 갑자기 높아지면, 하체로 내려갈 피가 상체로 몰리는 현상이 높아지고, 그 중 약한 혈관이 터지면 중풍이 된다.

위의 다섯 가지 현상의 공통점 모두는 하체로 내려갈 피가 상체로 몰린다는 점이다. 중풍의 전조증상인 단순 어혈성 고혈압은 6번 고혈압혈 위치의 모세혈관이 어혈로 인해 50% 이상 막히면 생긴다 말했다. 고혈압 환자는 앞의 다섯 가지 상태를 늘 조심해야 한다.

이미 3-6번 혈 위치의 모세혈관이 50% 이상 막혀 있는 상태에서는 허리와 배에 힘을 주는 행위로 10-20% 모세혈관을 막는 행위로도 상체의 혈관 피의 압력을 갑자기 높이는 행위가 되기에 늘 배와 허리에 강한 힘을 주는 일은 피해야 한다.

이러한 현상을 놓고 볼 때에 가장 중풍 예방에 필요한 일은 1차는 3-6번 혈 위치의 모세혈관을 막고 있는 어혈을 미리 뽑아내버리는 방법이다. 모세혈관 50% 정도 막힌 상태에서 어혈을 뽑아내 버려 3-6번 혈 모세혈관 20% 정도 막힘 정도만 유지되어도 위 5가지 경우가 되더라도 뇌출혈은 발생하지 않는다.

2차는 본태성 고혈압까지 미리 치유를 해버리는 방법이다. 본태성 고혈합의 원인이 신장과 간 기능 저하로 혈액 속의 요산 수치가 높아졌고, 그 합병증으로 혈액 속의 산소 부족으로 인하여 심장 박동이 빨라져 본태성 고혈압이 되었다면 2-3-6-8번 혈을 사혈해주어 본질적 신장과 간 기능을 회복시켜 주어 피가 맑아짐으로 인하여 심장 박동이 빨라질 위험 자체를 없애주면 된다.

고혈압이 없는 상태에서는 중풍을 맞기도 어려울 정도다. 고혈압이 중풍의 원인이라면 고혈압 단계에서 치유해 버린다면 중풍으로 고생할 일은 발생하지 않는다.

고혈압, 중풍, 치매, 당뇨병, 백혈병, 신부전증, 간경화, 암, 아토피 등 모두가 신장 기능 저하의 합병증으로 발생한 증세로

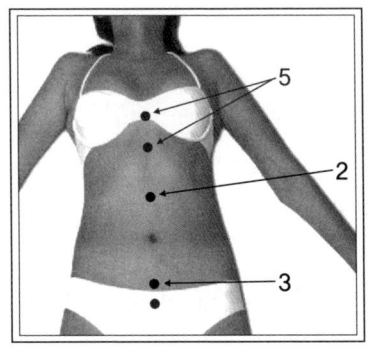

2. 위장혈 3. 뿌리혈 5. 협심증혈

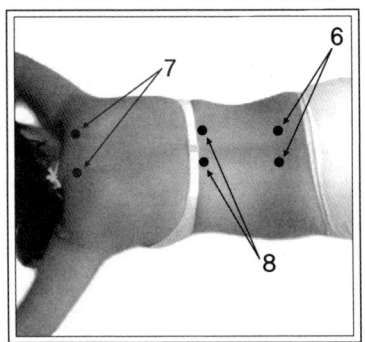

6. 고혈압혈 8. 신간혈

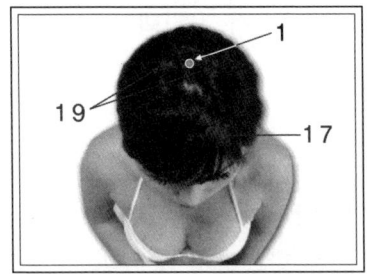

1. 두통혈

2-3-6-8번 혈을 사혈해주어 위, 소장, 신장, 간의 기능을 정상으로 돌려놓으면 모두가 예방 가능한 증세이다. 치매는 뇌혈관이 막혀 발생하는 증세이니 뇌 쪽으로 들어가는 쪽을 열어주려면 9번 간질병혈, 뇌혈관을 거쳐 나오는 쪽의 혈관을 열어주려면 1번 두통혈을 추가로 사혈해주면 치매를 비롯한 중풍을 오라고 고사를 지내도 발병하기 어려운 것이 인체의 본래 생리구조다.

누구를 막론하고 고혈압을 거치지 않고 중풍이 오는 예는 거의 없다. 이 말은 고혈압 단계에서 치유를 하면 중풍은 올 이유가 없다는 말이 된다. 초기 고혈압 단계에서는 6번 고혈압혈만 사혈을 해주면 간단히 치유가 된다고 했다. 인체의 생리이치를 무시한 잘못된 방법으로 고혈압을 치유하기 위해 고혈압약을 장복하면 고혈압약 자체가 신장과 간 기능을 떨어뜨려 피를 더욱 혼탁하게 한다. 피가 탁한 것이 원인이 되어 모든 장기의 기능이 떨어지고 어혈은 급속히 많아져 혈관을 더 막으니 고혈압이 되었는데 잘못된 고혈압약까지 복용시켜 신장과 간의 기능을 한 단계 더 망가뜨리면 조혈기능마저 떨어진다.

심천사혈요법의 특성은 모세혈관 속의 어혈을 직접 몸 밖으로 뽑아내 버리는 특성때문에 어혈이 빠져 나온 만큼 기존의 혈액이 묽어질 수 밖에는 없다. 이러한 특성 때문에 조혈기능은 대단히 중요하다. 조혈기능이 살아 있는 상태라면 2-3-6-8번 혈만 순서에 맞게 사혈을 해주면 고혈압 단계에서 간단히 치유가 되지만, 조혈기능이 떨어진 사람은 수혈을 받을 조건이 안되면 사혈을 할 수가 없는 약점이 있다. 하지만 그 동안 경험으로 보아 양약을 한 번 복용에 5가지 정도를 3년 이상 장복한 사람만 아니라면 조금 고생은 해도 고혈압 단계는 치유가 된다.

고혈압 단계를 지나 중풍이 왔다면 그때는 누구라도 완전히 정상으로 돌리기는 어려울 것이다. 뇌출혈이 된 곳이 두개골 안이라서 외부에서 어혈을 뽑는 방법 가지고는 완벽한 치유가 될 수 없다. 하지만 출혈된 혈액이 굳기 전 3일 이내라면 심천사혈요법의 치유 효능은 상상을 초월할 정도로 치유 효능이 높다. 중풍을 맞은 지 2-3일 이내라면 6-1-9-31번을 순서대로 사혈하면 큰 효과를 기대할 수 있다. 하지만 3일 이상 지났다면 조금 호전되기는 해도 큰 효능을 기대하는 것은 욕심에 불과하다. 하지만 기존의 치유 방법에 비하면 10배 정도는 심천사혈요법의 치유 효능이 높다.

스물다섯 번째 강의

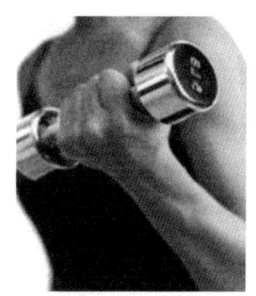

성격과 건강

앞에서는 주로 질병과 관련해서만 사혈요법을 설명했다.

지금부터 두 번에 걸친 강의에서는 마음의 치유와 사혈요법에 대해 설명해 보련다.

성격과 영성이라는 것은 결국은 같은 말이다. 우리 속담에 팔자는 타고난다는 말이 있다. 이 말은 성격이 운명을 결정한다는 말과 같다. 이러한 현상은 누구나 자신의 성격대로 행동을 하고 자신의 행동이 자신의 운명을 결정하기 때문이다. 이처럼 중요한 성격은 자신의 운명을 결정하기도 하지만 건강의 척도에 따라 수시로 변화를 거듭한다.

우리의 속담 중에 '성격이 변하면 죽는다' 는 말이 있다. 맞는 말이다.

죽음에 이를 정도로 피가 혼탁하면 성격은 자연적으로 변하게 되어 있다.

이러한 성격 변화를 이해하기 위해서는 마음 형성의 이치, 흐름의 이치를 이해하면 알 수 있는데 여기서는 건강을 논하는 자리인 만큼 마음의 변화 부분만 끊어서 설명을 해보자. 우리의 육신 속에는 세 가지의 영성(마음)이 있다.

1. 자연의 섭리인 공생원칙에서 온 양심의 마음
2. 기후나 외부 환경에 적응해서 자신 한 몸 살아남기 위해서 깨우친 적응적 영성 깨우침
3. 음의 성질도 양의 성질도 아닌 중성인 나의 본체의 마음

여기서는 2번 적응적 영성 부분만을 설명해 보자.

적응적 영성 깨우침이란 자신의 주변 환경에서 살아남기 위해 몸과 마음을 적응 변화하며 깨우치는 마음을 두고 하는 말이다. 정확히 분류하면 본능적인 욕망이라 표현하면 된다.

이러한 욕망의 마음은 일상생활을 하며 보고, 듣고, 느끼고, 하는 것들을 몸과 마음이 기억해 두었다가 새로운 환경을 접할 때 먼저 기억을 되살려 비교하여 반사적으로 표출되는 영성(마음)으로 나타난다. 마음을 저장하고 기억하는 것은 육신 속 체세포이고, 뇌는 체세포의 영성을 이치적 저장 녹음하는 기능을 하기에, 실제 마음에 변화는 인간의 본체인 체세포가 결정하기에 육신의 건강 척도에 따라 같은 내용을 두고도 긍정적일 수도 부정적일 수도 있게 한다. 건강한 사람이 건강한 생각을 할 수 있다. 마음은 육신을 다스리고 육신은 마음을 다스린다는 이야기다.

마음의 생성 이치를 보면 적응적 깨우침의 생각은 뇌에서만 저장을 하는 것이 아니다. 인체의 8조 마리나 되는 미생물 모

두 따로따로 저장을 하고 가지고 있다. 그러나 그 중에서도 마음에 가장 큰 비중을 차지하는 곳은 뇌와 심장이다. 뇌는 인체의 8만 마리나 되는 체세포의 의사 전달을 뇌에서 받고 통합한 생각이 마음으로 표출이 되기 때문이고, 심장은 혈액을 펌프질하는 기능을 하기 때문에, 정맥에서 피가 끌려 들어오는데 장애가 생기거나, 동맥으로 피를 품어 낼 때에 장애가 생기면 곧바로 심장의 체세포 감정의 기복이 생기고 그 감정을 뇌에 전달해 주기 때문에 심장의 건강상태가 마음의 흐름을 좌우하는 것이다.

일반적으로 마음의 흐름의 이치를 이해 못한 사람은 성격을 치유로 고칠 수 있다는 말이 황당하게 들릴 것이다. 하지만 체세포의 영성이 뇌에 전달되고, 체세포는 주변 환경, 피의 탁도에 따라, 성격(마음변화)의 기복이 심하다는 마음 흐름의 이치를 안다면 육신을 변화시켜 성격을 바꿀 수 있다는 말이 멀게만 느껴지지는 않을 것이다. 우울증, 가슴이 답답하고 불안한 증세, 불면증, 성격이 급하고 화를 잘 내는 사람, 매사에 부정적인 생각을 하는 사람, 악몽 등의 증세는 치유로 고칠 수 있는 증세들이다.

이러한 증세가 나타나는 근본 원인도 결국은 인체의 세포가 환경변화에 의해 불안해졌기 때문이고, 체세포의 그 불안한 마음이 뇌로 전달되고 성격으로 표출되어 나타난 결과이기에 세포들의 불안한 환경적 장애 요인을 없애주면 세포들이 안정을 되찾아 마음이 변화하는 것이다.

이러한 성격 변화는 전생의 성격, 그 사람 주변 환경, 체세포의 주변 환경이 복합적으로 영양을 미치게 되는데 이 공간은 질병적인 의술을 논하는 자리이니 체세포의 주변 환경 피의 탁도에 의한 성격 변화만 논해 보자.

특히 우울증 환자의 성격 변화는 신장과 간의 기능이 좌우한다. 신장 기능 저하는 혈액 속의 산소 부족을 오게 하고, 산소 부족은 체세포가 무기력해지므로 게으르고, 소극적이고, 비관적인 생각을 갖게 하고, 간 기능 저하는 혈액 속의 독성분을 높게 하여 그 독이 체세포의 신경을 자극하기에 신경이 날카로워지고 포악성을 띠게 한다.

여기서 중요한 것은 전염성 세균만이 상대에게 병을 옮기는 것은 아니라는 사실이다. 잘못된 성격은 주변 사람까지 스트레스를 주어 질병이 오게 하고 불행까지도 옮겨 준다. 그러니까 성격과 건강은 직결된다고 표현을 해도 과언이 아닐 것이다.

성질이 급하고 화를 잘 내는 사람치고 위장이 건강한 사람이 없다. 늘 소화가 안 되거나 속 쓰림을 호소할 것이다. 속 쓰림은 신경을 예민하게 하여 짜증과 화를 잘 내게 하고, 이러면 전염병처럼 옆 사람까지 스트레스를 받아 결국은 그도 스트레스에서 비롯된 위장 질환의 질병을 앓게 될 것이다. 이러면 사소한 일에도 신경질을 잘 내니까 결국은 다툼이 자주 발생할 수밖에는 없다.

이러한 본질적 성격은 지금 이 한 생에서 형성된 성격이 아니라 한 마리의 적은 미생물이 적응적진화를 거치며 오랜 세월을 두고 조금씩 축적되어 형성된 것이기에 특별한 계기가 없으면 쉽게 바뀌지가 않는다는데 문제가 있다.

자신의 고정 관념으로 사물을 보면 항상 자신의 생각이 올바르다는 착각에 빠지게 하고 그 아집은 자신의 생각과 다른 사람을 이해하지를 못하고 자신의 고정관념에 맞게 바꾸려 하면 자신뿐 아니라 주변 사람까지 스트레스를 주게 되고, 스트레스와 스트레스로 인한 위장병까지 전염시킨다.

산의 숲을 보면 다들 비슷비슷한 나무로 보이지만 자세히 보면 수백종류의 나무로 그 나무마다 성질이 다 다르다. 그리고 그 한 나무의 성질은 지금 한 생에서 생성된 성질이 아니고 오랜 세월동안 지구 환경에 적응하면서 적응적 영성으로 깨우친 성질이다. 숲 속의 나무 종류가 많듯, 사람마다 성질도 아주 다양하다. 그런데 그 다양함을 인정 못하고 자신만의 생각을 고집하는 것은 가시나무를 보고 왜 소나무가 되지 않느냐고 화를 내는 것이나 다름없다.

화가 나 있는 상태에서 배와 허리에 손을 대보자. 잔뜩 힘이 들어가 있는 것을 알 수 있을 것이다. 2번 위장혈 위치에 힘을 오래 주면 위 기능이 떨어지고 6번 고혈압혈 위치에 힘을 오래 주면 혈압이 오를 것이다.
화를 잘 내는 사람이 위장이 안 좋고 화를 내다 중풍으로 쓰러지는 이유도 여기에 있는 것이다. 화를 잘 내는 사람은 2

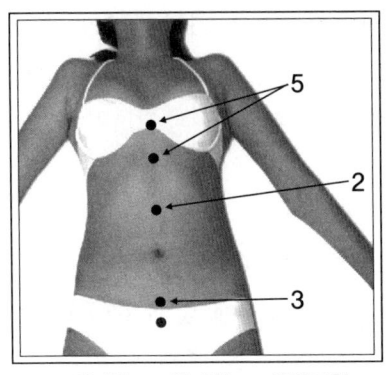

2. 위장혈 3. 뿌리혈 5. 협심증혈

번 위장혈과 6번 고혈압혈 위치에 어혈이 많이 쌓여 있다고 진찰을 할 수 있다. 위장 기능이 안 좋고 고혈압으로 쓰러질 가능성이 높다고 볼 수 있다.

이것을 실험하는 것은 간단하다. 성격이 급하고 화를 잘 내는 사람에게 혈액 속의 독성분을 해독하기 위한 방편으로 중산해독제를 섭취시키며 순서에 맞게 2-3-6-8번을 사혈한 다음 5번 협심증혈과 1번 두통혈을 사혈해주고 지켜보라. 본인은 정신적 여유가 생길 것이며 옆에서 보는 사람은 화를 적게 내고 성격이 낙천적으로 성격이 변화됨을 느낄 것이다. 여기 5번 협심증혈 사혈은 마음이 불안하고 가슴이 두근거리는 증세, 저혈압, 협심증, 심근경색까지 치유가 될 것이다.

스트레스를 받으면 어혈이 누적되는 이치를 풀어보자.
스트레스를 받으면 배와 허리에 힘을 주게 되는데 장기간 힘을 주게 되면 근육이 수축되고 근육이 수축되면 모세혈관이 좁아지고 어혈은 항상 좁아진 모세혈관에 쌓이게 된다. 이렇게 되면 하수도 찌꺼기가 막힌 부위에 자꾸만 보태지듯 인체의 어혈도 이미 좁아진 혈관에 자꾸만 보태지게 되어 있다.

여기에 스트레스로 인한 모세혈관의 수축은 피의 유속을 느리게 하여, 혈액 속 산소 부족이 되게 하면, 체세포는 산소 부족에 의한 소화 능력이 떨어지면 자동차가 산소 부족으로 불완전 연소물질, 매연이 많이 나오듯, 체세포가 영양분을 완전 소화, 연소시키지 못한 요산의 농도가 급격히 높아지고, 그 요산이 체세포의 신경을 자극하는 악순환이 반복된다.

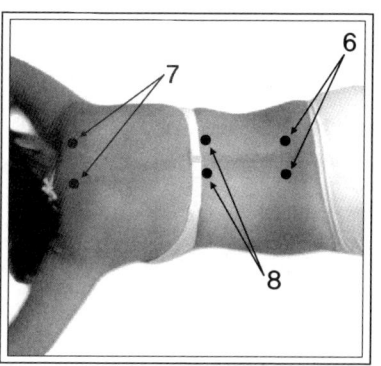

6. 고혈압혈 8. 신간혈

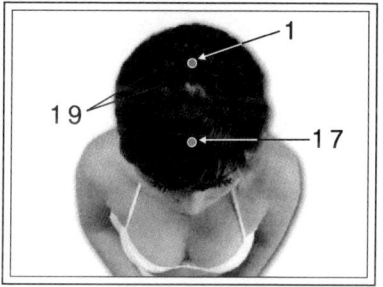

1. 두통혈 17. 시력혈

이렇게 스트레스로 해서 모세혈관을 수축시키고 2번 위장혈 위치의 모세혈관 50% 이상 막히면 그 때부터 소화기능이 떨어지고, 한 단계 더 발전하면 위에 염증이 생기고, 속이 쓰리고 위암으로도 발전을 하기도 한다. 다른 부위도 같은 이치다. 일단 어떠한 이유에서건 어혈이 자리를 잡으면 그곳에 자꾸만 보태지게 되어 있다.

사혈을 오래 하다 보니 공통점이 있다. 성질이 급한 사람, 스트레스를 많이 받는 사람, 신경을 많이 쓰는 사람 그리고 직업에 따라 어혈이 쌓이는 자리는 이미 정해져 있다. 특히 얼굴은 그 사람의 성품과 직결하는데, 관상학을 공부한 사람은 통계상 역추적을 해서 그 사람의 얼굴만 보고도 앞으로 어떠한 질병이 올 것인가를 미루어 짐작할 수 있는 것이다. 위의 내용을 정리하면 스트레스가 특정 부위에 어혈을 모이게 하면 그곳으로 피가 돌아 주어야할 장기의 기능이 떨어지고, 장기의 기능 저하로 피가 탁해지면 체세포는 환경적 공해로 인해 감정 기복이 생기고, 그 감정이 뇌에 전달되어 성격 변화에도 직결한다 하는 이야기다.

스물여섯 번째 강의

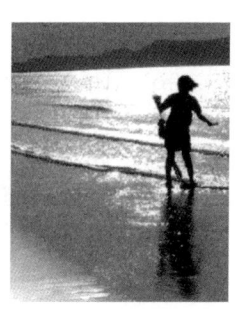

마음의 흐름과 생성

스트레스는 몸을 경직시키고 혈관을 수축시켜 피의 흐름에 직접 장애를 주지만 이 상태가 지속되면 장기의 기능을 떨어뜨리고 어혈을 만들기도 한다. 스트레스를 적게 받고 살려면 자신의 마음의 그릇을 키우는 방법 밖에는 없다.

마음을 키운다는 것은 사물을 이해하는 시야를 넓힌다는 말과 같다. 누구든지 욕심을 버리고 마음을 비워야 마음이 편해진다는 사실을 알고 있을 것이다. 하지만 욕망의 마음이 놓아주지를 않으니 쉽지가 않다. 자신의 마음을 스스로 다스려 스트레스를 적게 받고 살려면 마음이란 놈의 생성, 흐름이치를 알아야 한다.

마음이라는 것은 누구에게나 있다. 누구에게나 있기 때문에 대단할 게 없어 보인다. 그런데 이 마음의 실체와 흐름을 아는 사람들은 드물다. 다들 마음을 가지고 있되 의식을 하지 못한 채 산다. 만약 자신의 마음을 자신이 다스릴 수 있다면 자신의 삶을 자신의 뜻대로 의도하는 삶을 살 수 있을 것이며 지혜와 마음의 평화를 얻을 수 있을 것이다.

본 내용에 들어가기에 앞서 자주 등장하는 용어 풀이를 하는 것이 이해가 쉬울 것 같다.

1. 적응적 영성 : 기후, 환경, 공동체의 삶을 통해 적응하는 방법을 터득하고, 그 곳에 잘 적응하는 방법을 알아채는 성격, 즉 마음을 말한다.

2. 적응적 진화 : 기후, 환경, 공동체 삶에 적응하는 방법을 터득하고 알아챈 마음이, 자신의 육체를 그 환경에 맞게 적응, 변화되어 가는 것이다.

3. 공생원칙의 영성 : 인간을 포함한 동물, 식물, 곤충 등 지구상의 생명이 있는 모든 것이 공존하며 서로 역할 분담을 통하여 더불어 살 수 있는 조건의 법(자연의 법칙, 진리, 이치, 상식, 원의 이치)을 뜻한다.

4. 약육강식의 영성 : 사물의 이치를 보지 못하고 나만을 의식한 채 그 생각이 전부인줄 아는(무지, 아집, 이기심, 편견, 욕망의 마음) 것을 말한다.

이러한 마음은 어떻게 형성되는지 알아보자.

마음의 본체인 영성(성격)은 전파 같은 성질의 세계다. 한 몸 속에는 음과 양의 두 마음과 중성인 의식의 마음이 존재하면서 끝없는 다툼을 하며 육신을 지배하려 한다.

인간의 성격과 운명은 이 3가지 영성이 육을 차지한 만큼, 성격과 운명이 바뀌게 된다.

만약 한 몸 속에 하나의 마음, 한가지의 영성(성질)만 있다면 우리는 정신적 갈등을 겪지 않고 살 수 있을 것이다. 왜냐, 사물을 보는 시각이 하나이니 망설일 일 없이 곧바로 행동에 옮기기 때문이다. 하지만 한 몸속에는 3가지 성질의 다른 영성이 존재하며 서로 육체를 차지하려 다투고, 3가지의 영성 혼합 비율에 따라 사물을 보는 시각, 성격, 행동, 운명을 결정한다. 이러한 영성 특성을 기준하면 현재 자신의 삶의 환경은, 자신의 영성 설계도면에 의한 화현물이 되기에, 현재의 자신의 삶이 마음에 들지 않으면 설계도면인 자신의 성격 자체를 바꾸어 주는 길 뿐이다. 인간의 삶에 있어서 영성(성격)이 자신의 운명을 결정짓는 중요한 역할을 하지만 인간의 삶은 그 소중함을 모르고 산다. 그러면 왜 한 몸 속에는 세 가지 성질이 다른 마음(영성)이 존재하는 것일까요? 이 세 가지 마음이 생성되는 이치를 알아야 나 자신을 다스릴 수 있는 힘과 행복, 마음에 평화를 얻는데 도움이 될 것이다.

세 가지 성질의 마음

1. **약육강식의 마음** : 이기심, 욕망의 마음(음)
2. **공생의 마음** : 양심의 마음, 나보다는 남을 배려하는 마음 (양)
3. **음도 양도 아닌 중성의 마음** : 나의 본체 (자아의식)

그럼 이 세 가지 마음이 어떠한 진화의 과정을 거쳐 생성이 되었는지 살펴보자.

1. **약육강식의 마음(음)** : 인간이 하나의 작은 미생물에서

적응적 진화를 하며 지금에 이르기까지 기후, 환경에 적응하며 살아가는 방법을 터득해 깨우친 마음이다. 이 마음은 자신 한 몸만 살아남기 위한 깨우친 영성이기에 매사에 자신의 이득만을 기준하여 생각을 키워나가기에 이것을 이기심, 욕망의 마음이라 표현한다.

이 마음을 제1영성 이기심이라고 평하는데 이 이기심은 처음 생성될 때부터 자신 한 몸만을 살아남기 위하여 터득된 본능적 영성이라서 삶의 이치 전체를 보지 못하고 언제나 자신에게만 이익이 되는 기준으로 사물을 보고 표출되기에 이 마음 표출이 강하면 공생의 삶을 사는 사회에서는 멸시의 대상, 외면받는 대상이 되기에 공생의 먹이사슬 연결고리에서 벗어나 스스로 욕구 불만의 스트레스를 받아 자멸하고 만다.

2. 공생원칙의 마음(양) : 자연계의 모든 생명체들이 적응적 진화를 할 때는 먹이사슬의 연결고리로 상호 보완적인 삶으로 진화를 했다. 마치 사람이 죽으면 육신을 먹이로 미생물이 번식해서 살고, 그 미생물이 육신을 갉아먹고 배설을 하면 그 배설물을 먹고 살 수 있는 식물이 번식을 하고, 이러면 그 식물을 먹이로 할 수 있는 곤충, 동물이 번식을 하고 하는 식으로 먹이사슬의 연결고리가 발전했다는 것이다.

먹이사슬의 연결고리 안에는 상호 보완적이지 않는 삶은 존재할 수 없다. 왜냐하면 상대인 내 앞 단계인 먹이가 존재하지 않으면 나 자신이 존재할 수가 없기 때문이다. 이러한 환경은 상호 보완하며 공생의 삶을 유지하는 생명체만 존재하게 하고, 먹이사슬 연결고리에서 끊어진 생명체는 자연 도태되게 하여 놓았다. 여기서 이기심의 나만이 아닌, 모든 생명체가 공존 공생할 수 있는 양심의 마음, 남을 배려하는 마음, 자연의 섭리법이 도출된 것이다.

자연계의 모든 생명의 이치는 이 섭리법에 의해 정해지고 이 법을 어기면 남이 나 자신을 인정해 주지 않는 삶이 되기에 고통의 삶이 되고 스스로 자멸하고 마는 것이다.

이것을 근거로 하여 지구상에 존재하는 모든 생명체는 공생역할 분담을 하며 산다고 말하고 있는 것이다. 이러한 순환의 법이 자연의 섭리법인데 여기에서 도출된 공생원칙의 영성이 즉 (양) 양심, 남을 배려하는 마음이다.

3. 양도 음도 아닌 중성의 마음 : 중성의 마음이란 나 자신의 본체 의식을 말한다.

의식은 공, 전파 같은 성질의 세계이며 육의 주인 설계도면이기는 하지만 스스로 노력하여 키우지 않으면 무기력한 상태가 되어 제2영성 양의 마음에서 생각이 키워지든, 제1영성 이기심 음의 마음에서 생각이 키워지든, 바라만 보고 있게 된다.

이것이 인간의 삶 중 자신이 의도하는 삶이 되지 못하고, 주변 환경에 따라 수시로 달라지는 삶이 되게 하는 원인이다.

제3의 영성인 의식을 자신의 본체라 말하는 이유는 자연계의 모든 생명체의 설계도면이 되고, 모든 생명체는 제3의 영성 율법의 설계도면에 의해 태어나고 조율되며 살아가기 때문이다.

마음에 눈, 자연의 섭리 법을 깨우쳐 지혜의 눈을 뜨는 공부가 바로 제3의 율법의 영성을 깨우치는 공부다.

마음의 평화를 얻고 자신의 의지의 생각대로 살려면 나 자신의 본체인 제3의 영성 의식의 마음을 키워 의식이 의도한 생각만을 하고 행동에 옮겨야 원하는 삶을 살 수 있다.

이 제3의 영성, 의식, 본체, 율법이 자연의 섭리법이기에, 이 섭리법을 알아채는 것이 지혜의 눈을 뜨는 것이 되고 인간의 삶 중 시행착오를 겪지 않고 사는 방법이지만, 제1영성 이기심, 욕심의 마음으로는 깨우칠 방법이 없다. 왜냐, 자연의 섭리 법은 모든 생명체가 공존 공생할 수 있는 율법의 룰이기에, 나 보다는 남을 배려하는 제2영성, 양심의 마음이 되지 않고는 보이지가 않기 때문이다.

우리 인간도 자연의 일부라 했다. 인간이 제 아무리 명석하다 하여 머리를 써도 자연의 법인 순리, 진리, 이치를 거스르고 이루어지는 일은 아무것도 없다. 자연의 법인 진리를 어기면 자연은 그것이 틀렸다는 증거로 어긴 만큼 인과응보, 자업자득, 원인결과 법으로 되돌려 준다.

자신의 삶을 자신이 원하는 행복과 평화로운 삶이 되게 하려면 공생 원칙의 삶의 이치를 알아야 한다.

공생 원칙의 삶을 이치로 풀어보면 사람끼리 서로 공동운명체로 역할 분담을 하며 사는 삶의 이치나, 한 몸속의 8조 마리나 되는 작은 생명체들이 서로 역할 분담을 하며 공생의 삶을 사는 삶의 이치나 모두 동일하다. 이러한 삶의 이치를 깨우치면 왜, 제2영성, 양심과 남을 배려하고 살아야 하는지가 보이고, 적응적 진화는 대상에 대한 진화이고, 대상에 대한 진화는, 대상은 그대로 두고 내 자신이 대상에 맞추어 진화 발전해야 한다는 삶에 이치가 보인다.

이러한 삶의 생명에 이치를 깨우치고 나면 결국 자신의 운명은 자신이 가꾸어 나가야 된다는 답이 나온다. 하지만 자신이 자신을 다스린다는 것이 쉽지는 않다. 한 몸속에 3가지 영성이 존재하며 서로 육을 차지하기 위하여 다투기 때문이다.

이러한 다툼, 정신적 갈등, 자신과의 싸움에서 이겨 자신의 육을 통재하는 힘을 키우기 위해서는 제3의 영성인 의식의 마음이 자신의 생각, 제1영성 욕심과 이기심의 마음을 지배하게 해야 한다. 그런데 막상 의식이란 놈은 음의 마음이든, 양의 마음이든 물질이 없는 전파 같은 성질의 세계이기에, 자신의 몸속에 가만히 있지를 못하고 고삐 풀린 망아지처럼 떠돈다.

이러면 망상인지 명상인지 자신이 의식을 하지 못한 채 한없이 커지고 결국은 자신의 육체를 움직여 행동에 옮기게 하고, 그 행동이 자신의 운명을 결정짓고, 시행착오의 삶이 반복된다. 이것이 자신을 다스리는 제일 걸림돌이다.

이러한 삶에 아이러니가 생기는 직접 원인은 제3의 영성, 자아의식, 자신의 본체인 의식의 마음이 약하기 때문이기에, 제3의 영성 의식의 마음을 키우고 자신의 몸에 항상 붙들어 놓는 방법이 수행인데, 명상의 방법은 여러 방법이 있지만 필자의 경험상으로는 관찰 수행인 위빠사나 수행법을 권하고 싶다.

우리 인체 중 끊임없이 계속 움직이고, 관찰하기에 제일 편한 곳이 배의 움직임이다. 조용히 편안한 자세로 앉아 배가 들어가고 나옴을 끊임없이 관찰하여 나의 본체인 의식이 몸 밖으로 나갈 틈을 주지 않는 훈련이다.

이러한 훈련을 시간이 나는대로 반복하다 보면 어느새 의식의 마음이 커지고, 습관이 되어 자신의 본체인 의식이 몸 바깥을 떠돌지 않고, 늘 자신의 몸을 관찰하기에 순간순간 들어오는 망상을 제어할 능력이 생기게 되는데, 이것이 자신을 다스리는 힘이다.

심천사혈요법, 이것이 알고 싶다

홈페이지를 이용하는 분들이 올려놓은 질문 중 가장 많이 반복되는 것들을 선택해서 답변해 놓은 것입니다.

1. 사혈 중에 궁금한 사항들

(1) 사혈에 쓰는 침에 대해 알고 싶습니다.

질문

수지침, 수족침 등으로 건강에 어느 정도 도움은 있었지만 늘 아쉬운게 많아 항상 의문을 가지고 있었습니다. 그러던 중 심천사혈요법이란 책을 보면서 무언가 깨달은 바가 있었습니다. 단숨에 이독한 후 내 몸에 실습을 해 보려니 알고 싶은 것이 생겼습니다.

  1. 사혈을 할 때 쓰는 침은 무슨 침입니까? 수지침에서 사용하는 삼능침도 가능한가요?
  2. 찌르는 침의 깊이는 어느 정도가 적당합니까? 사혈이 잘 되기 위해 깊이 찌르는 것이 좋은지요?

심천

심천사혈요법에서 사용하는 침은 병원에서 피 검사를 할 때 사용하는 일회용 침입니다. 이 침은 침봉이 따로 되어 있고 사용할 때마다 갈아 끼워서 사용합니다. 사용 시 사혈 침은 그대로의 길이로 그냥 사용하셔도 되고 어혈이 잘 나오지 않을 때는 침 끝 플라스틱 부분을 면도칼로 1-2mm 더 잘라서 침 길이가 3.5-4mm 정도 길이로 사용해도 됩니다. 예를 들어 머리나 얼굴 부위를 사용할 경우는 그대로 사용하시고 살이 많은 부분은 조금 더 잘라 침의 길이를 길게 해서 사용하시면 됩니다. 여기서 사용하는 사혈침은 위험 부담을 줄 정도로 길지 않기 때문에 사용 중에 두려움을 갖지 않으셔도 됩니다.

어혈이 잘 나오지 않는 것은 침의 길이가 짧은 것도 원인이 되지만 어혈의 농도가 뻑뻑해서 나오지 않는 것이 대부분입니다. 꾸준히 사혈을 하시다 보면 어느 날 어혈이 나오기 시작할 것입니다.

(2) 어혈이 잘 나오다가 안 나오는군요?

질 문

사혈을 시작한 지 25일쯤 됩니다. 처음에는 방울방울 맺힐 정도로만 어혈이 나왔는데, 정성을 다해서 반복 사혈을 하니까 10일 후에는 많은 어혈이 나오기 시작하여 7일 정도는 개 혓바닥처럼 어혈이 많이 나왔습니다.

그런데 그렇게 잘 나오던 어혈이 지금은 잘 안 나오고, 그렇다고 생피가 나오는 것도 아니고, 처음처럼 사혈도 잘 되지 않아 왜 그런지 궁금합니다. 사혈을 시작하고 나서 제 몸이 아주 많이 좋아졌어요. 밥도 잘 먹고 소화도 잘 되고 이전보다 많이 건강해 졌어요. 그런데 왜 그렇게 잘 나오던 어혈은 잘 안 나오는지요.

심천

우선 사혈의 순서를 잘 지키고 있는지 궁금하군요. 사혈은 매일 하는 것이 아니라 어혈이 잘 나오는 경우는 일주일에 한 번 해서 20컵 정도 하시면 되고, 어혈의 양이 적을 때는 일주일에 두 번에서 세 번 정도 하시면 됩니다.

어혈이 잘 나오다가 잘 나오지 않는 경우는 사혈을 하는 동안에는 자주 있는 일입니다. 우리 몸에 있는 어혈은 하루 아침에 만들어진 것이 아니라, 태어나면서 부터 오늘날까지 차곡차곡 쌓인 것입니다. 오래 된 것은 절어서 농도가 뻑뻑하고, 오래 되지 않을수록 묽고 잘 나옵니다.

사혈을 하면 주변의 어혈이 사혈 부위로 모여드는데 묽은 어혈일 때는 잘 나오다가도 뻑뻑한 어혈 층이 딸려 나올 때는 한동안 잘 나오지 않습니다. 일단 마사지와 온열 기구로 사혈 부위의 온도를 높이고 사혈을 하는데도 어혈이 나오지 않을 때는 1권에 공개된 사혈을 위한 처방전을 일주일 이상 드신 다음 사혈을 하면 어혈의 농도가 묽어져서 어혈이 잘 나옵니다.

(3) 통증이 심해서 아프면 쉬었다 하는데 괜찮을까요?

질문

20일 이상 사혈을 한 사람 중 한 사람입니다. 하루도 빠짐없이 한 것이 아니고 하루 걸러 한 번씩 또는 일주일에 두 번 정도 했습니다. 하루 할 때는 3-5회 정도로 했습니다. 계속하니까 아프더라고요. 피곤하기도 하고, 그때는 3-4일 정도 쉬었습니다. 그러면 침 자국도 어느 정도 없어지고 아픔도 덜 하던데요.

심천

물론 본인이 원하신다면 쉬어 가면서 하면 됩니다.

생살에 침을 찌르는데 어느 정도 통증이 오는 것은 당연합니다. 사혈 시에 통증이 심하고 약한 차이점은 피의 흐름에 있습니다. 통증이 전혀 없는 경우는 피가 너무 적게 도니 산소 부족으로 세포가 질식해서 반응을 하지 않는 경우이고, 전기로 지지는 듯 강한 통증이 오는 것은 피의 흐름이 정상의 30% 정도만 돌 때 세포가 영양 부족의 욕구 불만과 높아진 요산에 의해 스트레스를 받아 과민반응을 하는 경우입니다. 피의 흐름이 정상일 때는 약간 따끔거릴 정도이지 못 참을 정도로 통증이 심하지는 않습니다. 일단 사혈을 시작하여 어혈이 나오고 피가 돌기 시작하면 영양 공급이 이루어지고 요산 수치가 떨어지기에 체세포 스트레스성 과민반응 통증이 줄어듭니다. 통증이 전혀 없던 사람은 피가 돌지 못하여 산소 결핍으로 체세포가 가사 상태에 빠져있기에 통증의 감각을 뇌에 전달을 하지 못하기 때문에 일어나는 현상인데 어혈을 뽑아내서 피가 돌기 시작하면 영양 공급과 산소 공급이 동시에 이루어지기에 체세포가 정신을 차리게 되면 약간의 통증을 느끼기 시작하고, 심한 통증이 오던 사람은 통증이 줄어듭니다.

(4) 피에서 거품이 나오는데요?

질문

사혈할 때 피에서 거품이 나오는데 나쁜건가요?

심천

피에서 거품이 나오는 경우는 없습니다. 대부분은 피부가 건조하거나 거칠 경우 부항기 압을 걸었을때 컵의 밑 부분과 피부가 밀착이 되지 않아 그 사이로 공기가 들어가서 생기는 현상입니다. 피부가 거칠거나 건조한 상태에서는 부항컵의 압력이 제대로 걸리지 않아 컵과 피부의 접합 부위로 공기가 새어 들어가면 비누거품처럼 거품이 생깁니다. 이럴 때는 부항기의 압을 풀어 부항컵이 접하는 부위에 먼저 나온 혈액을 묻게 해서 압을 걸면 거품이 일지 않습니다.

(5) 사혈과 관련된 음식에 관하여 알고 싶습니다.

질문

책의 내용 중에 소고기를 금하라는 논리는 충분히 이해할 수 있었는데, 그렇다면 소고기 가공 식품은 먹어도 됩니까? 예를 들어 우유, 치즈, 버터, 마가린, 동물성 식용유 등등….

심천

제 개인적인 생각으로는 권하고 싶은 음식이 아닙니다.

우유 정도는 관계없지만 치즈, 동물성 마가린, 동물성 식용유 등은 권하고 싶지 않습니다. 자세한 논리 설명은 말을 아껴야 할 것 같군요.

(6) 약 복용은 언제까지 해야 하나요?

질문

책에 나오는 처방전 약은 어떤 경우에 먹는지요? 사혈을 하기 위해 모두가 먹어야 되는 것입니까?

심천

사혈을 하기 위한 처방전 약은 모두에게 필요한 것이 아닙니다. 사혈을 여러 번 시도해도 어혈이 잘 나오지 않을 경우에 어혈을 녹이기 위해 복용하는 것입니다. 그 동안 사혈을 해 보면 10명 중 6명 정도는 약을 복용하지 않아도 어혈이 잘 나오고, 3명 정도는 약을 먹어야 잘 나오며, 1명 정도는 어혈을 녹이는 처방의 약을 복용하고도 어혈이 나오지 않아 고생을 합니다. 하지만 그 동안 경험으로 어혈이 끝까지 나오지 않은 사람은 없었고, 어혈이 나오고도 치유가 안된 사람도 없었습니다.

(7) 사혈 후 호전 반응은 언제부터 알 수 있나요?

질문

책에 매료되어 사혈요법을 공부하고 있고 실습도 해 보았습니다. 증상마다 다르지만 기본 혈 2-3-6-8번을 사혈한다면 호전 현상은 언제쯤 나타납니까?

심천

한마디로 명쾌한 답변을 하기가 어려운 질문이군요. 사람에 따라 치유 효능은 단 한번의 사혈로 나타나는 사람이 있는가 하면, 3-6개월 정도 사혈을 해야 효능이 나타나는 사람도 있습니다. 하지만 이치로 답을 한다면 가능합니다.

두통이나 근육통, 즉 피가 못 돌아 근육이 경직되어 발생한 증세나 산소 공급이 되지 않아 발생한 증세는 사혈을 하여 어혈이 나오고 피가 도는 순간 효능이 나타나지만, 연골이 마모되었거나 염증으로 세포 조직이 파괴되어 나타난 증세라면 피가 잘 돌고 난 다음 45일 후에나 효능이 나타납니다. 하지만 더 결정적인 이유는 어혈의 양이 좌우합니다.

하수도에 찌꺼기가 많고 적음에 따라 빼내는 시간과, 찌꺼기를 빼낸 양에 따라 물이 잘 내려가고 못 내려가듯, 어혈의 양이 적으면 쉽게 끝이 나고 어혈의 양이 많을수록 많은 양을 사혈해야 피가 잘 도니 일정한 시간은 정할 수가 없습니다.

만약 건강 예방 차원에서 2-3-6-8번을 사혈해 준 다음 1번 두통혈만을 미리 예방 사혈을 해주어도 고혈압, 중풍, 암, 당뇨, 간경화, 백혈병, 신부전증이란 병은 이 땅에서 이름을 지워 버릴 수 있을 것이며, 오장 기능이 떨어짐으로 발생하는 모든 증세는 예방 치유가 가능할 것입니다.

(8) 사혈을 했는데 그 자리에 물집이 생깁니다.

질문

사혈을 하는데 사혈한 자리에 노란 물집이 부풀어 올랐습니다. 다시 사혈할 때 물집을 바늘로 터뜨리고 해야 하는지 아니면 사혈을 중단해야 하는지 알고 싶습니다.

심천

물집이 생기는 것은 어혈이 나오지 않는 상태에서 컵을 오래 걸어 두거나, 한 자리에 여러 번 사혈을 하다 보면 물집이 생기는 경우, 또는 사혈을 제대로 하기도 전에 물집이 먼저 생기는 경우가 있습니다.

일단 물집이 생겼다면, 통증을 참을 정도는 물집에 상관없이 계속 사혈을 하되, 사혈을 중단하고 싶을 경우 물집을 그대로 두지 말고 바늘로 따서 탈지면으로 눌러 진물을 닦아 주면 됩니다.

물집으로 생긴 흉터는 혈액 순환만 원활하게 된다면 일주일 내로 없어지기 때문에 염려하시지 않아도 됩니다. 사혈 중 물집이 잘 생기거나 생기지 않는 차이는 세포의 건강 상태의 차이라 보면 됩니다.

세포가 약하여 물집이 잘 생기는 사람도 사혈을 하여 피가 잘 돌기 시작하면 세포가 강해져 쉽게 물집이 생기지 않습니다.

* 몸 전반적으로 물집이 잘 생기는 사람은 신장 기능이 떨어져 있는 사람이고, 물집은 신체 부위 중에 어혈이 많이 쌓인 곳으로 산도가 높은 부위일수록 잘 생깁니다. 이러한 인체의 생리이치를 기준하면 물집이 잘 생기는 곳일수록 피가 못 도는 곳으로 그대로 방치하면 그 곳으로 피가 잘 돌아 주어야 제 기능을 할 장기가 기능이 떨어져 합병증이 곧 온다는 신호이기도 하기에 필연적으로 사혈을 해 주어야 합니다.

(9) 침 자리의 흉터는 어떻게 되나요?

질문

안녕하세요? 글로 감사의 인사를 대신 드립니다.

아내는 얼굴 혈색은 좋은데 몸은 아주 좋지 않습니다. 심천사혈요법을 접한 뒤부터 많이 좋아지고 있습니다.

그런데 사혈 후 저는 침 자리가 3일 정도면 아물지만 아내는 일주일이 지나면 딱정이가 떨어지면서 빨간 점 같은 것이 솟아 가렵고, 이 주일이 지나도 아물지 않습니다.

이것이 흉터가 되지는 않는지요?

심천

사혈 자리의 흠집은 사람마다 증세에 따라 다 다르게 나타납니다. 현 상태가 안 좋을수록 사혈을 한 자국이 검거나 물집이 잘 생기고 자국이 심할 수 있습니다. 혈액이 탁해 어혈이 살 속에 박혀 깨끗하게 빠져 나오지 못한 상태에서 사혈을 중단하면 일시적으로 나타나는 현상이고, 특히 신장 기능이 떨어져 있고 해당 부위가 특별히 산도가 높은 경우 물집과 짓무름의 형태로 나타나기도 합니다. 하지만 이러한 경우 사혈이 끝나고 피가 잘 돌면 파괴된 세포는 떨어져 나가고 새로 분열된 세포가 자리를 메우기 때문에 흉터가 남지 않습니다. 하지만 이러한 경우 사혈을 하는 동안 통증이 심해서 고생을 해야 합니다. 이런 현상이 오는 이유는 대부분 신장 기능 저하로 혈액 속의 요산 수치가 높은 사람으로 이미 저혈압이나 빈혈이 있는 사람일 것입니다. 그 모든 현상은 사혈을 하는 동안 누구에게나 일어나는 증세이니 걱정하지 않아도 됩니다.

사혈한 주위가 가려운 것은 비가 오려 할 때 심하게 나타나는데 상처가 아물면서 발생하는 가려움증이나 상처가 아물면 저절로 없어집니다.

(10) 어혈에 노오란 것이 섞여 있는데요?

질 문

저는 1주일에 2-3회 사혈을 하고 있는데, 어혈 중에 붉은 색깔이 아닌 노르스름한 액체 같은 것이 나오고 있습니다. 왜 그럴까요?

심 천

노란 물이 나오는 것은 대부분 신장이 제 기능을 못한지 오래된 경우에 나타나는 증세입니다. 어혈이 오래되면 비계층으로 바뀌게 되는데 비계층이 되면 모세혈관은 소멸되고 맙니다. 그나마 있던 모세혈관이 막히면 그 부위는 아주 적은 양의 혈액만 통과하게 되는데, 이렇게 되면 혈액 속의 영양분은 세포들이 모두 흡수하고 배설물인 요산과 요소만 남아 있다가 노란 물처럼 나옵니다. 드물기는 하지만 지방층(비계)이 녹아 우유 물처럼 나오기도 하는데 걱정할 필요는 없습니다.

이러한 경우는 신장 기능이 이미 떨어져 있는 사람으로 혈액 속에 요산 수치가 높고 그 요산이 혈액 속의 각종 영양분들을 산화 녹여 버리기에 조혈기능이 약한 사람입니다.

조혈에 필요한 식품들을 충분히 섭취하며 사혈을 해주는 것이 좋고, 요산 해독을 위하여 요산해독제를 섭취하여 주면 요산 수치가 떨어지고 이뇨기능이 살아나 조혈기능이 빨리 회복 됩니다.

(11) 정확한 혈을 알고 싶습니다.

질문

큰 부항기를 쓰니까 대충 잡아도 될 것 같습니다만, 그래도 정확한 혈을 알면 해서요. 1번 두통혈은 백회혈 같고, 2번 위장혈은 중완혈 같고, 3번 뿌리혈은 관원혈 같고 등등…. 하지만 정확하지 않은 것 같아 만인이 쓰는 침구 경혈에 대입시키면 어떨지요. 아니면 선생님 나름대로 쓰고 싶지 않으신 건가요?

심천

각 사혈점의 이름은 제 나름대로의 뜻이 있습니다.

우리 인체는 하나이고 의술을 공부하는 사람의 특징에 따라 국가마다 혈 이름이 다르게 지어지기에 인체의 어느 곳도 혈 이름이 없는 곳은 없을 겁니다.

1. 우리나라 한의학은 중국의 영향을 많이 받았기에 기존의 혈 이름 대부분은 중국의 혈 이름으로 되어 있는 것으로 알고 있습니다. 그래서 모든 사람들이 쉽게 이해하고 외우기가 쉽지 않을 것으로 봅니다.

2. 길게 보면 심천생리학 심천사혈요법은 우리나라의 의술입니다. 심천사혈요법이 세계로 번져 나갈 경우를 대비해 우리의 것이라는 것을 분명히 해 둘 필요가 있습니다.

3. 일반 대중이 쉽게 외우고 알기 쉽게 하기 위해 그 자리를 사혈해 주면 치유가 되는 증세를 혈 이름으로 정하였습니다.

4. 사혈점 위치는 침구 경혈 자리와 중복되는 곳이 있지만 기존의 혈 자리에 기준을 둔 것이 아니고 제가 보는 인체의 구조상 어혈이 많이 쌓이는 곳을 기준으로 하였고 해당 위치로 피가 못 돌면 혈 이름의 질병이 발병한다는 의미로 지었기에 기존의 중국식 혈 이름과는 전혀 무관합니다.

5. 사혈 자리는 심천사혈요법 책과 심천사혈요법 부항기 세트에 첨부된 부록책자, 심천사혈요법 홈페이지를 보시면 상세히 알수 있습니다. 사혈의 위치가 조금 벗어나도 부작용은 없고 치유의 효능만 떨어질 수 있습니다.

(12) 사혈하는 동안 술을 마시면 안 되나요?

질 문

사회 생활로 술을 접할 기회가 많은데 사혈을 하는 동안 술을 먹으면 인체에 해롭지 않은지 궁금합니다.

심 천

사혈을 하시는 동안은 금주를 하시는 것이 좋습니다.

술을 드시게 되면 몸속에 산소 부족이 오고 산소 부족은 심장을 빨리 뛰게 하는 원인이 되는데, 심장이 빨리 뛰면 피의 압력이 높아져 묽은 어혈이 이동을 하여 엉뚱한 곳을 막을 수 있습니다. 이러한 비중은 5% 정도로 약하긴 하지만 만약을 위해서 사혈을 하는 동안은 금주를 하시는 것이 안전합니다.
* **특히 2-3-6-8번 혈을 사혈하시는 경우는 술을 경계해야 합니다.**

사혈로 인해 간 기능이 활성화 되고, 중산해독제의 알콜 해독 기능이 작용하면 평소 2-3배 정도의 많은 양의 술을 마셔야 술이 취하는데 술이 취하지 않는다하여 절제하지 못하고 많은 양의 술을 마시면 술에는 장사 없다고 다시 간 기능 저하가 오는 것은 피할 수 없습니다.

(13) 사혈 부위가 뭉칩니다.

질문

심천 선생님께 큰 감사의 마음을 전합니다. 선생님의 뜻대로 많은 사람이 사혈요법을 이용하여 고통 속에서 헤어나기를 선생님과 함께 기원합니다.
너무 열심히 사혈을 하였더니 2번 위장혈 부위가 두꺼워져서 전혀 어혈이 나오지 않습니다. 딱지가 아니라 속 부분이 비갯살처럼 두껍습니다. 좀 풀어져야 하는데 방법이 없는지요?

심 천

그러한 현상은 사혈을 하는 동안에는 누구에게나 나타날 수 있습니다.
사혈을 하면 주변의 어혈이 딸려 오게 되는데 어혈의 농도는 일정하지가 않습니다. 묽은 층과 뻑뻑한 층이 있는데, 묽은 어혈 층이 딸려 올 때는 잘 나오다가 뻑뻑한 어혈이 나올 때 밖으로 미처 빠져 나오지 못한 어혈들이 사혈 부위에 꼭 끼어 뭉치게 되면, 그 부위가 딱딱해지고 사혈을 해도 한동안 나오지 않습니다. 이럴 때는 온열기나 마사지를 해서 어혈을 묽게 한 다음 빼는 것이 도움이 됩니다. 그래도 어혈이 나오지 않을 때는 1권에 있는 사혈을 하기 위한 처방대로 약재를 달여서 2주일 정도 섭취를 한 다음 사혈을 하면 어혈이 묽어져 어혈이 잘 나옵니다. 이러한 현상은 요산 수치가 일정 수치 이상이 되면 일어나는 현상으로 마치 두부를 하기 위하여 콩물을 만들어 놓은 상태에서 간수를 넣으면 콩 속의 지방 단백질이 응고되는 이치로 요산의 고 농도가 간수처럼 혈액 속의 어혈을 단단하게 응고시키기 때문에 일어나는 현상입니다. 이러한 경우는 요산해독제를 섭취하여 주어도 어혈이 묽어져 사혈을 하는데 도움이 됩니다. 딱딱한 피부는 어혈이 나오는 대로 없어집니다.

어혈의 농도가 아무리 뻑뻑해도 인간의 인내력을 이기진 못합니다. 어혈이 안 나올수록 오기를 내서라도 시도해 보십시오.

(14) 생리 시에도 사혈이 가능한지요?

질 문

책을 읽고 사혈을 하고 있습니다. 지금까지 대체요법 책들을 거의 다 사서 읽었지만 이 책만큼 간단 명료하고도 명쾌하게 설명한 책이 없었습니다. 완전히 반했습니다. 역사적으로 이러한 선각자들이 있기에 후세 사람들은 그만큼 편하고 혜택을 많이 받으니 감사한 일입니다. 질문은 두 가지입니다.

첫째, 집사람이 2-3번 기본 혈을 사혈하고 있는데 생리중이라도 상관은 없는지요?

둘째, 남자들의 경우 발기부전일 때 성기의 실핏줄에 혈액이 가득 차지 않거나 성기의 실핏줄에 어혈이 있어서 그럴 거라고 생각합니다. 이 때 사혈점과 사혈 방법을 가르쳐 주세요.

심천

저의 뜻을 잘 이해하신 것 같아 반갑군요.

일반적으로 생리 중에는 사혈을 않는 것이 좋습니다. 사혈을 한다고 해서 부작용이 생기는 것은 아니지만 생리로 인해 체력 손실이 있는데 여기에 사혈까지 하는 것은 무리라고 생각합니다.

사혈요법이 양기 회복에 많은 도움이 되지만 책에는 공개를 하지 않았습니다. 모든 병이 오는 원인이 같기에 여기서도 생략을 하겠습니다.

일단 기본 사혈 2-51-6-8번을 사혈해주면 분명 양기는 회복됩니다. 하지만 사혈을 하는 동안 일시적으로 양기가 떨어지는 수가 있습니다. 그러나 사혈을 끝내고 2-3개월이 지나 혈액이 보충되면 발기부전, 조루증이 치료가 되어 있을 것입니다.

(15) 사혈의 휴식 시점에 대해서 알고 싶습니다.

질문

고혈압으로 3개월째 일주일에 두 번 사혈을 해 오고 있습니다.

혈압은 사혈 후부터 좀 떨어지고 있으며, 맥박도 정상보다 많이 뛰었었는데, 지금은 상당히 정상과 가까워졌습니다. 아직은 체력이 현저히 딸리거나 하는 문제는 없으나, 체력이 딸리는 현상에 대해 구체적으로 알고 싶습니다.

심천

필자는 사혈을 혼자서 하지 말고 여러 사람이 모여서 하라는 말을 자주 합니다.

혼자서 사혈을 하면 비교가 어렵지만 다수가 모여서 사혈을 하면 서로 비교가 되기에 많은 도움이 됩니다.

병원에서는 피의 부족을 헤모글로빈 수치가 많고 적음으로 판별을 하지만, 필자는 피의 빛깔을 보고 헤모글로빈 수치와 요산의 함유량을 판별합니다. 즉 피의 빛이 진하고 옅음의 상태, 노란빛의 함유 상태, 그리고 후각을 이용해서 90%까지 진찰을 하고 있지만, 일반인은 이것이 어렵기 때문에 자신의 느낌으로 기준을 정해야 합니다.

사혈로 피의 부족이 오면 일차적으로 얼굴에 노란빛이 납니다. 이때까지는 일상생활을 하는데 큰 무리는 없습니다. 그 다음 얼굴에 핏기가 없이 백짓장처럼 희어지는데, 이때가 되면 계단이나 오르막을 오를 때 숨이 차고 귀 울림 현상이 옵니다. 이 상태가 되면 영양제를 맞고 사혈을 중단해야 합니다.

책의 기준대로 사혈을 했다면 보통 기준으로 4-5개월 정도 일주일에 한 번씩 사혈을 꾸준히 했을 경우 이 현상이 옵니다. 그렇기 때문에 이러한 현상이 오기 전 3-4개월 정도 열심히 사혈을 하고 2-3개월 정도 쉬었다가 혈액 보충이 되면 다시 하는 것이 현명한 사혈 방법이 됩니다.

현대의학은 피의 성분학적 통계수치와 육체가 느끼는 만성피로, 두통의 정도를 기준하여 정의를 내리는데 여기에는 빠진 부분이 있습니다. 헤모글로빈 수치의 부족이 만성피로, 두통을 좌우하지만 그 보다 더 큰 비중은 피의 흐름에 있습니다. 이 증거는 사혈을 하면 일시적으로 헤모글로빈 수치는 더 떨어지는데도 만성피로나 두통은 현격히 줄어든다는 데 있습니다. 이러한 현상은 같은 수치의 헤모글로빈 수치라 하여도 사혈로 인하여 모세혈관이 열리고 피의 순환의 속도가 빠르기에 나타나는 현상입니다. 즉 1분에 피가 한 바퀴 돌때와 두 바퀴 돌때는 산소 운반 능력이 다르기에 나타나는 현상입니다. 일반적으로 본인의 느낌으로 계단을 오를 때 숨이 가빠지는 증세가 오기 시작하는 것을 기준으로 쉬는 것을 정하면 됩니다.

그리고 이 명현 현상은 피가 모자라서 오는 경우와 허약해서 오는 경우 또는 혈관에 피의 압력이 높아지는 경우에 옵니다. 하지만 사혈로 일시적으로 발생한 모든 증세는 사혈을 끝낸 후 2-3개월 지나 혈액이 보충되면 자연히 없어집니다.

(16) 어혈에 대한 이론입니다.

질문

모세혈관이든 미세혈관이든 우리 몸속을 주행하고 있는 혈관 밖으로 나간 죽은 피를 어혈로 보아야 합니다. 혈관을 돌아다니다 좁은 모세혈관에서 찌꺼기가 모이는 것은 콜레스테롤 등 혈액 성분 중의 지질이나 고농도의 분해되지 않는 단백질의 일부분입니다. 그것들과 어혈을 구별하지 않는 것은 커다란 오류를 범하는 것입니다.

심천

인체의 구조를 제대로 이해 못하신 것 같군요.

모세혈관 밖이란 생각은 잘못된 이해입니다. 혈관이 정상일 경우 나무의 굵은 가지에서 가는 가지가 뻗어나가는 것처럼 좁은 혈관으로 세포와 세포 사이를 연결해주는 것이 모세혈관입니다. 즉 동맥과 모세혈관의 차이는 혈관 굵기의 차이일 뿐 한 통로로 이어진 같은 혈관이란 이야기입니다. 타박상으로 피멍이 들었을 경우 혈관 밖으로 피가 샌 것이 아니라 다만 굵은 혈관이 터져 한꺼번에 많은 양의 피가 모세혈관에 도달했는데 모세혈관은 가늘기에 미처 빠져 나가지 못한 혈액이 모세혈관을 팽창시키고 굳어진 상태가 푸른 멍이나 피멍이 든 상태입니다.

멍이 드는 과정을 설명하자면 몸에 심한 충격으로 근육이 경직되면 경직된 부위는 순간적으로 모세혈관이 좁아져 피가 못 돕니다. 경직 상태가 오래 되어 피가 못 돈 시간이 지속되면 산소 부족이 되고 산소 부족으로 피 속의 미생물이 죽으면 푸른빛을 띱니다. 이것은 혈액 속 철분이 산에 의해 산화되는 과정에서 일어나는 현상입니다. 다행히 멍든 주변의 모세혈관이 피가 잘 도는 상태라면 멍이 쉽게 풀리지만 멍이 들기 전 이미 모세혈관이 막힌 곳이 많다면 멍은 오래 가겠지요. 하지만 어떠한 경우라도 죽은 피는 모세혈관에 박혀 있기에 부항기를 이용해 사혈을 한다면 쉽게 없어집니다.

현대 성분학을 기준으로 어혈을 이해하려면 이해가 안 되는 것이 당연합니다. 그래서 기존에 배운 의술 개념으로 저의 논리를 연계시키면 이해가 안 될 거란 말을 한 것입니다. 어혈이 생기는 원인은 많지만 그 중에서도 중금속으로 어혈이 생기는 과정과 덧붙여 성분학의 문제점을 비교 설명하지요.

중금속이 몸 안에 들어오면 백혈구가 중금속 성분을 먹고 죽으면 백혈구 시체 뱃속에 중금속이 자리합니다. 이러면 혈액 속의 각종 지방 단백질이 백혈구 시체에 달라붙어 코팅하듯 감싸서 작은 알갱이 어혈이 되고 이러한 어혈은 좁은 모세혈관에 쌓이게 됩니다. 이러면 중금속을 감싸고 죽어있는 백혈구의 시체는 죽은 피일까요, 산 피일까요? 분명 죽은 피입니다. 이것이 어혈이라면 성분검사를 할 때 지방, 단백질로 나타나겠지요. 그럼 살아 있는 백혈구를 성분학 검사를 한다면 어떻게 나올까요? 역시 같은 결과가 나올 것입니다. 여기에다 우리가 먹는 음식의 영양분이나, 인체의 세포, 백혈구, 미생물 모두 성분검사로 구분을 하여 죽은 것이나 살아 있는 것이나 성분학 검사법으로는 지방 단백질로 나오니 같은 성분이라는 생각 밖에는 할 수 없을 것입니다. 인체의 구조를 생명의 이치로 보지 않고 과학적 성분학의 시각만으로 접근을 하면 지방, 단백질, 콜레스테롤, 고지혈증 단어는 나와도 어혈이란 단어는 나오지 않을 것입니다. 그래서 현대의학의 기준으로는 어혈, 죽은 피란 개념은 나올 수가 없는 것입니다. 필자가 말하는 어혈의 개념은 포괄적이 될 수밖에 없는 것인데 어혈의 개념은 모세혈관에 쌓여 움직이지 않고 피의 흐름에 장애만 주며 영양학적으로 인체에 도움을 주지 못하는 피를 어혈이라 정의하는 것입니다.

2. 사혈요법, 더 자세히 알고 싶어요.

(1) 멀미에도 사혈요법이 가능한가요?

질 문

차만 타면 멀미가 심해서 나가기가 두렵습니다. 사혈요법으로 치유를 할 수 있는지요.

심 천

가능합니다.

인간의 뇌에는 몸의 중심을 잡아 주는 기능을 하는 뇌가 있습니다. 멀미를 잘 하는 사람은 이 뇌 쪽으로 흐르는 피의 양이 모자라 산소 부족으로 멀미를 하게 되는 것입니다.

먼저 2-3-6-8 번을 순서에 맞게 사혈을 한 다음 마지막 1번 두통혈을 사혈해주면 피의 생산성이 높아지고 피가 맑아져 뇌 쪽으로 충분한 양의 피가 순조롭게 돌게 되기에 멀미를 하지 않습니다. 만약 1번 두통혈까지 사혈을 해주었는데도 멀미를 한다면 40번 귀울림혈을 추가 사혈해주면 됩니다. 그래서 해당 뇌 쪽으로 산소 공급이 풍족해지면 멀미 걱정은 더 이상 하지 않으셔도 됩니다.

(2) 심방세동도 치유가 가능한지요?

질 문

저는 54세 되는 남자입니다. 약 1년여 전부터 맥박이 고르지 않는 부정맥이 있어서 병원에 갔더니 심방세동이라는 진단 결과가 나왔습니다. 피를 묽게 해주는 약을 계속 복용해야 된다고 해서 한 달가량 복용했으나 빈혈 증세처럼 어지러워 지금은 그냥 지내고 있었습니다. 그러던 참에 선생님의 사혈요법 책을 동서로부터 선물받아 지금 보고 있는 중입니다. 치유가 가능한지요.

심 천

가능합니다.

현대의학에서도 부정맥이 피의 흐름이 좋지 않아 발생한다는 것은 인정합니다.

선생님이 드신 약은 어혈이나 지방, 단백질을 분해하는 기능의 약일 것입니다. 일반적으로 조혈기능이 좋은 분은 그 약을 드셔도 별 이상이 없지만 조혈기능이 약하신 분은 그 약의 기능이 몸속에 있는 영양분을 동시에 녹이는 역할을 하기에 빈혈 증세가 올 수 있습니다.

심장이 불규칙하게 뛰는 원인은 심장이 어떠한 역할을 하는가 하는 것을 알면 이해가 빠릅니다. 심장이 고르고 안정되게 뛰기 위해서는 심장에서 피가 뿜어져 나간 만큼 뒤에서 순조롭게 들어와 주어야 합니다.

그런데 동맥의 혈관이 막히거나, 정맥 쪽의 모세혈관이 막히면 심장이 불규칙하게 뛸 수밖에는 없겠지요. 이러한 증세가 악화되면 물리적인 힘에 의해 심장 판막이 손상될 수가 있습니다. 심장 판막은 심장이 피를 동맥으로 밀어 낼 때는 정맥 쪽의 판막이 막히고, 정맥혈관의 피를 심장이 빨아들일 때는 동맥 쪽의 판막이 막아주는 역할을 하는데 심장이 피를 밀어내고 빨아들이는데 힘을 무리하게 쓰면 판막 손상으로 혈류가 세어 혈액 역류 현상이 일어나는데 이러한 경우 빈맥이 뛰고 숨이 차는 현상이 오는데 이것을 심장 판막증이라 합니다. 이러한 경우 심장의 판막이 왜 손상되었느냐 하는 원인에 들어가면 심장으로 들어오는 쪽 혈관이 막히거나 심장을 거쳐 나가는 쪽의 혈관이 막힌 것이 원인이 됩니다.

이러한 경우 초기 증세라면 심장으로 들어오는 정맥혈관 쪽이라면 30번 급체혈, 심장을 거처 나가는 쪽 혈관이 막혔다면 5번 협심증혈을 사혈해주면 심장이 무리한 힘을 쓰지 않고도 혈액을 뿜어 줄 수 있는 여건이 만들어 지기에 심장 판막은 스스로의 복원 능력에 의해 스스로 복원 치유를 합니다.

2-3-6-8번을 순서에 맞게 사혈을 한 다음 5번 협심증혈과 30번 급체혈을 사혈해주면 빈혈, 부정맥, 고혈압, 저혈압, 가벼운 협심증, 마음이 불안한 증세 등은 저절로 치유가 되어 있을 것입니다. 만약 불면증이 동반하고 있다면 1번 두통혈을 추가 사혈해 주면 됩니다.

(3) 건선이라는 난치성 피부 질환도 치유가 가능한가요?

질문

건선이라는 병은 감염도 아니고, 양방에 의하면 아직은 치유 방법이 없는 무서운 병입니다. 정신적으로 괴로워요. 7년째 이 병을 가지고 있는데 체질 개선, 양방, 한방 안 해 본 것이 없지만 역시 소용이 없네요. 이것도 가능할까요?

심천

가능합니다. 기존의 의술 개념으로만 보면 건선, 홍선, 지루성 아토피성 피부병 같은 증세는 치유법도 치유 방편도 나올 수가 없습니다. 왜냐, 현대의학의 시각은 모든 질병을 부분적 끊어서 외형상 나타난 증세마다 병명을 붙이고, 병명마다 다른 처방의 약으로 치료를 하려 하기 때문입니다. 우리의 인체 구조는 유기적 연결고리로 되어 있기에 한 장기의 기능이 떨어지면 그 장기의 기능이 떨어진 정도에 따라 연쇄적으로 합병증이 생기게 되어 있는데 이러한 인체의 생리이치를 모르는 시각으로 출발한 의술로 순환기 장애성 합병증을 치료한다는 자체가 욕심에 불과 합니다. 상식의 생각을 해 보십시오. 건선 피부병은 소장, 신장 기능이 떨어지면 초기에 나타나는 합병증입니다. 소장 기능 저하는 영양분 흡수 능력이 떨어진 것이고, 신장 기능 저하는 그나마 소장이 흡수한 영양분을 요산 과다로 산화 녹여 혈액 속의 영양분을 녹여 없애 영양 부족이 되게 하고, 피부를 보호하는 기능을 하는 유지방을 녹여 없애는 기능을 하기에 소장과 신장 두 장기의 기능이 떨어진 합작품으로 건선 피부병이 발생을 하였는데, 피부에 약을 바르고 약을 먹는다고 소장과 신장 기능이 회복될 수 있을까요?

 기존 의술적 시각으로는 소장과 신장 기능이 떨어진 합병증으로 건선 피부병이 발생했다는 시각 자체가 없기에 건선 증세를 치료하기 위하여 소장과 신장을 치료한다는 개념 자체가 없습니다. 이러하기에 현대의술로는 건선을 치유한다는 자체가 욕심에 불과하다 표현을 하는 것입니다.

 하지만 심천생리학은 건선 피부병이 발병한 원인을 소장과 신장 기능이 떨어진 합병증이라 보기에 소장의 기능을 회복시키기 위해서는 3번 뿌리혈을 사혈하라 하는 것이고, 신장을 회복시키기 위해서 8번 신간혈을 사혈해주라 하는 것입니다. 증세가 가볍다면 2-3-6번 기본 혈을 사혈해주면 치유가 될 것이고, 증세가 심하다면 강산해독제와 강산복합제를 섭취하며 2-3-6-8번 기본 사혈을 끝내주면 치유가 될 것입니다.
 건선, 붕어 비늘처럼 일어나는 증세, 백선원반증, 뽀루지, 여드름, 지루성 피부병, 검버섯, 기미, 이러한 피부병은 사실 병이라 할 필요도 없을 정도로 치유가 잘 되는 증세입니다. 만약 건선 피부병이 악화되어 아토피성 피부병 증세까지 악화되었다 하여도 간 기능이 떨어진 것이 보태져 발생한 합병증에 불과하기에 강산해독제와 복합제를 섭취시키면서 같은 방법으로 사혈을 해주면 치유 됩니다.

 그 동안 이러한 증세로 오래 고생을 한 이유는 치유의 방법이 잘못 되어서 그런 것이지 결코 치유 방법 자체가 어려워서는 아닙니다.

건선 피부, 기미, 검버섯도 장의 기능 중 영양분을 흡수하는 기능이 떨어진 것이 원인이 되어 합병증으로 나타난 증세일 뿐입니다. 이러면 당연히 장의 영양분 흡수 기능만 회복시키면 치유가 된다는 것은 상식이 됩니다. 이러한 인체의 생리이치는 모른 체 기미를 박피술로 벗기고 피부에 약을 바른다 해서 장의 영양분 흡수 기능이 좋아질 수 있을까요? 뽀루지, 여드름, 종기 종류도 간 기능이 떨어진 것이 원인이 되어 발병한 합병증입니다. 백선 원반증, 지루성 피부병은 장, 신장, 간 기능이 동시에 떨어지면 발생하는 증세이고요. 어떠한 이름의 피부과 질병이라도 그 발병 원인에 들어가 보면 결국은 오장의 장기 중 1-2개의 장기 기능이 떨어진 합병증에 불과합니다. 여기에 필요에 따라 해독제와 복합제를 증세에 따라 응용 섭취시키며 2-3-6-8번 혈만 순서에 맞게 사혈해 보십시오. 누구의 생각이 올바른지는 치유의 결과가 말을 대신할 것입니다.

(4) 중심선장애 망막증이라는 병입니다.

질문

약 20일 전부터 왼쪽 눈에 마치 짙은 색깔이 칠해진 것처럼 사물이 보이는 증세가 있어 정밀 검사를 받았더니 중심선장애 망막증 이랍니다. 스트레스가 가장 큰 원인인데 망막 혈관에서 이물질 등이 새어 나와 시각에 장애를 일으키고 있으며, 레이저로 수술하기에는 망막 근처라 부담스럽답니다. 그래서 지금은 단지 지혈 작용을 하는 약물로만 치료하고 있습니다. 이와 같은 증세에도 심천사혈요법이 효력이 있는지 궁금합니다.

심천

효능은 있지만 상당한 주의가 필요합니다.

당장 수술이 필요한 증세까지 사혈요법이 해당되지는 않습니다. 다만 당장 수술을 하지 않아도 될 경우, 수술이 불가능할 경우는 해 볼만합니다. 일단 안구의 압력을 떨어뜨려 혈류가 더 새지 않게 하기 위해서는 먼저 6번 고혈압혈을 사혈해야 하고, 이미 새어 나온 혈류가 빨리 스며들게 하기 위해서는 20번 시력혈을 사혈하면 되고 시신경에 충분한 영양분 공급을 해주기 위해서는 1-17번 혈을 추가 사혈해주면 됩니다. 일단 6-20번 혈을 먼저 사혈 해준 다음 상태를 보아가며 회복이 느리면 1-17번 혈을 추가 사혈해주시면 동공의 모든 조직 세포가 복원되어 회복될 가능성은 높습니다.

(5) 열이 나고 두통이 심합니다.

질문

저는 1년 6개월가량 얼굴이 붉고 열이 나고 두통과 어지러움으로 고생하고 있습니다. 왜 그럴까요?

심천

고혈압의 전초전 같군요.

그대로 방치하시면 고혈압, 두통, 비만, 악성빈혈로 전이될 가능성이 높습니다.

현 상태에서 2-3-6-8번을 순서에 맞게 사혈을 한 다음 1번 두통혈을 사혈해주시면 상열, 두통, 어지럼증이 치유되고 고혈압, 중풍이 예방될 것입니다.

(6) 신경성 허약 체질에 관한 문의입니다.

질문

저는 어릴 때부터 마른 체질로 신경이 예민하고 몸무게가 20년 동안 50-54kg을 유지하고 있습니다. 키는 173cm이고 나이는 만 42세입니다. 한때는 잠만 자면 온몸에 식은땀이 난 적도 있습니다. 아직 몸에 특별히 아픈 데는 없으나 전반적으로 몸이 가볍지는 않습니다.

심천

선생님은 장의 흡수 기능이 약한 것 같군요. 보통 설사나 변비가 없으면 장의 기능이 정상인 것으로 생각하는데 여기에는 한 가지 빠진 부분이 있습니다. 장이 영양분을 흡수하는 기능입니다. 그래서 3번 혈 이름을 뿌리혈이라 이름지었는데 영양분을 흡수하는 기능이 회복되는 혈이란 뜻이지요. 선생님은 3번 뿌리혈을 사혈해보면 장 기능이 나쁘다는 증거로 어혈이 쉽게 나오지 않을 것입니다. 2-3-6-8번의 사혈이 완전히 끝난 다음 5번 협심증혈을 사혈해주시면 마음이 안정되고 정신적 여유가 생길 것입니다.

하지만 2-3번 혈에서 어혈이 쉽게는 나와 주지 않을 것이라는 것을 미리 아시고 사혈을 하셔야 합니다. 현 증세의 근본 원인이 2-3번 혈 위치에 어혈이 쌓이고 시간이 오래 지나야 발생하는 증세이고, 어혈의 특성은 모세혈관을 막고 있는 시간이 오래 될수록 농도가 빽빽하기에 쉽게 나와 주지는 않을 것입니다. 네가 이기나 내가 이기나 해보자 하는 오기로 사혈을 하셔야 할 것입니다. 2-3-6번에서 사혈이 끝난 다음 건강 예방 차원에서 8번 신간혈만 추가 사혈을 해주시면 됩니다. 그러면 2번 위장혈은 위 기능을 회복시키기에 식욕이 돌아오고, 3번 뿌리혈은 장의 영양분 흡수 능력을 회복시키기에 피부에 화색이 돌아오고 적당히 건강을 유지할 정도까지만 살이 찔 것입니다.

(7) 숨쉬기가 힘들어요.

질문

가끔 숨쉬기가 힘들어집니다. 머리가 자주 아프고 미열도 지속되고 있습니다. 목덜미도 아프고 통증도 자주 느낍니다. 어지럼증도 잦고 제대로 잘 수가 없습니다. 잠을 자고 나더라도 피로감이 좀처럼 없어지질 않습니다. 왜 그런지 알고 싶습니다.

심 천

이미 신장 기능이 떨어진 지 오래되었군요. 현 증세는 저혈압, 협심증, 빈혈 증세로 보이는데 그대로 방치하면 저혈압과 고혈압을 동시에 가지고 협심증이 심할 정도가 되면 신부전증으로까지 전이될 가능성이 높습니다.

일단 중산해독제를 만들어 섭취하시며, 2-3-6번을 사혈하시다가 6번 고혈압혈에서 어혈과 생혈이 반 정도씩 비중이 될 때는 2-3-1번을 사혈하면 일단 피로감과 두통은 사라질 것입니다. 그 다음은 2-3-8번을 사혈하는데 8번에서 생혈과 어혈이 반반 정도 섞여 나오면 2-3-5번에서 어혈이 30% 정도까지 비중이 떨어질 때까지 사혈을 해주면 숨쉬기가 편해집니다. 그다음은 2-3-6번, 2-3-8번, 2-3-5번을 번갈아 사혈을 해주면 되는데 현 증세가 신장 기능 저하의 합병증이기 때문에 남들보다 조혈기능이 약하다는 점을 명심하시고 조혈에 필요한 조치들을 충분히 하시며 서두르는 마음은 금물이라는 것을 명심하고 사혈을 하시기 바랍니다. 어차피 치유가 될 증세다 하는 믿음이 든다면 서둘러서 피 부족으로 고생을 하는 것은 지혜로운 방법이 못 됩니다.

(8) 얼굴에 개기름이 너무 많아요.

질문

얼굴에 개기름이 너무 많이 나와서 고민입니다. 세척력이 강한 비누로 세안을 해도 전혀 얼굴이 당기지 않고, 세안한지 1시간만 지나면 얼굴이 개기름으로 번들번들 거립니다. 개기름이 안 나오게 할 수 있는 좋은 방법이 없을까요?

심천

간단합니다.

모든 증세가 그러하듯 현 증세의 발병 원인을 알고 치유를 하면 쉽지만 증세의 발병 원인을 모른 체 외부에 나타난 증세만 가지고 치유를 하려면 치유는 어려워집니다.

피부에 개기름이 심하게 나오는 증세는 신장 기능 저하나 피의 유속이 느려 짐으로 혈액 속의 산소 부족이 원인이 되어 나타나는 증세입니다. 피의 유속이 느려진 것이 원인이 되었든지 신장 기능 저하로 요산 수치가 높아진 것이 원인이 되어 혈액 속에 산소 함유량이 적어지면 체세포는 산소 부족이 원인이 되어 활동성과 소화 능력이 떨어지게 됩니다. 이러한 환경적 원인에 의해서 장에서 흡수한 영양분을 세포들이 에너지로 승화시켜 발산을 못하고, 모공을 통해 밖으로 밀어낸 것이 개기름입니다. 쉽게 표현하면 인체의 체세포가 소화불량이 된 상태에서 미처 소화시키지 못한 영양분을 모공을 통하여 밀어낸 것이라 보면 되겠지요. 머리에 비듬이 심한 증세, 모발에 개기름이 빨리 끼는 증세도 같은 증세입니다.

증세의 발병 원인이 이러하다면 치유의 해답은 이미 나와 있습니다.

단순 어혈이 혈관을 막은 경우는 2-3-6번 혈을 사혈해주면 치유가 되고, 신장 기능 저하가 겸하였다면 2-3-6-8번 혈을 사혈해주면 됩니다. 2-3-6-8번 혈을 사혈하고도 개기름 증세가 얼굴에 남아 있는 경우는 39번 풍치혈을 추가 사혈을 해주고, 모발의 개기름 증세가 남아 있다면 1번 두통혈을 추가 사혈해주면 치유됩니다. 만약 사혈의 주의점을 잘 지키며 1-2-3-6-8번 혈 모두를 사혈을 마친 경우라면, 보너스로 두통을 비롯한 비듬, 두피 피부병성 가려운 증세, 탈모증 까지도 치유가 될 것입니다.

(9) 여드름에 대한 처방 좀 알려 주세요.

질 문

여드름 때문에 스트레스를 엄청 받고 있습니다. 왜 여드름이 나며 처방은 어떻게 해야 되는지요.

심 천

사춘기가 되면 여드름으로 고생하는 사람이 많습니다.

필자가 처음 이 공부를 할 때에 대부분 사춘기 시기에 여드름이 많이 발생하는 것을 보고 혹시 아직도 진화 과정에 있는 인간의 육신이 환경에 적응이 덜 되어 나타나는 증세가 아닌가 하는 생각도 해본 적이 있습니다. 하지만 많은 환자의 임상 실험, 간 기능이 떨어진 환자가 연쇄적 일어나는 합병증을 치유하다가 여드름의 증세는 간 기능이 떨어진 합병증이다 하는 결론을 얻었습니다. 사춘기 시기에 나는 남, 여 여드름이나 성인이 되어 나는 여드름 증세나 모두가 간 기능이 떨어지면 나타나는 합병증의 증세라는 결론을 내립니다. 여드름이 간 기능이 떨어지면 합병증으로 나타나는 증세라 결론을 내리면 간 기능저하로 탁해진 혈액을 해독제, 복합제를 섭취시켜 맑게 해준 다음 2-3-6-8번 혈을 사혈하여 맑아진 혈액을 간 쪽으로 잘 돌게 해주면 근본적 간 기능 자체가 회복되기에 여드름은 저절로 치유됩니다. 만약 2-3-6-8번 혈을 사혈해주고도 얼굴의 여드름이 치유가 되지 않는 경우는 39번 풍치혈을 추가 사혈을 해주면 치유가 되며, 등 쪽이나 인체의 어느 부위에 나는 여드름 증세도 치유가 됩니다.

(10) 코(축농증, 물혹)에 관한 것이 없더군요.

질문

코에 축농증과 물혹이 생겼는데 생긴지 10년 정도 되었습니다. 책을 사서 사혈을 하려는데 코에 관한 것이 없어서요.

심천

인체의 질병 증세가 하도 많다 보니 설명이 빠진 부분이 있습니다. 축농증이나 물혹은 치유의 성공률이 다른 증세보다는 떨어질 수 있습니다. 문제는 밖에서 사혈을 했을 때 코 속에 있는 어혈이 딸려 나올 것인가 나오지 않을 것인가 하는 차이가 치유를 결정합니다. 하지만 수술이나 기존의 치유 방법보다는 효능이 뛰어날 것입니다.

치유 사혈점은 47번 축농증혈로 눈썹과 눈썹 사이 중간 지점을 중간 정도 크기의 컵으로 사혈을 한 다음, 코볼 뒤쪽 하단, 손으로 눌러서 쏙 들어가는 양쪽 지점을 최대한 바짝 붙여서 제일 작은 컵으로 사혈하면 됩니다. 그러고도 치유가 되지 않는다면 산소 부족으로 백혈구가 저항력이 약해진 것이 원인이 될 수 있으니 2-3-6-8번을 순서에 맞게 사혈을 해준다면 치유의 효능을 한 단계 더 높일 수 있습니다.

사혈점 자리잡기 설명은 홈페이지에 들어가시면 볼 수 있고 USB로 제작이 된 것을 보급하고 있습니다.

(11) 목 디스크로 고생하고 있습니다.

질 문

48세의 남자입니다. 교통사고로 5, 6번 경추를 다쳐서 고생을 하고 있는데 고개를 숙일 땐 괜찮은데 고개를 뒤로 넘기면 신경이 눌려서 그런지 다시 쳐들기도 어렵고 팔까지도 저리고 아픕니다. 어떻게 해야 할까요?

심 천

만약 교통사고가 아닌 자연 발생적인 증세라면 답변이 간단합니다. 하지만 교통사고나 수술 후에 발생한 증세라면 현 상태를 짐작하기 어렵기 때문에 치유 효능도 명확히 답변하기는 어렵습니다.

하지만 현 증세로 보아서 7-9-30번 혈을 사혈해주면 치유가 될 가능성 또한 높습니다. 앞의 사혈점을 사혈하고도 치유가 되지 않으면 6번 고혈압혈을 사혈하면 더 큰 효능을 볼 수도 있습니다. 일반적으로 목 디스크하면 디스크가 튀어 나와 신경선을 압박하면 통증이 온다고 생각하는데 저의 견해는 조금 다릅니다. 디스크가 신경선을 누르기에 통증이 오는 수도 있지만 이것은 아주 극소수이고, 실제로는 목 근육이 피가 못 돌므로 인하여 경직되어 이완이 안 되는 상태에서 목 근육을 강제로 당기니 근육세포가 파괴되는 이치로 통증이 오는 경우가 대부분입니다.

실제로 목 디스크 판정을 받고 통증이 오는 분은 앞의 사혈점을 사혈해 보십시오. 10명 중 8명 정도는 수술을 하지 않아도 통증이 없어집니다. 사혈로 인하여 통증이 사라진 후 사진을 찍는다면 분명 디스크가 튀어 나와서 신경선을 누르고 있는 상태에 있는데도 통증은 사라집니다. 무엇을 의미하는 걸까요? 허리, 무릎, 목, 견비통 모두 마찬가지로 심천사혈요법으로는 치유가 잘 됩니다.

(12) 전립선염의 사혈요법을 알려 주세요.

질 문

전립선염에 대한 전반적인 사항, 즉 원인, 증세 그리고 치유 방법 등과 사혈에 관해서 알기를 원합니다.

심 천

질문 내용은 간단하지만 답변은 어려운 질문이군요. 전립선염, 전립선비대증 모두 원인, 치유 방법은 같습니다. 먼저 전립선비대증이 되는 이유를 살펴볼까요. 이것 역시 신장과 간 기능이 떨어진 합병증으로 어혈이 생겼는데 이 어혈이 전립선 쪽의 혈관을 막아 피가 못 돌아 발생한 증세입니다. 인체의 모든 세포는 피가 못 돌면 산소 부족이 되고 이로 인해 소화불량 세포가 됩니다. 이러면 혈액을 통해 공급받은 영양분을 에너지로 승화시켜 발산을 못하고 축적되어 전립선 비대가 되는 수가 있고, 두 번째는 보통 세포는 45일 주기로 동질성의 세포를 분열하여 남기고 저는 떨어져 나가는데 주변 환경에 의해 생명의 위협을 느낀 세포가 이세를 남기기 위한 본능으로 정상세포보다 빨리 세포분열을 하여 전립선이 비대해진 경우를 전립선 비대증이라 하고, 여기에 세균이 자리를 잡으면 전립선염이라 합니다. 이렇게 전립선 비대증과 전립선 염이 오는 원인은 알고 있지만 치유를 하는 데는 문제가 있습니다. 전립선 쪽으로 들어가는 혈관을 막고 있는 어혈의 위치가 부항기로 빼내기에는 사정권에서 멀리 떨어져 있다는 것이지요.

사혈요법만으로 치유를 하기에는 효능은 있지만 완치 효능은 떨어집니다. 사혈 순서는 2-3-6-8번을 순서에 맞게 사혈을 한 다음 14-29번 치질혈을 사혈하면 되는데 가벼운 증세는 2-3-6-8번만을 사혈해도 치유가 되는 수가 있기는 합니다. 하지만 치유의 효능을 높이기 위해서는 침술과 요즘 선전하는 초음파 파장기를 같이 이용하면 치유 성공률을 높일 수 있습니다.

(13) 어혈이 많이 나왔는데도 어깨가 몹시 아프네요

질문

저는 사혈을 시작한 지 한 달이 됐거든요. 2-3번에서 어혈이 많이 나와 예전부터 아프던 어깨를 사혈했는데 거기서도 어혈이 많이 나왔습니다. 그런데도 어깨는 얼마나 아픈지 천근만근 되는 쇳덩어리가 내리누르는 것 같습니다. 어깨에서 그렇게 많은 어혈이 나왔는데도 불구하고 왜 이리 아픈지요. 그리고 사혈 후 계단을 올라가지 못할 정도로 다리가 아프거든요. 왜 이런 현상이 나타나는지요.

심천

선생님은 책의 내용을 충분히 이해를 못한 상태에서 사혈을 하셨군요.

2-3-6번, 2-3-8번의 순서에 맞게 사혈을 끝낸 다음 아픈 부위를 사혈하라는 당부는 여러 번 반복한 것으로 압니다. 각 사혈점마다 왜 순서를 잘 지켜야 하는지에 대한 설명을 하려면 그 내용이 깁니다. 사혈의 순서를 약간 어겨도 10명 중 6명 정도는 큰 무리 없이 넘어갑니다. 하지만 10명 중 1명이 부작용이 생긴다 해도 그 한 사람이 자신이라면 100% 부작용이나 다름없기에 그것을 방지하기 위해서 사혈의 순서를 지키라는 말을 반복하는 것입니다. 누구든지 책의 내용대로 하지 않고 자신의 생각을 보태서 사혈을 한다면 새로이 시행착오를 겪어야 하는 것은 당연한 결과일 것입니다.

일단 체력이 회복될 때까지 2-3개월 사혈을 중단하시고 조혈에 필요한 식품을 충분히 섭취한 다음 체력이 보충된 후 2-3-6번, 2-3-8번을 기초부터 다시 해야 됩니다. 어깨의 견비통이 아직도 있는 것은 어혈의 양이 많다는 증거일 뿐 새로운 것은 없습니다. 현 상태는 조혈기능이 회복되지 않은 상태에서 피의 부족이 왔고, 7번 혈에서 미처 빠져나오지 못한 일부 묽은 어혈이 6번 고혈압혈 위치에 보태져서 오는 합병증입니다. 만약 순서를 지켜 2-3-6번을 사혈하는 동안 다리 통증이 왔다면, 6번을 다시 한 번 사혈해주는 것으로 치유가 됩니다.

 질문 내용으로 미루어 보아 책을 이해 못 하신 듯합니다. 사혈 특성상 책대로 사혈을 하셨다면 한 달 정도의 사혈로는 피 부족 현상을 인위적으로 오게 하기도 어려울 정도입니다.

 가까운 배움원에 가셔서 배워보실 것을 권해 드리고 싶군요.

(14) 당뇨로 십 년째 고생하고 있습니다.

질문

저는 지금 당뇨를 10년째 앓고 있습니다. 몇 달째 합병증으로 인해 신장 기능이 떨어져서 현재 많이 부어 있는 상태이며, 혈압도 높고, 눈도 한쪽은 보이지 않는 상태입니다. 선생님의 책을 보고 한 달째 사혈을 하고 있으며 책에 나와 있는 사혈을 위한 처방대로 일주일째 먹고 있습니다.

얼마 전에는 증세가 심해서 병원에도 일주일 정도 입원을 했고 지금은 계속 통원 치유를 하고 있습니다. 병원에서 약으로는 할 수 있는 데까지 했으니까 조금 더 두고 본 후 신장 투석을 하자고 했습니다. 그런데, 지금 투석하지 않고 계속 사혈을 하면 완쾌될 수 있을까요?

심천

증세가 상당히 깊어졌군요. 초기 증세에 2-3-6-8번만 사혈을 해주셨더라도 지금처럼 증세가 악화되지는 않았을 것입니다. 사혈요법도 병이 이미 상당히 깊어진 상태에는 치유가 어렵습니다. 양의학과 병행하여 양쪽의 장단점을 보완하면 지금이라도 큰 도움이 되겠지만 아직은 양의에서 사혈요법을 부정하기에 저의 생각이 욕심에 불과할 것입니다.

현 증세는 오장의 장기 중 소장, 신장, 간, 췌장 기능이 동시에 떨어진 합병증의 증세입니다. 현 상태에서는 조혈기능은 약하고 피가 탁하기에 조혈에 필요한 조치와 피를 맑게 하는 조치를 동시에 해야 합니다. 책의 처방전 중 사혈을 하기 위한 처방전에서 제피나무의 양을 절반 정도 줄이고 해독제와 복합제를 함께 섭취하며 사혈을 하면 도움이 되는데 사혈의 순서와 양을 잘 맞추어야 합니다. 아마추어 사혈법으로는 어려울 것 같군요.

증세가 심한 상태에서는 남이 해줄 수는 없고, 본인 가족만이 시술을 할 수 밖에는 없을 것 같은데 명쾌한 답변을 할 수 있는 입장이 아니라 죄송합니다. 현 증세에서는 사혈의 순서를 병행하며 사혈의 양을 잘 조절하여 사혈을 해야 합니다. 하지만 현실은 제가 직접 치유를 해 드릴 입장도 못 되고, 병원에서는 사혈요법을 인정하지 않고 남이 치유하면 무면허 의료 행위가 되니 마음만 답답하고 안타깝군요.

사혈의 순서는 2-3-6-8번을 사혈하여 6번에서 생혈과 어혈이 반반 섞여 나오기 시작하면 그 다음 2-3-8번을 합니다. 2-3-6-8번 모두 사혈이 끝난 다음 마지막 20번 시력혈을 사혈하면 되는데, 사혈의 양, 사혈의 순서를 철저히 지키며, 사혈요법을 이해한 양의와 의논하여 양약의 양을 조절해가며 사혈을 해야 됩니다.

가까운 배움원을 방문하시어 서로 배우면서 사혈하실 것을 권해 드립니다.

(15) 손목 골절도 치유가 가능한가요?

질 문

손목 골절로 병원에 갔더니 손목이 접히는 부분이라서 치유 시간이 상당히 오래 간다고 합니다. 이미 깁스는 했지만 사혈요법으로도 손목 골절의 치유에 도움이 되는지요?

심천

뼈에 금이 간 상태라면 사혈요법이 도움이 됩니다. 해당 팔목 11번 팔목통혈만을 한 번에 10회 이상 사혈을 한 다음 휴식을 취하면 뼈가 붙는 시간을 단축할 수 있습니다.

그리고 사고로 골절이 되었다면 깁스를 하기 전에 사혈을 한 다음 뼈를 맞추고 깁스를 해야 뼈가 빨리 붙는데 이미 깁스를 한 상태라면 큰 도움이 안 될 것 같군요.

(16) 항상 얼굴에 열이 가득 차 있습니다.

질문

열이 많은 체질이라 땀을 많이 흘리지만 조금만 피곤하거나 자극성이 있는 음식 (매운 음식, 뜨거운 음식), 심지어 찬 음식을 먹을 때도 코와 입 주위에 다량의 땀이 나옵니다.

항상 얼굴에 열이 가득 차 있습니다. 특히 목 주위는 항상 빨간 상태이며, 예전에 결핵성 늑막염을 앓은 적이 있습니다.

심천

현 증세는 책에 있는 내용과 반복될 것 같군요.

현 증세는 신장과 간 기능이 떨어진 합병증으로 어혈이 생겼는데 그 어혈이 6-7-9-1번 위치에 쌓인 합병증의 증세입니다. 중산해독제를 드시며 2-3-6-8번을 순서에 맞게 사혈을 하신 다음 7-9-1-4번을 사혈해주면 오장의 기능도 회복이 되고, 목의 붉은 증세, 땀나는 증세도 저절로 없어집니다. 건강 예방 차원에서 미리 혈관 대청소를 한다는 기분으로 사혈하실 것을 권해 드립니다.

(17) 코 끝이 빨개지는 것도 치유가 됩니까?

질 문

저는 30대 초반인데 5년 전부터 코끝이 조금씩 빨개지고 있습니다. 술을 많이 마시는 편은 아니지만 즐겨 먹습니다.

심 천

술을 많이는 안 마시고 즐겨 드신다니 간이 고생깨나 하겠군요.
2-3-6-8번을 순서에 맞게 사혈을 하시고도 코끝이 빨간 상태가 남으면 코끝의 붉은 지점을 제일 작은 삼각컵으로 코 끝을 직접 사혈해주면 붉은 기가 없어집니다.

(18) 강직성척추염도 희망이 있습니까?

질 문

저는 현재 강직성척추염을 앓고 있는 44세 된 사람입니다. 진행 상태는 목까지 굳어 고개를 돌리지도 숙이지도 못합니다. 다행히 허리 부분은 굽힐 수 있습니다. 왼쪽 어깨가 통증이 심하고, 팔을 들면 왼쪽은 다리와 약 80도 각도까지 올릴 수 있으며 오른쪽은 약 110도까지 올라갑니다. 머리감을 때 옆 머리카락과 앞머리 아래 부분, 뒷머리 아래 부분만 감을 수 있습니다. 목, 어깨에 하루 종일 통증이 있으며 아침에 심합니다.

심천

고생이 많으시겠군요.

사혈요법만으로 완치를 장담하는 답은 되지 않을 것 같군요. 사혈요법의 치유 효능은 본래 가지고 있는 기능을 회복시켜 몸 스스로 치유를 하라는 치유법인데 모든 경우 다 해당이 되는 것은 아닙니다. 염증 부위가 일반 세포에 있다면 인체 구조상 방법이 나올 수 있는데 뼈 속에 염증 균이 자리를 잡았다면 백혈구 스스로 염증 균을 잡아먹기에는 어렵습니다. 선생님의 증세는 일단 수술로서 염증 부위를 긁어 낸 다음 사혈을 하시는 것이 현명할 것 같군요.

(19) 꿈을 많이 꾸는 불면증 환자입니다.

질문

책을 보니 꿈을 많이 꾸는 사람도 완치할 수 있다고 쓰셨는데 가능한가요?

심천

책의 내용을 제대로 이해를 못하신 것 같군요.

1권의 책에 기술한 내용은 악몽이나 가위가 눌리는 경우를 설명한 것인데, 저의 설명이 미흡했나 봅니다. 제가 표현하고자 했던 뜻은 꿈을 안 꾸게 하는 것이 아니고 악몽을 자주 꾸는 사람은 그 꿈의 내용을 일반적인 꿈을 꾸도록 바꿀 수 있다는 뜻이었습니다. 목을 조르는 꿈, 가위 눌리는 꿈은 악몽인데, 이러한 꿈을 없앨 수 있다는 뜻이었습니다.

왜 그러한 꿈을 꾸게 되고 치유를 하면 꿈까지 바꿀 수 있는가 하는 설명을 하려면 내용이 길어집니다. 꿈도 결국은 세포들이 느끼는 마음이 무의식 상태에서 뇌에 전달이 되어 나타나는 증세이니 세포들의 불편한 주변 환경을 바꾸어 주면 결국은 꿈의 내용도 바뀐다는 이야기입니다. 간단한 예를 들어 보면 꿈에 누군가에게 목이 졸려 숨이 막히는데 뿌리칠 수가 없어 발버둥치다 깨는 사람은 대부분 몸이 허한 사람입니다. 이러한 사람을 2-3-6-8번을 사혈한 다음, 5번 협심증혈과 1번 두통혈을 사혈해주면 목이 졸리는 꿈을 꾸질 않습니다.

불면증까지 치유가 됩니다. 늘 남에게 쫓기는 꿈을 꾸던 사람은 꿈의 내용이 오히려 남을 쫓아가는 꿈이나 날아다니는 꿈을 꾸게 됩니다. 그리고 불면증은 심장이 고르게 뛰지 못하면 오는 증세입니다. 1-2-3-6-8번의 사혈이 끝난 다음 5번 협심증혈을 사혈해주면 치유가 되는데, 앞의 증세는 몸이 허한 상태에서 나타나는 증세라서 사혈 중에는 큰 변화가 없다가 사혈을 끝낸 후 2-3개월 지나 체력이 보충된 다음 효능이 나타납니다.

(20) 잇몸이 아파요.

질 문

저는 찬물을 마시면 이가 시리고, 잇몸이 잘 붓고, 양치를 할 때 잇몸에서 피가 잘 납니다. 이러한 증세도 치유가 되나요?

심천

예, 치유가 잘 됩니다.

사혈로서 치석은 없어지지 않으니 일단 치석을 제거하신 후 39번 풍치혈을 사혈하시면 간단히 치유가 됩니다. 이가 솟고 흔들리는 증세도 아주 심하지만 않다면 다시 단단해져 잇몸도 튼튼해집니다. 치유가 되는 이치는 강의 편을 참고 하십시오.

(21) 통풍에 대한 질문입니다.

질문

선생님 저는 얼굴이 술을 마신 듯 늘 붉고 머리 밑에 진물 같은 것이 흐르며, 두드러기가 생길 때는 가렵고 고통스럽습니다. 엄지발가락 바깥쪽이 벌겋게 부을 때는 그 통증으로 울고 싶을 정도입니다. 그리고 몸 전체가 늘 술 마신 사람처럼 붉고요. 병원에서 통풍 진단을 받은 지는 13년 되었습니다. 이러한 증세도 사혈요법으로 치유가 가능할까요?

심천

예, 가능합니다.

선생님은 통풍인데 병이 깊어졌군요. 통풍은 신장과 간 기능이 동시에 떨어지면 발생을 합니다. 통풍의 일차 원인은 혈액 속에 요산의 수치가 높아지고 이로 인해 간 기능이 떨어져 피가 혼탁해 백혈구의 저항력이 약해진 탓입니다. 이때 피의 흐름이 원활하지 못한 곳에 침입 균이 세력을 키울 때 붉게 상기되며 붓습니다. 붉게 상기 된 곳은 이미 피가 못 돌기에 염증이 커지면 쉽게 치유가 되지 않으니 기존의 방법으로는 힘이 듭니다.

일단 붉게 상기되고 통증이 있다면 그곳에 직접 작은 부항컵으로 5회 정도 사혈을 하여 통증을 완화시켜 놓습니다. 이것은 결과만 응급 치유를 하는 것이고, 그 다음 2-3-6번을 사혈하여 6번에서 어혈과 생혈이 반반 정도 비중을 차지하면 2-3-6번, 2-3-8번을 번갈아 사혈을 하다가 2-3-6-8번 모두에서 어혈이 잘 나오면 마지막 1번 두통혈을 추가 사혈합니다. 오장의 기능이 회복되어 몸의 붉은 증세나 두드러기, 통풍이 치유가 됩니다. 간과 신장 기능이 떨어진 합병증은 모두 해독제와 복합제를 섭취하면서 사혈을 하면 치유 기간이 단축됩니다. 문제는 사혈을 하면 치유가 될 수 있다는 생명의 이치적 믿음입니다. 열심히 사혈을 해 보십시오. 믿는만큼 효능이 있을 것입니다.

부 록

심천생리학의 기본시각

☐ 제목 : 심천생리학 논문 4편
☐ 장소 : 중국 산동성 허저 한. 중 제2회 심천사혈요법
　　　　학술교류회
☐ 일자 : 2012. 03. 10

　질병을 치유함에 있어서 우리 인체의 생리이치를 어떠한 시각으로 바라보느냐 하는 것은 대단히 중요하다. 왜냐하면 인체를 바라보는 시각 자체가 진단과 치유 개념 기준이 되기 때문이다.

　질병이 발생하는 생리이치, 치유의 생리이치 공식이 확립되지 않으면 같은 증세에도 치유 방법은 수백 가지가 될 수 있고, 문제는 어떠한 치유 방법이 진정 올바른 치유 방법이 되는지 판단기준이 서지 않기 때문이다.

　심천생리학은 이 기초공식을 제시하는 학문이다. 심천생리학의 모든 기본시각은 인간도 자연의 일부이고, 자연과 더불어 진화 하였기에 인체의 모든 생리이치도, 자연의 생리이치로 풀어야한다. 자연의 생리이치가 공식기준이 되어, 그 공식으로 진단하고 치유를 한다면 질병이 발병하는 연쇄적 합병증의 진행과정이 분명해진다.

만병의 발병 원인 진단이 논리적으로 공식화되면, 외부에 나타난 결과만 쫓아다니며 치유를 하다가 증세를 키우고, 대부분 완치 가능한 증세들이 만성질병으로 악화되어지는 오류를 많은 부분을 줄일 수 있을 것이다.
  자연의 생리이치를 기준한 시각으로 요약해보면,
1. 우리 인체는 먹이사슬 연결고리다.
2. 우리 인체는 한 몸통이지만 하나의 생명체가 아니고, 약 12조 마리나 되는 독자적 생명, 독자적 성격을 따로 가진 미생물의 집합체이다.
3. 인간을 비롯한 동물, 식물, 작은 미생물 모든 생명체는 존재함 자체가 각 생명체가 처한 환경에서 살아남는 방법을 깨우쳤기에 존재한다.

  이 3가지 내용을 기준하고, 요약해보면 의외로 치유개념은 단순해진다.
  순환기 계통의 모든 질병은,
1. 해독 작용에 의한 혈질 개선, 피를 맑게 해준다.
2. 혈액이 만들어지는데 필요한 영양분을 보충해준다.
3. 말초모세혈관을 막고 있는 어혈을 사혈하여 각 장기에 피가 잘 돌 수 있게 해준다.

  인체를 생리이치의 기준으로 바라보면 위 3가지로 순환기계통의 연쇄적 합병증 대부분은 치유도 예방도 가능해진다. 인체가 생명을 어떻게 유지하고, 만병이 어떠한 원인 제공으로 발병하며 작은 병이 커져 시간이 흐를수록 중병으로 되어가는 진행과정을 이해하는 시각을 갖지 못한다면, 이 단순한 치유 개념이 어떻게 만병을 치유하는지 의문이 갈 것이다.

이 의문점은 인체의 생리구조를 먹이사슬 연결고리로 바라보는 시각과, 화학반응의 이치, 적응적진화는 대상에 대한 진화이고 모든 생명체는 그 깨우침은 다 가지고 있다 하는 기초시각을 가지면 그 속에 모든 해답이 있다. 그럼 이러한 기초시각을 어떻게 연결하여 만병의 진행과정을 진단하는지 살펴보자. 만병의 출발점은 신장 기능 저하, 탁혈에 의한 혈액 속 산도가 높아지면서 출발한다.

* 탁혈의 진행과정

인체의 모든 장기의 기능이 맑은 혈액을 유지하는데 모두 소중하지만, 혈질 오염의 중추적 역할을 하는 장기는 신장, 간장, 췌장 3가지 장기이며 인체 생리기준의 시각으로 진단하면 신장 기능 저하가 되지 않고는 간 기능이 떨어지기 어렵고, 신장과 간 기능이 떨어지지 않고는 췌장 기능만 떨어지기 어려운 구조로 되어 있다.

초기 신장 기능 저하의 산소 부족은 간세포의 소화기능을 떨어뜨려 혈액 속 산도를 높게 한다. 산소 부족에 의한 합병증과 강산이 혈액 속 지방, 단백질을 응고시켜 어혈(혈전)이 생성되고 그 어혈이 췌장 쪽으로 들어가는 혈관이나, 췌장의 말초모세혈관을 막으면 인슐린 생산이 저하된다. 인슐린 부족에 의한 합병증으로 혈액의 농도가 걸쭉해지며, 그 걸쭉해진 혈액이 말초모세혈관을 막아 피가 돌지 못하게 되어 연쇄적 합병증이 발생한다.

○ 이것이 초기 신장 기능 저하로 인해
- 한 장기의 기능 저하가 연쇄적 합병증을 키워가는 과정이다.

○ 비정상 혈질, 탁혈의 생성 원인 과정을 살펴보면,
- 각각의 장기 세포가 자신이 필요한 성분을 혈관이 막혀 먹어 치우지 못하여 누적된 경우.
- 산소 부족에 의해 소장에서 흡수한 영양분을 체세포가 정상적으로 소화시키지 못한 경우.
- 먹지 못하였기에 그 장기의 배설물이 혈액에 섞이지 못한 경우. 이 모두가 탁혈이라고 할 수 있다.

*** 탁혈의 분류**

심천생리학에서는 해독 처방을 간결하게 하기 위하여 탁혈을 크게 약산, 중산, 강산(칼륨혈질) 3종류로 분류하고 있다.

1. 인체의 각 장기는 모두 조금씩 다른 성분을 먹이로 먹는다. 각기 다른 성분을 소화시키는 과정에서는 필연적 불완전 연소 물질인 요산이 발생한다. 이 요산은 신장이 먹고 배설하며, 방광에 고여 있다가 요도를 통해 몸 밖으로 배출된다.

   신장 기능 저하란, 혈관이 막혀 신장으로 혈류가 적게 통과하는 것이고 적게 통과하여 신장세포가 요산을 못 먹어치운 만큼 혈액 속에 축적되는 현상을 탁혈이라 한다.

   이 요산의 농도가 높아질수록 혈액 속 산소 부족을 심화시키며 그 합병증은 크게 5가지로 구분 한다.
   1) 산소 부족에 의한 만성 피로.

2) 산소 부족으로 모든 세포의 소화 능력을 저하시켜 간 기능 저하의 연쇄적 합병증, 고지혈증을 유발시킨다.
3) 요산의 화학반응에 의하여 어혈(혈전)이 대량으로 생산된다.
4) 요산의 질소가스-기체가 온도가 저하된 곳에서 결로 현상으로 액체화되어 특정 부위에 산도가 높아지면 수포, 또는 물혹이 생성된다.
5) 몸 전체에 산도가 높아지면 인체의 체세포들이 그 높아진 산을 묽게 희석시키기 위하여 수분을 끌어 모으면 부종이 생긴다.

　심천생리학은 이 성분을 통합하여 신장 기능 저하에 의한 요산이라 한다. 이 요산(독)은 가장 낮은 단계의 "약산"이라 분류하여 해독한다.

2. 신장 기능 저하가 심화될수록 혈액 속 산도가 높아지는 만큼 산소 부족이 심화된다. 이 산소 부족이 인체의 모든 생명체들의 소화기능을 저하시키는 원인 제공을 한다. 그 중 산소 부족이 간 기능을 저하시키면 간세포가 먹어 치워 몸 밖으로 배출시키지 못한 성분을 일명 '타닌성분'이라 한다. 간세포가 먹어 치우지 못한 이 타닌성분은 요산보다 한 단계 높은 "중산"이라 분류하여 해독한다. 현대의학은 이 성분을 GOT, GPT라 부르며 일명 독성분이라고도 부른다. (필자는 이 성분을 통상 타닌성분으로 표현한다.)
　간세포가 이러한 성분을 먹이로 먹고 소화시킨 배설물이 담즙이다. 이 담즙은 방광에 소변이 고이듯 담낭에 고여 있다가 위를 통해 새로운 음식이 들어오면 십이지장에서 담즙을 이용해 해독기능을 한 후 대장을 통해 몸 밖으로 배출된다. 심천생리학은 간 기능 저하로 간세포가 먹어치우지 못한 타닌성분이 혈액 속에 누적되었을 때 해독하는 물질을 "중산"이라 부른다.

3. 신장과 간 기능이 떨어지는 만큼 요산, 타닌성분 수치가 올라가는데 이 2가지 성분 수치가 일정 수치 이상이 되면 화학반응이 일어나 제3의 성분 칼륨(강산)으로 바뀐다. 심천생리학은 이 성분을 칼륨혈질이라 부르고 이 칼륨혈질 상태가 되면 섬유종, 거북등, 딸기피부, 간염, 간경화, 간암, 백혈병 등을 유발 시킨다 진단한다. 이 칼륨혈질을 해독하는 물질을 심천생리학은 "인"이라 부른다.

심천생리학은 탁혈을 위 3가지 성분으로 분류하고, 어느 성분의 수치가 낮고 높으냐에 따라 질병의 종류가 달라진다. 이 여러 단계의 탁한 혈질을 해독하는 것이 즉 피를 맑게 하는 것으로 여러 가지 약제의 기능을 응용한다. 외적 요인과 각종 중금속이 아닌, 자연발생적 각 장기의 기능 저하의 질병들은 대부분 이 범위를 벗어나지 못한다.

인체의 탁혈 진행과정을 이러한 시각으로 진단하면, 피를 맑게 하는 해독작용은 그 치유 논리와 처방공식이 간결하게 정리되어, 이 공식을 기준하면 막연한 처방이 아닌 공식을 기준한 처방전이 논리적으로 도출된다. 우리 인체는 앞 장기세포가 먹고 난 배설물은 다음 장기세포가 먹고, 소화시키는 과정에서 성분이 바뀌면, 그 바뀐 성분을 먹이로써 필요한 생명체가 다음 한 장기집단을 이루어 사는 구조를 말하며, 각 장기의 크고, 작음의 결정은 앞 장기세포의 배설물 중에 특정성분이 많고, 적음으로 결정되는 구조다.

* **먹이사슬 마지막 장기의 의미는 신장과 간이 먹고 난 배설물은 몸 밖으로 배출된다는 의미이다. 그 배설물이 혈액 속에 축적되는 만큼 혈질이 탁해지고 따라서 산도가 높아지면 산의 화학반응에 의해 연쇄적 합병증이 발생한다는 뜻이다.**

* **먹이사슬 연결의 시각으로 맑은 혈액이란?**

인체의 모든 장기의 생명체들이 먹고 소화시킨 배설물이 합쳐진 것이 혈액이고, 인체의 모든 장기의 생명체들이 자신의 앞 단계의 먹이를 모두 먹어치우고, 정상적으로 소화시킨 배설물이 혼합된 상태가 맑은 혈액의 기준이 된다.

* **해독원리란?**

처방원리, 해독원리가 무엇인가? 하는 질문을 많이 받는다. 심천생리학의 기초인 자연의 생리이치를 기준하면, 해독이란? 이독제독의 원리, 독과 독이 만나면 중화되어 해독이 되는 이치를 말함인데 해독하고자 하는 독보다 한 단계 낮은 독을 처방하는 것이 해독 원리이다.

그럼 인체에 축적된 독은
1. 신장 기능 저하의 요산 독(약산)
2. 간 기능 저하의 타닌성분의 독(중산)

3. 신장과 간 기능 저하로 2가지 성분의 수치가 높아져 강산의 화학반응에 의해 새로이 생겨난 칼륨 혈질(강산)

위 3가지로 분류한 독을 어떠한 이독제독의 논리로 처방하여 해독하느냐 하는 의문이 갈 것이다. 이 부분은 그 독들이 어떠한 화학반응에 의하여 형성되었는지를 풀어, 그 독이 만들어지는 과정 그대로를 역으로 이용하면 몸속 독 보다 한 단계 낮은 독은 인위적으로 가공이 얼마든지 가능하다. 독자의 상상을 키워주기 위하여 힌트를 주면 신장이 먹어 치우지 못한 성분을 요산이라 하였고, 간이 먹어 치우지 못한 성분이 타닌 성분이라 하였다. 두성분이 일정 수치 이상이 되면 화학반응이 일어나고 칼륨 혈질의 강산 혈질로 바뀐다 하였다.

각 성분이 바뀌는 과정을 화학반응이라 정의한다. 그 독성분은 인체의 각 장기세포가 영양분을 먹고 소화시키는 과정에서 불완전연소물질 생성으로 축적된다면, 각 장기세포가 먹은 영양분을 가진 약제를 미생물이 먹고 배설하게 하는 법제과정을 거치면, 한 단계 낮은 해독제가 만들어진다는 이론이 성립된다.

여기에 인체의 모든 물질 체세포, 뼈, 간, 인대, 각 기관의 조직들이 어떠한 물질과 화학반응을 일으키면 제3의 물질이 만들어지는가? 식물이 자신의 몸을 방어하기 위한 수단으로 지니고 있는 독성분 비린맛, 쓴맛, 떫은맛, 신맛, 아린맛 성분이 식물의 어떠한 화학반응으로 그 성분을 만들었는가? 하는 화학반응의 이치를 풀면, 혈액 속에 축적된 독성분과 약초가 가지고 있는 독성분을 만나게 하여 해독하고, 혈질 상태에 따라 해독처방의 가감을 하는 것은 어렵지 않다. 심천생리학의 처방원리는 위 내용을 기초로 하고 있다.

* **그럼 신장과 간 기능 저하가 혈액 속 산도를 높게 하면 어떠한 과정에 의하여 각종 질병으로 전이되는지 그 과정을 살펴보자. 화학반응의 이치와 인체의 모든 독자적 생명체는 저 살아남을 방편의 깨우침은 본질적으로 가지고 있고 행동으로 옮길 수 있다. 하는 시각기준으로 해야 이해가 가능한 내용이다.**

  (이 문제의 수치화는 화학을 전공한 학자만이 수치화할 수 있을 것이다. 필자는 화학 공부를 하지 않고 자연의 생명 생리이치를 공부하였기에 화학반응의 이치 정도 밖에는 설명이 불가능하다.)

1. 신장 기능 저하로 인하여 혈액 속 요산의 농도가 높아지면 – 요산의 농도에 따라 화학반응이 다르게 나타난다.

   가) 가장 낮은 단계 산소 부족 상태에서는 만성피로와 함께 체세포의 소화능력을 떨어뜨려 체세포가 소장에서 흡수한 영양분을 못 먹어치운 만큼 혈액 속에 누적되면 고지혈증을 유발시킨다.
   (이 혈질을 정상혈액으로 돌리기 위한 청국장환)

   나) 요산의 농도가 한 단계 더 높아지면 높아진 산의 화학반응에 의해 혈액 속 지방, 단백질을 응고시키면 (혈전) 말초모세혈관을 막는 주범 어혈이 만들어진다. 마치 두부를 만들기 위하여 두유 물을 만들어 놓은 다음, 간수를 넣으면 두

부가 되는 이치와 같다. (이 요산을 해독하기 위한 요산해독제)

다) 신장 기능 저하의 합병증으로 산소 부족이 간 기능까지 떨어지게 하면 간세포가 먹어 치우지 못한 일종의 타닌성분의 수치가 일정 수치 이상으로 높아지면, 혈액 속 지방, 단백질, 칼슘, 철분 등이 화학반응을 일으켜 단단한 물질이 형성된다. 이 물질은 인체 어느 곳이나, 어떤 형태로든 만들어 질수 있다. (타닌성분을 해독하기 위한 중산해독제)

라) 신장 기능 저하의 합병증은 요산, 간 기능 저하의 합병증은 타닌성분이다. 타닌성분의 수치가 일정 수치 이상이 되면 화학반응을 일으키고 제3의 물질 칼륨혈질이 된다. 이 칼륨혈질 "강산"이 간에서 형성되어 굳으면 간경화, 물혹, 내부에서 형성되면 섬유종, 피부 말초모세혈관 속에서 형성되면 거북등, 작은 수포 내에서 형성되면 물 사마귀, 인체 모세혈관 대부분에서 형성되면 근육경직 등의 증세가 발병한다.

체세포의 피부를 산화작용으로 녹일 정도가 되면 체세포가 생명의 위협을 느껴 죽기 전 2세를 많이 남기려는 본능이 살아나서 체세포가 정상세포보다 세포분열을 빨리하게 되면 암이 발생한다. 같은 원인에 의해 혈액 속 백혈구가 생명의 위협을 느껴 죽기 전 2세를 많이 남기려는 본능이 살아나서 백혈구 수치가 정상보다 갑자기 늘어나는 증상이 백혈병이다 진단한다.

(암과 백혈병을 유발시킬 정도의 강산 칼륨 혈질을 해독하기 위한 목적의 제품이 강산해독제)
암과 백혈병이 위 내용에 의해 발병하고, 그 진단이 정답이라면, 현대의학의 암, 백혈병 진단시각과 치유 효능 이치에 큰 오류가 있을 수 있다는 것을 깊이 고민을 해보아야 한다.

심천생리학 시각처럼 암, 백혈병이 신장과 간 기능이 떨어진 합병증으로 혈액 속 산도가 높아지고 그 강산이 암과 백혈병을 유발시킨다면 암과 백혈병의 올바른 치유개념은 당연히 신장과 간 기능을 회복시켜 혈액 속 산도를 떨어뜨려 주는 치유가 주 치유가 되어야 하며, 이미 탁해진 혈액 속 강산 칼륨 혈질을 신장과 간 기능이 회복되기 전까지 해독하는 처방이야 말로, 암과 백혈병을 치유하고 예방하는 논리에 맞는 치유 방법이 되는 것이다.

암세포를 수술로 잘라내었다고! 항암치료와 방사선치료를 한다고! 신장과 간 기능이 회복되고, 암과 백혈병의 발병원인의 산도가 떨어져 피가 맑아지는 치유 효능이 나타날 수 있을까?
오히려 암과 백혈병이 발병한 원인 제공 장기인 신장과 간이 손상되어 암과 백혈병의 발병 원인인 혈액 속 산도만 더 높여주는 부작용으로, 일정시간이 지난 후 다른 부위에 암을 빨리 오게 하는 원인 물질인 산도를 더 높여주어 복수를 차게 하고, 그 부작용으로 수명을 단축시키는 원인 제공을 하는 것이 아닐까?

항암치료나 방사선 치료 효능 기능으로 체세포의 생식기를 파괴해 버리면 일시적 암세포 분열은 막을 수 있지만, 정상 세포에도 피해를 주어 세포분열 기능을 상실한 체세포의 누적으로 살이 빠지고, 신장과 간 기능은 더 떨어져, 그 부작용으로 혈액 속 산도를 더 높아지게 하면, 암을 유발시킨 원인 제공, 산도를 더 높아지게 하여 복수가 차게 되어 돌이킬 수 없는 상황으로 유도하는 치유결과가 나타나고 있는 것은 아닐까? 하는 의문을 가져야 한다.

필자는 그동안 이러한 시각으로 20년이 넘는 임상 경험을 기준하면 간염, 간경화 초기, 간암 초기, 백혈병 초기, 신부전증 초기 증세에서 심천생리학적 시각으로 치유를 해본 결과 치유 효과가 높다.

우리 인체구조는 간염 초기, 간경화 초기, 간암 초기, 신부전증 초기, 당뇨병 초기, 백혈병 초기 증세는 치유가 어려운 병이 아니며, 인체를 바라보는 시각 자체가 치유하기 쉬운 구조를 가지고 있다 하는 생각이 들어야 인체의 생리구조를 제대로 이해하고 있다 할 수 있을 것이다.

* 사혈은 왜 필수가 되는가?

자연의 생리이치, 인체의 생리구조, 심천생리학을 기준하면 사혈은 필수가 된다. 인체의 생리구조를 아무리 단순하게 보아도 피가 맑고 혈액 순환만 잘 이루어진다면 천재지변과 외적요인이 아닌 이상 질병이 올 이유는 없는 구조다.

각 장기가 제 기능을 하여, 피가 맑으면 어혈(혈전)이 생길 일 없고, 어혈이 없다면 혈관이 막힐 일 없고, 혈관이 막히지 않고는 피가 돌지 못할 이유가 없으며, 피가 돌지 못한 것이 원인 제공이 되어 2, 3차 합병증이 생길 일은 없는 것이다. 모든 질병은 신장 기능 저하로 피의 혼탁, 산도가 높아짐으로써 산의 화학반응에 의하여 어혈(혈전)이 생기고, 그 어혈이 혈관을 막아 피의 흐름에 장애가 생기면서 출발되고, 질병은 혈관이 막혀 피가 돌지 못하는 곳에서 발생한다.

이 단순한 논리가 인체구조다. 인체의 혈관구조를 보면 심장-동맥-세동맥-말초모세혈관-체세포, 다시, 말초모세혈관-세정맥-정맥-심장 순으로 피가 돌며, 말초모세혈관이 가장 가늘다 하는 것이 상식이라면, 혈전(어혈)이 생길 경우 어느 곳에 먼저 쌓일 것이냐 하는 점은, 말초모세혈관이 먼저 막히고 그 다음 세동맥-동맥 순서로 막혀 들어온다는 것은 상식이 된다.

- 말초모세혈관이 막혀 피의 유속이 느려진 곳과 피가 잘 도는 곳은 혈액의 산도가 다르고 산도의 높고, 낮음에 따라 화학반응 물질이 달라져 질병의 이름을 다르게 한다.
- 염증, 암, 물혹, 비지종, 섬유종, 간경화 등은 그 부위 말초모세혈관이 막혀 피가 잘 돌지 못하는 곳에서 발병하고, 그 병명은 산도의 높고 낮음이 결정하고, 그 산도는 말초모세혈관이 막힌 정도가 결정한다.

모든 질병은 피가 맑고 피가 잘 도는 곳에서 발병할까? 아니면 피가 탁한 상태에서 말초모세혈관이 막혀 피가 돌지 못하는 곳에서 발병할까? 말초모세혈관이 막히면 동맥, 정맥혈관의 피의 유속이 느려진다. 이 상식의 논리만을 기준하여도 말초모세혈관을 막고 있는 어혈을 빼주어야 피가 잘 돌 수 있고, 피가 돌지 못한 원인에 의해 발병한 증세를 치유할 수 있다는 것은 상식이 된다.

여기에 말초모세혈관이 막혀 피가 돌지 못하는 상태에서,

가. 종양의 세균을 죽이기 위해 항생제를 투여한다. 그 약성분이 종양까지 제대로 도달하겠는가?

나. 비지종, 섬유종, 간경화, 담석물질을 녹여내는 처방을 한다고 그 약성분이 환부에 도달할 수 있겠는가?

다. 각종 혹, 암, 간경화 부위를 수술로 잘라내었다고, 환부 주변의 말초모세혈관이 열려 피가 잘 도는 치유 효능이 나타날까?

라. 신장과 간 기능 저하는 신장 쪽으로 들어가고 나오는 쪽의 혈관이 막혀 신장으로 혈류가 적게 통과한 것이 신장 기능 저하의 원인이라면, 신부전증에 신장 이식수술을 하였다고 그 막힌 혈관이 열리는 치유 효능이 있을까?

위 의문점을 풀어 본다면 질병치유에 있어서 심천사혈요법은 필수가 될 수밖에는 없는 것이다. 이러한 의문점의 해답이 심천사혈, 심천생리학이다. 우리 인체 혈관구조는 말초모세혈관이

50% 정도 막힐 때까지는 아무런 증세도 나타나지 않는다. 각종 암, 혹 등이 생길 정도면 그곳은 이미 말초모세혈관이 80~90% 정도 막혀 있다 진단하여야 한다. 아무리 좋은 처방을 하여도 그 약 성분은 환부에 10~20% 내외 정도 밖에 도달하지 못한다면, 그 약의 치유 효능 역시 10-20% 정도 밖에 낼 수 없다는 것도 상식이 되는 것이다.

이 문제를 풀기위한 해답으로 심천사혈요법을 제시한 것이다. 여기에 한 가지 더 참고하면 현대의학으로도 증명이 가능한 부분이 있다. 심천생리학의 화학반응 이치를 기준하여 – 심장도 하나, 동맥혈관도 하나이지만 중간 혈관인 세동맥 혈관은 수백 가닥이 되며, 이 혈관 구조는 각 세동맥 혈관 끝 말초모세혈관이 막힌 정도에 따라 인체 각 부위별로 피의 유속이 다 다르며 피의 유속에 따라 부위별로 산도가 다르다.

이러한 인체의 생리구조를 기준하여, 인체의 각종 질병 물혹, 비지종, 섬유종, 간경화, 암, 통풍 등의 환부에서 채혈한 각종성분과 산도검사를 하여 수치화시키고, 대조하여 본다면 신장과 간 기능이 떨어진 상태에서 산도가 어느 정도 수치로 올라가면 위에 나열된 증세들이 발생하는지, 각 질병의 근본 원인 진단이 수치화 진단으로 가능할 것이다.

각종 질병이 말초모세혈관이 막혀 피의 유속이 느려지면서 산소 부족이 심화되어 체세포의 소화능력이 떨어지면 불완전연소 물질인 요산의 농도가 높아진다. 이 요산의 농도가 일정 수치 이상이 되면, 혈액 속 각종 영양분을 화학반응으로 여러 병적 물질을 만들어 나가는 것을 이해 못하고는, 병의 근본원인 진단을 하지 못한다. 병의 원인 제공은 그대로 둔 채 결과치유에만 치유 효능이 있는 방법으로 치유를 하였기에 미약한 치유 방법들만 발전하게 되었다.

여기서 잠시 보충설명을 해보면, 우리 인체구조는 신장과 간 기능이 정상이라 하여도 체세포가 혈액 속 각종 영양분을 소화시키는 과정에서 불완전연소물질(요산)이 일정치 정도는 항상 배출된다. 체세포가 영양분을 소화, 연소시키는 과정에서 나오는 불완전연소물질은 질소가스의 작은 미립자 상태로 혈관을 타고 도는데 이 질소 가스는 온도가 낮은 곳에 가면 기체가 액체로 바뀌는 기능 때문에 말초모세혈관이 막혀 산소 부족이 되고, 산소부족이 체세포의 소화기능을 떨어뜨리면 그곳은 온도 저하가 된다. 이 온도 저하가 혈액 속 질소가스의 작은 미립자를 액체로 만들어놓는다. 이때 산도 단계에 따라 낮은 단계에서는 혈액 속 지방, 단백질을 응고시킨다. 한 단계 더 높아지면 혈액 속 지방, 단백질, 칼슘, 철분 등을 응고시키면 섬유종, 간경화 물질을 응고시킨다. 이 강산이 철분, 석회질, 칼슘 성분만 화학반응으로 응고시키면 담석이 생성되고, 강산이 체세포의 피부를 녹일 정도가 되면 통풍, 암 등을 유발시킨다는 화학반응의 이치와 체세포의 생리이치를 이해하면 모든 질병이 어떠한 원인에 의하여 발병되는지 그 근본원인을 진단하는 시각이 발전할 것이다.

위 내용들을 요약해보면,

1. 말초모세혈관이 막힌 정도에 따라 인체 부위별로 산도가 다르다.
2. 산도가 높고, 낮음에 따라 혈액 속 응고 물질이 다르다.
 (물혹, 낭종, 비지종, 섬유종, 간경화, 거북등 피부)
3. 정상적으로 피가 흐르는 혈관의 혈액과 질병이 발생한 환부에 혈액은 질병의 종류에 따라 성분도 산도도 다르다.
4. 신장과 간 기능이 떨어진 상태에서 말초모세혈관이 막힌 곳은 산도가 월등히 높다.
5. 각종 질병, 염증, 혹 등이 발생한 환부의 혈액검사를 하여 수치화해보면 물혹, 낭종, 비지종, 섬유종, 간경화, 거북등, 암 등이 산도가 어느 정도 수치로 올라가면 위 나열된 증세가 발생하는지 각 증세의 근본 원인 제공을 성분학적 수치로 입증이 가능하다.
6. 인체의 각종 혹의 병적 변이물질은 산의 화학반응과 신장과 간 기능이 떨어진 정도에 따라 다르게 나타난다.
7. 신장과 간 기능을 회복시키고 피를 맑게 하고 아무리 좋은 약 처방을 하여도 어혈이 혈관을 막아 혈액이 돌지 못하는 곳은 약성분이 환부에 도달하지 못하기에 사혈은 필수다.
 (그동안 이 부분을 소홀히 하였기에 질병의 근본원인 진단과 재발하지 않는 완치의 치유 효능이 미흡하였다 보고 있다.)
8. 신장과 간은 먹이사슬 마지막 장기이기에, 신장과 간 기능 저하는 만병의 주범, 탁혈의 주범, 말초모세혈관을 막는 주범, 대량 어혈 생성의 주범이 되며 혈액 속 산도가 높아질수록 큰 병이 발생한다.
9. 작은 병과 큰 병의 차이는 신장과 간 기능이 30, 50, 70, 90% 떨어질수록 큰 병으로 악화되는 것이다.

10. 죽음 직전은 산도가 극에 달하며 어혈이 만들어지는 속도가 빠르다.

위 내용 모두 결국은 어혈이 어느 곳의 말초모세혈관을 막고 있느냐 하는 차이로 발생한 증세이기에 사혈은 필수가 된다.

*** 심천생리학의 이론**
1. 신장과 간 기능이 떨어진 초기, 부분적 말초모세혈관이 막힌 위치에 상대적 산도가 높아지면 그 산을 묽게 희석시키기 위하여 수분을 끌어 모으면 물혹이 생기고, 혈액 전반적 산도가 높아지면 복수가 차고, 부종이 발생한다.
(심한 부종, 복수가 찰 때는 강산해독제를 섭취하며 8번 신간혈을 집중사혈하면 큰 치유 효능이 있다.)
2. 물혹을 구성하고 있는 세포가 산소 부족에 의하여 소화시키지 못한 영양분을 모공으로 밀어내어 물혹 내부에 농축된 상태에서 산과 화학반응이 일어나면 비지종이 된다.
3. 비지종 상태에서 간 기능이 더 떨어져 일종의 타닌성분인 칼슘, 철분, 석회질 등이 지방, 단백질과 혼합되어 혹 내부에 농축된 상태에서 산과 화학반응이 일어나면 섬유종이 생성된다.
(혹 내부에 여러 성분이 축적되는 과정은 신장 기능이 떨어진 상태에서 말초모세혈관이 60% 정도 막히면 산소 부족으로 체세포의 소화능력을 떨어뜨린다. 체세포는 혈관 막힘을 방지하기 위하여, 소화시키지 못한 영양분을 모공을 통해 피부 밖으로 밀어내는 생리현상(개기름 현상)이 지루성 피부이다. 이 똑같은 현상이 혹을 구성하고 있는 세포에서 일어난다보면 된다.)

4. 신장 기능 저하의 요산과 간 기능 저하의 타닌성분이 누적된 2가지 성분수치가 일정치 이상이 되면 화학반응이 일어난다. 간의 말초모세혈관이 막혀 피의 유속이 느린 상태에서 산도가 더 높아지면 화학반응에 의해 간경화가 발생한다. 이러한 화학반응 상태가 등 쪽이나 팔, 가슴 쪽에서 나타나면 거북등처럼, 말린 소가죽처럼 단단한 피부가 된다.
(위 나열된 증세들이 심천생리학이 주장하는 논리가 정답이고 정확한 진단이라면, 질병을 진단하는 시각이나 치유하는 시각을 근본적으로 바꾸어야 할 화두가 생긴 것이다.)

심천생리학을 기초한 시각으로 그동안의 여러 가지 치유 방법들을 보면, 질병의 근본원인 치유보다는, 만병의 근본원인은 그대로 둔 채, 원인에 의한 결과치유만 임시 땜질식 치유 방법들이 많았다. 하지만 이러한 것들이 인체구조를 생리이치 시각으로 바라보지 않으면 그 오류가 보이지 않는다는데 문제가 있다. 아래 나열된 부분들을 되새겨 본다면 그동안 치유 방법들의 결과가 왜 그렇게 나타났는지 근본적으로 잘못된 시각들이 보일 것이다.

1. 비만, 고지혈증은 신장 기능 저하로 혈액 속 산도가 높아지고 그 부작용으로 산소 부족이 체세포의 소화능력을 떨어뜨리고, 체세포가 산소 부족에 의해 소장에서 흡수한 영양분을 못 먹어치운 만큼, 그 영양분이 혈액 속에 누적되는 증세가 고지혈증, 비만이 되어가는 과정이다. (이 과정에서 산소 부족은 만성 피로를 유발한다.)

이 내용을 정리하면 고지혈증, 비만은 신장 기능이 떨어진 연쇄적 합병증인데 현재 비만, 고지혈증 치유에 본질적 신장 기능을 회복시킨다는 치유 개념이 있는가? 혈전용해제의 약리 기능이 고지혈증, 비만을 오게 한 근본원인 제공 신장 기능을 회복시키는 치유기능이 있느냐 하는 반문이다. 이것이 근본 원인은 그대로 둔 채, 원인에 의한 결과 치유에만 치유 효능이 있는 약만 쓰면서, 질병을 악화시켜 나가고, 자신이 무엇을 잘못하고 있는지 모르고 만성 질병이다, 유전성 증세이기에 치유가 어렵다하며 대부분의 질병을 만성 질병으로 몰아가는 원인 제공이다 지적해준다.

순환기 장애의 질병 대부분은 신장 기능 저하에서부터 출발하기에 위 내용 한 가지만 제대로 이해하고, 심천생리학의 시각을 기초에 두며 초기에 신장 기능을 회복시키는 치유를 먼저 한다면 인류건강 발전에 큰 도움이 될 것이다.

2. 인체의 각종 혹, 간경화, 암 등이 위 내용처럼 신장과 간 기능 저하로 혈액 속 산도가 높아진 상태에서 말초모세혈관이 막힌 부위는 상대적 산도가 더 높아지고 강산이 화학반응을 일으키면 각종 혹이 생성되고, 그 강산이 체세포의 표피를 녹일 정도가 되면 암이 발생한다. 이 논리가 정답이라면, 각종 혹, 간경화, 암 등을 수술로 잘라 내었다 하여 신장과 간 기능이 회복되어 혈액 속 산도가 떨어져 혈액이 맑아지는 치유 효능이 나타날 수 있을까?

3. 혹이나 암이 발생한 곳은 말초모세혈관이 80~90% 막혀야 혈액에 유속이 느려진 부작용으로 산도가 높아져 각종 혹이

나 암을 유발시키는데, 수술로 환부를 잘라 내었다고 환부 주변의 말초모세혈관이 열리는 치유 효능이 나타날 수 있을까?
4. 각종 암수술 후 항암, 방사선치료를 하였다하여 암이 발생한 근본원인 제공 장기인 신장과 간 기능이 회복되어 혈액이 맑아지고 환부 쪽 말초모세혈관이 열려 혈액이 잘 돌 수 있는 치유 효능이 나타날 수 있을까?
5. 암세포의 증식을 막기 위하여 항암, 방사선의 치료가 체세포의 생식기를 파괴하여 일시적 암 증식은 막았지만, 항암치료의 생식기 파괴 기능이 간과 신장 체세포의 생식기 파괴를 할 경우, 암을 유발시킨 원인 제공 장기, 신장과 간 기능을 더 떨어뜨리는 결과만 초래하지 않았을까?

이 의문의 해답만 이해한다면 그동안의 많은 치유 방법들이 왜 완치가 되지 않았고 만성질병이 되었으며, 쉽게 재발이 반복하였는지 그 의문이 풀릴 것이다. 여기서 잠시 특정 한 증세를 예로 들어 보자.

* 역류성 식도염과 암

어떠한 증세이든 어떠한 원인 제공에 의하여 발병하였는지 그 근본원인 제공을 진단하는 시각은 대단히 중요하다. 원인을 보는 진찰시각에 따라 치유 방법이 어떻게 달라지는지 살펴보자.

심천생리학의 시각으로 역류성 식도염과 암의 진행과정을 살펴보면 간 기능이 떨어져 혈액 속 요산과 타닌성분이 누적되면 인체의 모든 생명체들은 산의 산화작용으로 세포들의 피부를 녹이려하는 강산의 자극에 의해 강한 스트레스를 받게 된다. 위 세포가 이러한 스트레스로 인한 과민반응을 하는 상태에서 자극성 음식이 위에 들어올 경우, 평소보다 많은 양의 위산을 배출하게 되고, 이 과다 위산이 위벽을 산화작용으로 녹이면 위염이 발생하고, 식도를 역류하게 되면 식도염이 발생한다. 식도염 상태가 지속되어 위산의 강한 산화자극이 체세포의 생명에 위협을 줄 정도가 되면 식도암이 발생한다.

이 진단 속에 모든 치유 해법이 들어 있다. 식품으로는 간이 먹어 치우지 못하여 혈액 속에 누적된 요산과 타닌(산)을 해독해야 하고, 사혈로는 간 기능 회복과 위산이 역류하게 된 원인, 위산의 역류를 막아주는 위문 괄약근의 기능을 회복시켜주는 치유와 동시에 모든 기능이 회복되기 전까지 위산의 강한 자극을 완화시키기 위하여 강산해독제로 위산 자체를 해독해주어야 한다. 이것이 진단과 치유 방법이 일치하는 치유 방법이다.

치유 방법은 역류성 식도염, 식도암은 녹임과 해독, 복합진액과 함께 강산해독제를 섭취하며 8-4-18번 혈을 사혈해주면 큰 치유 효능이 나타난다.
위산과다로 인한 위염이라면 상태가 심할 경우는 같은 처방에 8-2-30번 혈을 사혈해주면 2가지 증세 모두 90% 정도 재발하지 않는 완치의 치유 효능이 나타난다.
이러한 심천생리학의 생리이치의 시각 진단이 정답이라 할 때, 현재 치유 방법을 살펴보자.
1. 위산이 과다 생산 된다고 - 신경 안정제.
2. 위산의 강한 자극에 통증이 있다고 - 진통제.

3. 환부에 염증이 있다고 – 항생제.
4. 위산의 강한 자극을 피한다고 – 환부 도포제.
5. 위산을 해독 한다고 – 제산제.

가) 이러한 약리기능들이 간의 기능을 본질적으로 회복시켜 혈액 속 타닌성분의 누적을 막아, 과다위산의 원인 제공에 치유 효능이 있겠는가?
나) 위산 역류를 막는 위문 괄약근의 기능을 회복시켜 위산 자체가 식도로 역류하지 못하게 하는 치유 효능이 있겠는가?

이 2가지 의문만 풀어도 그동안의 치유 방법들이 왜 역류성 식도염을 치유하지 못하여 악화시키고, 식도암으로 전이되는지 의문이 풀릴 것이다. 인체를 바라보는 시각이 인체의 모든 세포들도 독자적 영성을 따로 가지고 있고 간 기능 저하로 누적된 타닌성분의 산화작용에 의한 스트레스 과민반응이 위산과다이다 하는 진단시각은 인체의 모든 생명체는 독자적 영성을 가지고 있으며 주변 환경에 따라 감정의 기복이 있으며, 그 감정에 따라 평소와 다른 행동을 할 수 있다는 시각을 가져야 진단이 가능하다. 위산 과다의 합병증 위염, 역류성 식도염, 식도암은 위와 식도에서 발병하였지만 그 발병원인은 간 기능이 떨어진 연쇄적 합병증이기에 간 기능을 회복시켜야 재발하지 않는다.

이 의문점을 잘 풀어 보면 왜 필자가 현대의학은 병의 근본원인은 그대로 둔 채, 결과치유만 하면서 증세를 악화시키느냐 하는 지적이 이해가 갈 것이다.

* 인체구조를 질병 종류별로 자동차 부품 보듯 하지 말고 생리이치로 보아야 한다.

인체는 유기적 먹이사슬 연결고리로 생명을 유지하기에, 먹이사슬의 마지막 장기인 신장과 간 기능 저하가 혈액 속 산도를 높아지게 하고 강산이 혈액 속 여러 성분을 화학반응으로 응고시켜 혈관을 막아 혈액이 돌지 못한 것이 원인 제공이 되어 2, 3차 연쇄적 합병증이 발생한다 하는 시각을 가지면 만병의 발병원인 제공이 보인다. 한 장기의 기능 저하가 연쇄적 합병증을 일으키는 인체의 생리이치를 망각하고, 자동차 부품처럼 한 장기의 기능, 혈액성분검사 또는 눈에 보이는 것만을 기준으로 진단하고 치유를 하게 되면, 질병의 근본원인 제공은 그대로 있기에 영원히 끝나지 않는 싸움이 된다.

* 심천생리학은 혈질, 피의 탁도를 상당히 중요시 한다.
이 기준에 맞춘 제품이,
- 고지혈증에는 청국장환
- 신장 기능 저하의 요산 해독은 요산해독제
- 간 기능 저하 타닌성분 해독은 중산해독제
- 백혈병, 신부전증, 암, 간경화를 유발시킬 정도의 탁혈 칼륨혈질 해독에는 강산해독제
- 어혈을 불려 잘 나오게 하고 해독기능과 영양분 보충을 하기 위한 방편으로는 복합진액이 있다.

* 심천생리학의 교육용 영상을 보면 말기암의 강한 통증은 강산의 산화작용이 체세포의 피부를 녹일 때 느끼는 통증이 말기암 환자의 극심한 통증이다 하였다. (통풍의 통증이 오는 이치와

같다.) 이 증세를 두고, 그 치유 방법이 어떻게 달라지는지를 화두로 제시하고 싶다. 말기암 환자와 같은 강한 통증을 두고도, 통증을 오게 한 원인은 보지 않고 통증 한 부분만 끊어서 보게 되면, 진통제인 마취제 또는 마약을 사용하거나 또는 신경선을 수술로 잘라 통증을 없애는 방법이 최선의 치유 방법으로 보인다. 하지만 인체를 생리이치의 시각으로 진단하고 통증이 발생한 근본원인 제공이 무엇이냐 하는 시각으로 접근하면 치유 방법은 달라질 수밖에 없다.

말기암의 극심한 통증은 신장과 간 기능 저하로 혈액 속 산도가 높아진 상태에서 부분적 말초모세혈관이 막힌 곳은 상대적 산도가 높아지고 강산이 체세포의 피부를 산화작용으로 녹이면 체세포가 산에 의해 피부가 녹을 때 느끼는 통증이 말기암 환자의 극심한 통증이다. 이것이 심천생리학의 진단시각이고, 이러한 진단을 한다면, 체세포를 녹일 정도의 그 강산을 해독해 준다면 체세포의 피부가 녹지 않기에 통증이 없어진다는 진단의 논리가 성립된다. 이 조그만 두 시각 차이가 천국과 지옥 차이만큼 치유 방법도 치유 결과도 달라지게 한다.

심천생리학의 진단시각이 되면,
1. 신장과 간 기능이 회복되기 전까지 피를 맑게 유지하기 위한 해독 처방을 한다.
2. 8번 신간혈을 사혈하여 본질적으로 신장과 간 기능을 회복시켜 스스로 맑은 혈액을 유지할 수 있는 기능회복(복원) 치유를 한다.
3. 특정 부위에 암을 오게 하고 산도를 높게 하여 통증을 유발

시킨 원인 – 환부의 피의 유속을 빠르게 하기 위하여 환부에 해당하는 사혈점을 사혈해준다.
4. 피부를 녹일 정도의 칼륨혈질 강산을 강산해독제로 해독시킨다.
5. 나머지 처방은 어혈을 잘 나오게 하고 보사의 균형을 잡아 주는 처방을 한다.

이러한 치유 시각은 피를 맑게 하고 기능이 떨어진 장기의 기능 자체를 회복시키는 치유 효능이기에 부작용 없이 암의 진행을 막는 치유 효능으로 나타나지만, 말기암의 극심한 통증을 막기 위하여 일단 진통제 마약으로 통증만을 막기 위한 처방을 한 경우는 그 약의 부작용으로 갈수록 피가 탁해져 산도가 더욱 높아지면, 약의 강도를 높이는 악순환의 고리를 벗어나진 못한다. 이것이 인체를 한 부분씩 끊어서 진단하고 치유하는 시각과, 연쇄적 합병증의 생리이치로 진단하는 시각차이이다.

필자가 이 부분에서 강조하고 싶은 내용은 말기암 환자의 통증 치유를 할 때, 통증을 못 느끼게 하는 치유 방법을 찾지 말고, 통증을 오게 한 원인을 찾아 그 원인을 치유하여 통증을 없애는 쪽으로 치유 방법을 찾는 '발상의 전환'을 제시하는 것이다. 아직 여건상 완제품으로 완성단계는 아니지만 칼륨 혈질의 강산을 해독하기 위한 목적으로 만든 제품이 바로 "강산해독제"이다.

실제 임상실험을 해 보아도 마취기능으로 진통제를 복용하는 것보다, 칼륨 혈질의 강산을 해독하여 체세포의 피부를 녹이지 못하게 하는 해독 기능만으로도 통증이 70% 정도 완화된다고 한다.

여기서 중요한 부분은 진통제나 마약은 복용할수록 진정시간이 줄고, 부작용으로 산도가 더 높아져 통증자체가 심화되는 현상이 오지만 통증의 유발원인 '칼륨혈질'의 강산해독만을 목적으로 처방을 하게 되면 그 기능은 제산작용 한 가지만 하기에 어떠한 부작용도 없으며 오히려 암 진행을 막는 쪽까지 약리작용을 한다는 점이다.

물론 인체 생리구조를 보면 강산해독제의 약리작용도 약점은 있다. 강산해독제의 강산 해독기능도 혈관이 열려 피가 돌고 있는 부위까지만 통증 완화작용이 일어난다는 한계점이 있다. 이 보안점이 말초모세혈관을 막고 있는 어혈을 뽑아내버려 피가 잘 돌 수 있게 하여 약의 해독 기능이 환부에 도달하게 해주는 방법이다. 하지만 이 부분도 약점이 있다. 이 부분을 보안하기 위하여 간접 사혈점까지 지정은 하였지만 앞으로 풀어야할 숙제다.

심천생리학의 특성 인체의 생리 기준을 고려하면, 같은 암이라도 대장암, 혈액암, 치주암, 상피암, 식도암, 간암 초기, 간경화 초기, 신부전증 초기, 백혈병 초기증세에는 탁월한 치유 효능이 있다. 하지만 같은 암이라도 췌장암, 담낭암 쪽은 그 치유 효능이 미약하고, 위암, 폐암 등의 경우는 중간 정도 치유 효능이 나타난다. 같은 암이라 하여도 이러한 치유 효능이 다른 이유는, 심천사혈요법은 피부 사혈이기에 환부 쪽으로 피를 잘 돌게 하는 치유 효능이 암을 비롯한 모든 질병의 치유 효능을 결정하기 때문이다.

이 부분도 인체의 생리구조 자체를 잘 이해하고 나면 현대의학의 수술적 치료와 응용할 부분이 많다. 암이 발생하게 된 원인치유에는 심천사혈과 심천생리학 처방이 담당하고, 암세포가 이미 커져 생명의 위협을 줄 정도에서는 현대의학의 수술이 담당한다면 암수술 후 재발을 막는 치유는 상당히 큰 부분을 담당할 수 있을 것이다.

혹자들은 과연 현대의학이 아닌, 자연의학을 공부한, 마취기능이 없는 필자의 처방이 암 유발과 말기암 통증을 유발시킬 정도의 강산을 부작용 없이 해독할 수 있는 능력이 있겠느냐 하는 의문이 갈 것이다.

이 부분은 임상 체험으로 해독기능 입증이 가능하다. 사람의 치아나 잇몸은 침의 강산으로도 손상을 입지 않지만, 신장 기능이 떨어진 상태에서 39번(풍치혈)-18번(침샘혈), 2곳에 말초모세혈관이 막히면 잇몸주변의 산도가 잇몸, 치아의 표면을 산화작용으로 부식시킬 만큼 강산성이 된다. 이 강산이 치아표면을 녹여 치아신경이 노출되면 치아가 시리고 치통이 오며, 잇몸의 체세포를 녹이면 참기 힘든 통증이 발생한다. 이러한 상태까지 악화되면 현대의학으로 치유해도 쉽게 상처가 아물지 않으며 암으로 전이될 위험이 높다.

이러한 상태가 암을 유발시킬 정도의 강산 '칼륨혈질'이다. 이 상태의 치통과 잇몸통증이 올 때, 강산해독제 100알 정도를 입안에 넣고 진하게 울어날 정도로 머금은 다음 1분 정도만 입에

머금고 있다가 삼키면 마취 기능이 아닌 '칼륨혈질' 강산해독기능 한 가지로 풍치성 통증이 1분 이내에 현격히 줄어든다.

이 부분에서 중요한 점은 풍치성 치통이나 잇몸통증에 진통제의 마취 기능을 이용하지 않고, 통증을 유발시킨 원인 제공 강산해독 기능만으로 통증이 줄어든다는 점이다. 이 기능이 말기암 통증을 완화시키는 약리기능이라는 것이다.

강산해독제의 이러한 약리기능을 이용하면, 풍치성 질환으로 잇몸질환이 악화되었을 때, 강산해독제를 1회 150알, 하루 3회 섭취하면 각종 풍치성 치주염, 이가 시린 증세 등에 39번(풍치혈)-18번(침샘혈)만 사혈을 해주어도 그 치유 효능은 상상을 초월할 정도로 빠를 것이다. 이것이 치유 논리 입증이다.

* 요점정리

암은 강산이 유발시키며, 말기암 통증은 강산의 산화작용이 체세포의 피부를 녹이기에 발생한다. 진통제의 마취기능과 마약으로 통증을 잡으려 하지 말고, 새로운 시각으로 통증발생의 직접 원인 제공인 강산을 해독해주는 방법으로 통증을 줄이려 한다면 통증과 부작용도 줄이고 암이 급속히 진행되는 현상도 방지할 수 있다. (참고-항암치료나 방사선치료를 한 경우, 항암치료 기능과 비슷한 약물을 장복한 경우는 일시적인 통증 완화까지는 치유 효능을 보이나 근본적 완치의 치유 효능은 현격히 떨어진다.)

* 미용을 목적으로 한 심천사혈 적용

1. 미용을 기준으로 우리 인체를 본다면 피부색이 검푸르거나, 여드름, 지루성 피부의 개기름, 코나 인체 부위별 딸기피부를 가지고 있다면 아름답다 말할 수 없을 것이다.
이 증세들을 심천생리학을 기준한 시각으로 진단한다면 신장과 간 기능이 40~50% 정도 떨어진 연쇄적 합병증이다.

이때 청국장환, 요산해독제, 중산해독제를 섭취하며 8번 신간혈을 사혈해보면 주 1회 기준 4~5회 이내에 각 증세들이 호전되는 치유 효능을 보일 것이다. 8번 신간혈의 사혈을 마치고도 위 나열된 증세가 치유되지 않는 부분은 환부에 직접 사혈해주면 큰 치유 효능이 나타난다.

2. 얼굴 또는 몸 일부에 기미, 검버섯, 건선피부로 마른비늘이 떨어진다면 아름답다 할 수 없을 것이다. 이 증세는 소장에서 영양분을 흡수하는 기능이 떨어진 합병증이다. 위 증세가 있을 경우 소장 기능이 떨어져 있다는 증거로 설사나 변비 증세가 있을 것이다.

이 증세에는 청국장환을 섭취하며 2-3-6번 혈만 사혈을 하여 주면 큰 치료 효능이 있고, 사혈을 마치고도 부분적 증세가 없어지지 않는 부분은 해당 부위의 가까운 혈점을 사혈해주면 기미, 검버섯, 건선 피부는 재발하지 않는 치유 효능을 보인다.

3. 비만 초기에 음식을 조금만 먹어도 물만 먹어도 살이 찌는 경우와 만성피로는 신장 기능 저하 초기에 나타나는 합병증이다. 이때는 청국장환, 요산해독제를 섭취하며 8번 신간혈 사혈만 마치면 체중이 빠지고 음식을 다소 많이 먹어도 살이 찌는 것이 완화된다. 8번 사혈을 마치고 그대로 있어도 언제 체중이 빠지는지 모르게 살이 빠진다. (이미 비만이 심화된 경우는 어혈의 양이 많아 심천생리학적 보사의 균형을 맞추며 사혈하지 않을 경우 피 부족으로 인한 큰 낭패를 볼 수 있다. 비만 초기는 주 1회 사혈을 하고 주기적 헤모글로빈 수치를 체크하며 사혈 양과 휴식기를 가지면서 사혈해야 한다.)

고도 비만이 아닌 중간 정도의 비만은 피 부족 예방, 보사의 균형을 맞추며 6-8번의 사혈을 마치면 체중이 빠진다. 심천사혈로서 체중이 빠진 경우는 비만의 근본원인 제공 장기인 신장 기능 자체를 회복시키는 치유 방법이기에 쉽게 비만의 재발이 되지 않는다.

4. 가슴이 너무 빈약하거나 처진 가슴 치유는 2-3-6-8번의 사혈을 마친 다음 5-55-34번 혈을 사혈을 해주면, 빈약한 가슴은 커지는 치유 효능이 있고 처진 가슴이 올라붙는 치유효능이 있다. (위 치유 점은 협심증, 불면증, 대상포진 예방 치유에도 효능이 크다.)

5. 주름, 처진 피부 치유는 대부분 2-3-6-8번 혈의 사혈을 마친 다음, 치유가 되기를 원하는 위치의 가까운 혈점을 사혈하

여 주면 처진 피부는 올라붙고 주름이 없어진다.

6. 엉덩이의 뒤쪽은 빈약하고, 옆으로 퍼진 경우 2-3-6-8번의 사혈을 마친 다음 41-42번을 사혈하면 아름다운 몸매로 복원된다.

7. 종아리가 굵어 고민인 경우 6-10번 사혈, 이 사혈을 마치면 종아리도 가늘어지며 발뒤꿈치의 굳은살도 없어진다.

8. 팔이 너무 굵은 경우 15-22번을 사혈하면 팔이 가늘어지고 팔뚝 옆의 닭살피부도 사라진다.

9. 발 냄새가 너무 심한 경우 청국장환, 요산해독제를 섭취하면서 8-31번 혈을 사혈해주면 심한 발 냄새가 없어진다.

10. 겨드랑이에 땀이 많이 나고 인내가 심한 경우, 청국장환, 요산해독제를 섭취하며 8-57번 혈을 사혈해주면 암내, 땀이 멈춘다.

11. 손에 땀이 지나치게 많이 나고, 냉하고, 주부습진이 있을 때는 청국장환, 요산해독제를 섭취하며 8-22-52번 혈을 사혈해주면 모든 증세가 치유된다.

12. 피부에 물 사마귀, 쥐젖이 많이 생길 때는 2-3-6-8번의 기본사혈을 마쳐 주면 대부분은 저절로 떨어져 나가고, 일부 남은 곳은 환부를 직접 사혈해주면 저절로 떨어져 나간다.

* 식품 응용방법

  식품은 말 그대로 보조 식품이기에 정량의 3배를 섭취한다하여 부작용이 날 위험이 있는 제품들은 아니라고 본다. 이것은 화공약품 없이 순수 식품만으로 가공을 하였기 때문이고, 그 효능도 마취나 살충 기능이 아닌, 혈질에 따라 피를 맑게 하는 해독 기능과 고지혈증, 영양분을 잘게 쪼개는 기능을 하기 위한 제품이기에 인체의 모든 증세의 목적에 따라 적용하면 된다.

  각 증세에 따라 가감은 자유롭게 하여도 무방하다.

1. 청국장환
- 고지혈증, 당뇨, 소화 촉진, 어혈이 잘 나오지 않을 때, 조혈기능 회복에 도움, 장 기능 활성화.
- 효능관찰 대상으로 고지혈증 증세에 꾸준하게 섭취하면 대부분 정상으로 돌아온다. 고지혈증에 용해제는 정량을 복용하여도 혈소판까지 녹아 지혈이 되지 않기에 수술이 불가능 하지만 청국장환은 정량의 5배를 섭취하여도 혈소판을 녹이거나 혈관 벽을 부식시키지 않기에 혈소판 수치가 정상을 유지한다.

2. 중산해독제
- 간 기능 저하 혈질 개선으로 간 기능 저하로 간이 먹어 치워야 할 타닌성분(중산)이 혈액 속에 누적되고 화학반응이 일어나면 혈색이 검푸른 빛을 띠게 된다. 이 경우 눈 밑, 엄지손가락 안쪽, 또는 피부에 여드름이 심하게 나거나 얼굴빛이 검푸른 빛을 띠며, 생리혈이 검푸른 빛을 띤다. 이러한 타닌성분을 해

독하여 피를 맑게하기 위한 식품인 중산해독제를 꾸준히 섭취하면 검은 혈색의 생리혈이 밝은 선홍빛으로 바뀌는 효능이 나타나야 한다.

3. 요산해독제
- 신장 기능 저하의 합병증 요산해독 목적으로 요산 해독기능은 이뇨기능을 활성화시키기에 8번 신간혈 사혈과 함께 요산해독제를 섭취할 경우 소변양이 늘며 붓기가 빠지고 피로회복의 효능이 나타나야 한다.

4. 강산해독제
- 조혈기능이 망가진 악성 빈혈상태, 신장과 간 기능이 심각할 정도로 기능이 떨어져 백혈병, 신부전증, 당뇨, 암, 아토피, 간경화 등을 유발시킬 정도로 고도탁혈, 칼륨 혈질의 탁혈을 해독할 목적의 식품이다.

　강산 해독기능은 심한 풍치성 통증완화, 신장 기능 저하의 단백뇨 증세로 소변에 거품이 심할 때 거품 사라짐. 8번 신간혈 사혈과 함께 강산해독제를 섭취할 경우. 얼굴의 말초모세혈관이 터져 붉게 상기된 경우. 혈색이 검푸르고 여드름, 개기름이 심한 경우 피부색이 정상으로 돌아오고 붓기가 빠져야 피를 맑게 해독하는 기능이 제대로 발휘된 것이다.

참고 : 강산해독제의 강한 해독기능은 이뇨작용을 활성화시키기에 사람에 따라 변비증세가 심하게 나타날 수 있다. 이때는 강산해독제를 섭취하는 동안만 다시마 가루나 환, 청국장환을 섭취하면 변비를 피하며 혈액을 맑게 유지할 수 있다.

5. 복합진액
- 복합진액은 이미 증세가 깊어져 조혈기능이 망가진 경우, 피를 맑게 해독하고, 피가 만들어지는데 필요한 영양분 보충, 각종 병적 변이 물질을 녹이는 기능, 어혈불림 등의 체력 저하를 막는 복합 제품이다. 중병으로 다량의 어혈을 장기간 사혈할 때 체력저하를 막는 복합기능의 제품이다 이해하면 된다.

6. 죽염
- 죽염수 : 주 1회 200-300CC 사혈 기준, 주 1-2회 섭취
- 용도 : 해독기능과 염분, 영양 보충 사혈을 하게 되면 어혈이 빠져나온 만큼, 기존 혈액의 농도가 묽어지는데 이때 염분농도도 함께 떨어진다. 혈액 속 염분농도가 떨어질 경우 인체의 면역기능이 떨어져 손, 발, 머리 또는 몸 전체에 고열이나, 한기가 드는 부작용이 발생한다. 이것은 혈액 속 염분농도가 떨어진 부작용이다. 이러한 부작용을 사전에 방지하기 위하여 죽염수를 섭취하지만 죽염수를 주 2잔 이상 섭취하여 혈액 속에 염분농도가 과도하게 높아질 경우, 부종과 혈압상승의 위험이 있기에 그 부작용을 체크하며 죽염수 섭취량을 정해야 한다.

참고 : 위 모든 내용은 해당 사혈점 위치로 피가 돌지 못하면 발생하는 연쇄적 합병증이기에 해당 사혈점의 사혈을 마치면 치유 효능은 강력할 수밖에 없고, 한번 치유가 되면 쉽게 재발하지 않는 장점이 있다. 하지만 사람마다 조혈기능 차이가 있기에 조혈에 필요한 조치, 보사의 균형(진액, 철분, 염분)을 제대로 하지 않

아 피 부족이 발생할 경우, 피 부족으로 인한 부작용을 피할 수 없다는 점도 명심하여야 한다.

보사의 균형을 맞추기 힘든 경우는 응급사혈 시 사혈량을 부분적 2곳만 사혈을 해서 한 번에 한 증세씩 치유한다는 마음으로 한 증세를 치유한 후, 충분한 휴식을 가진 다음 한 증세씩 치유해 나가는 지혜를 발휘한다면 위 내용만 가지고도 많은 치유효능을 거둘 수 있을 것이다.

* 사혈점의 이해

심천사혈요법의 사혈점 자리 기준은 사혈점 위치의 말초모세혈관이 막히면 그 곳으로 피가 못 돌아 장기나 기관의 기능이 떨어진다는 의미가 된다. 혈점에 따라서는 한 혈점에 여러 치유 효능이 있지만 이해를 쉽게 하기 위하여 사혈점 위치의 말초모세혈관이 막힐 경우 나타날 합병증 중에서 이해가 쉬운 병명을 혈 이름으로 지었다.

그 혈점 위치의 말초모세혈관이 막히면 혈 이름의 질병이 온다는 의미도 있지만, 혈 이름의 질병이 올 때는 그 혈점을 사혈하여주면 치유가 된다는 2가지 의미를 가지고 있다. 각 혈점마다 번호를 붙인 의도는 혈 번호가 앞 번호일수록 건강에 중요한 혈이며, 심천생리학을 교육할 때 편리함을 위해서다.

예를 들자면 2번(위장혈), 3번(뿌리혈), 6번(고혈압혈), 8번(신간혈)하면 복잡하지만 심천생리학을 공부한 경우라면 2-3-6-8번 혈과 번호만 간단히 언급하여도 그 뜻이 전달되기 때문이다. (59

곳 혈점 자리 잡는 방법은 혈자리 잡기 USB, 심천사혈요법 책, 인터넷 홈페이지에 들어가 보면 상세히 설명이 되어있다.)

* **현대의학의 수혈과 심천생리학을 결합한다면 어느 정도 중환자 치유까지 치유가 가능할까?**

심천생리학은 자연의학이기에 수술적인 의술은 배제한 체 논하여야 한다. 그동안 많은 환자를 보며 아쉬움이 많았다. 현대의학의 수혈, 영양제, 철분 보충의 도움과 심천생리학을 함께 병행치유 한다면 치유 가능한 부분이 많았을 것이다.

간경화, 백혈병, 말기암 환자가 항암치료와 방사선치료, 항암치료 효능의 약물 복용만 하지 않은 경우, 죽음 직전에도 마지막 최후수단의 치유를 해볼 상황이 많았다.

인간의 질병 대부분은 죽음 직전에 가면 강산에 의해 혈액 속 지방, 단백질의 응고속도가 빨라져 그 어혈이 말초모세혈관을 막으면 말초모세혈관-세동맥-동맥 하는 순서로 막혀 혈관이 90% 이상 막히면 심장이 과다한 힘을 쓰다가 심근경색, 심장마비, 또는 혈관 터짐, 뇌혈관 막힘으로 의식을 상실하는 식으로 죽음에 이른다.

심천생리학은 피를 맑게 해독하며 혈관을 막고 있는 말초모세혈관 속 어혈을 몸 밖으로 뽑아내는 강력한 치유 방법이기에 마지막 순간도 치유를 시도해볼 가치는 충분하지만, 대부분의 환자가 죽음 직전에 이르면 이미 조혈기능이 망가져 있다는데 문제가 있다.

이때 사혈로서 부작용이 일어날 부분은 피 부족의 부작용뿐이다. 현대의학으로 이 부분을 보안하며 사혈을 한다면 죽음 직전의 환자라 할지라도 치유 가능한 증세들이 상당할 것이라 보고 있다. 죽음 직전의 환자에게 강산해독제를 강하게 처방하고, 수혈로서 피 보충을 하면서 한꺼번에 많은 양의 사혈을 한다면 그 치유 효능은 기존의술의 치유 효능보다도 10배 이상 뛰어나다는 표현을 망설임 없이 할 수 있다.

* **심천사혈의 최고 약점은 피 부족의 부작용이다.**

심천사혈요법Ⅰ, Ⅱ, Ⅲ권 모두 체력저하를 막기 위해서는 조혈기능을 먼저 회복시킨 다음 환부를 치유해야 피 부족의 부작용을 막을 수 있다는 내용이 자주 등장할 것이다. 당장 생명의 위험이 없는 환자들은 조혈기능을 먼저 회복시켜 인체 내에서 생산하는 혈액의 양에 맞게 사혈을 한다 하지만, 당장 생명의 위협을 느낄 정도의 중환자들은 이미 어혈이 상상을 초월할 정도로 많기에 주 1회 200~300cc 안전 사혈량으로는 악화되는 병세를 따라 잡을 수가 없다.

이때 수혈로 뒷받침을 할 수만 있다면 그 치유 효능은 높을 수밖에는 없다는 뜻이다.

* **심천생리학을 제대로 이해하고 보사의 균형 (영양분, 철분, 염분)과 해독기능(피를 맑게) 한 후, 주 1회 200CC 기준 6개월 ~2년 휴식기 없이 사혈을 하여도 헤모글로빈 수치가 정상을 유지하는 경우가 많다. 하지만 사혈만 할 경우 주 1회 200CC 정도로 사혈을 하면 3개월 이내에 헤모글로빈 수치가 떨어지는 경우가 많아 휴식기를 가져야 한다.**

* 보사의 균형

1. 철분, 영양분 부족할 경우
   - 1단계 – 피부색이 창백해진다.
   - 2단계 – 피부색이 노란 빛을 띤다.
   - 3단계 – 만성피로와 함께 조금만 걸어도 호흡이 가빠지고 가슴이 뛰고 귀울림 현상과 함께 부종이 오며, 조금만 걸어도 다리에 힘이 빠진다. 소화기능이 떨어지고 식욕이 상실된다.
   - 철분, 영양분 해결방법
      가 : 영양분 보충 – 복합진액 섭취
      나 : 철분 보충 – 통상 어혈 120cc 정도 사혈기준, 철분제 +식염수(100cc) 보충

2. 염분이 부족할 경우
   ·손, 발, 머리 또는 몸 전체 고열 또는 한기가 든다.
   - 염분 보충 기준
   ※ 사혈양 200cc 기준, 죽염수 복용 주 1~2잔
      (죽염수 만드는 법 : 따뜻한 물 300cc+죽염 1작은술+꿀 3큰술)
      (염분 보충이 지나칠 경우 부종이나 혈압 상승의 위험이 있다.)
   (참고) 드물기는 하지만 보통은 사혈을 할 경우 헤모글로빈 수치가 떨어지는 것이 정상이나, 헤모글로빈 수치는 떨어지지 않고 사혈을 한 만큼 전체의 피의 양만 줄어드는 경우가 있다. 이때는 헤모글로빈 수치가 정상이라 하여도, 피 전체 양의 부족으로 인한 숨이 차거나 호흡곤란, 심한 두통이 올 경우 알부민 또는 수혈을 해주고 두통은 1-9번 사혈, 숨 차는 증세는 5-30번 혈을

사혈해주면 치유 된다. (전체 피 부족이 나타날 경우, 약할 때는 잠잘 때 손발이 저절로 돌아가는 뻐근함이 온다. 이 경우는 신장과 간 기능이 심하게 떨어진 경우에 드물게 나타난다. 필자의 생리이치 진단으로는 신장의 수분조절 능력 저하로 추측하고 있다.)

* **항암치료를 한 경우 왜 치유를 배제하는가?**

심천생리학과 항암치료는 치유개념부터가 정반대다. 심천생리학은 피를 맑게 하고 막힌 혈관을 열어주어 영양 공급과 산소 공급을 시켜, 잘못된 세포나 죽은 세포는, 세포 분열로 떨어져 나가고 건강한 세포로 복원이 되어야 완치라 보는 것이 심천생리학이다. 이 속에는 세포 분열기능인 체세포 생식 기능이 살아 있어야 한다는 조건이 따른다.

하지만, 항암치료나 방사선 치료개념은 정 반대로 암세포의 증식을 막기 위한 목적으로, 강한 빛을 이용하여 체세포나 백혈구의 생식기를 파괴하여 암세포나 백혈구의 증식을 막기 위한 치유를 하기에 이 기능이 체세포의 생식기 기능이 파괴되었을 경우는 세포분열이 이루어지지 않는다 보기에 치유 자체를 포기하는 것이다.

* **사혈시 식품을 섭취해야만 치유 효능이 나타나는가?**

아니다. 단순 근육통 등은 체력저하가 오기 전까지 소량의 사혈로 치유를 마칠 수 있는 경우도 많다. 이때는 철분, 염분, 영양제(링거)만으로도 치유 가능한 증세들이 많다. 하지만 신장과 간 기능 저하로 산도가 높아지고, 그 강산이 소장에서 흡수한 영양분을 산화시킬 정도가 된 경우, 악성 빈혈 환자인 경우는 심천생리학 처방을 하여야 피 부족의 부작용을 사전에 예방할 수 있다. 특히 거북등, 섬유종, 간경화, 담석 등이 이미 생성된 경우는 그 물질을 녹이는 처방과 함께 사혈을 하여야 치유 효능이 높다. 식품은 소량만 사혈을 하여도 피 부족의 부작용이 빨리 오는 환자들에게, 보사균형에 맞도록 만든 제품들이 있다.

*** 심천생리학의 장점**
1. 말초모세혈관을 막고 있는 어혈이 뻑뻑하여 잘 나오지 않을 때에는 그 어혈을 불려 농도를 묽게 함으로서 어혈을 빠른 시간에 뽑는 처방이 있다.
2. 악성빈혈 환자라도 해독기능(피를 맑게)으로 혈질을 개선하고 (영, 철, 염) 보충으로 조혈에 필요한 처방을 하면 골다공증, 악성빈혈 환자라도 재발하지 않는 근본치유의 사혈이 가능하다.
3. 질병의 결과치유보다는 만병의 근본원인 자체를 치유하는 개념치유이기에, 현재 순환기 계통의 질병 대부분은 심천생리학이 예방과 재발하지 않는 치유 효능이 강력하다.
4. 심천생리학의 이해력이 부족한 사람에게도 설명보다는 1~2회 사혈로 치유 효능을 증명할 증세들이 많다. 대표적 증세로 사혈 시 어혈만 나와 준다면 주부습진, 무좀, 근육통, 두통, 급체, 위경련, 협심증, 고열, 감기 등은 1~2회 사혈만으로도 그 치유 효능을 몸으로 느끼게 해주는 경우가 많으며 아토피, 두드러기, 가려움에는 강산해독제를 섭취하고 8번 신간혈을 사혈할 경우 1~2회 사혈만으로도 가려움증에 치유 효능이 가시적으로 나타난다. (여기서 중요한 점은 약의 마취효

능으로 증세를 완화시키는 것이 아니라 가려움에 근본원인(강산)을 해독하는 효능과 신장 기능 자체를 회복시켜 주는 치유 효능을 보여준다는 점이다.)
5. 각종 피부과 질환 아토피, 딸기피부, 검은 피부, 기미, 검버섯, 여드름, 종기, 처진 피부, 주름 등 육안으로 확인이 가능한 증세들에 탁월한 치유 효능이 있는 장점이 있고 여기에 한번 치유가 되면 쉽게 재발하지 않는 장점이 있다.
6. 사혈을 마치고 난후 그대로 두어도 조혈기능이 회복되면, 자신도 모르는 사이 많은 증세들이 스스로 복원치유된다는 장점이 있다.
7. 심천사혈을 예방의학으로 사용한다면 순환기장애 증세의 고혈압, 중풍, 치매, 협심증 등 순환기성 질병들을 예방 치유하는데 탁월한 치유 효능이 있다.
8. 불면증 등 각종 정신과 질환 치유에도 강력한 치유 효능이 있다.

* 심천생리학의 단점
1. 당장 수술을 요하는 응급 환자들에게는 적용할 수 없다.
2. 어혈의 농도가 뻑뻑하고 잘나오지 않거나 어혈이 많은 경우 주 1회 사혈 기준으로 1~2년의 인내를 가지고 사혈을 해야 한다.
3. 악성빈혈 환자나 노약자는 심천생리학의 상당한 지식을 습득하고 그 대처방안을 습득한 후 사혈을 해야 안전사혈을 할 수 있다.
4. 사혈은 마취 없이 사침하기에 사침 시 어느 정도 통증은 인내하여야 한다.
5. 중환자의 경우 상당한 경비 부담이 된다.

* **사혈을 할 경우 언제쯤 치유 효능이 나타나고 언제 사혈을 마치면 되는가?**

  심천사혈은 말초 모세혈관을 막고 있는 어혈을 몸 밖으로 빼내서 피를 잘 돌게 해주는 것이 주목적이다.

1. 통상적 어혈과 생혈 구분은 사혈 후 솜이 빨아들이는 피를 생혈로 기준하고, 솜이 빨아들이지 못하는 덩어리 피를 어혈이라 기준한다.
2. 사혈 시 반 컵이 나오는 상태를 기준하여, 솜이 빨아들이는 생혈의 %가 사혈로 인하여 새로운 혈관이 열렸다 기준한다.
(당일 마지막 사침한 5회째 어혈상태-반 컵 이상 나왔을 때 기준)
3. 통상적 사혈로 인하여 30% 정도 새로운 혈관이 열리기 시작하면 구체적인 치유 효능이 나타나며 70% 혈관이 열리면 사혈을 마치며, 안정권에 들었다 기준한다.
4. 사혈 마지막 컵 기준, 반 컵이 나오는 기준으로 솜이 빨아들이는 혈액의 양이 30% 정도에서 치유 효능이 나타나며 40~50% 정도면 본격적인 회복기로 접어들었다 진단하고 70% 정도 나오면 사혈을 끝낸다. 경우에 따라 1~2회 사혈만으로도 치유 효능이 나타나는 증세도 많지만 전체로 보면 30% 정도 새로운 혈관이 열리면 치유회복이 시작되고 70% 혈관이 열리면 사혈을 마친다 기준하면 된다.

* **사침 요령**

1. 눈에 보이는 혈관은 사침하지 말 것.
2. 부항컵 원안에 들어갈 정도의 범위 내에서 최대 넓은 범위를

잡으며 달팽이관 형태로 바깥쪽에서 안쪽으로 원을 그리며 고르게 사침하고 1회 일구사혈기 20회 사침 또는 사구사혈기 5회 정도를 사침한다.
3. 사침 후 어혈이 잘 나오지 않을 경우 뼈가 손상 되지 않는 범위 내에서 침 길이 조정이나 사침 횟수를 가감하여도 무방하다.

* **눈에 보이는 혈관은 1회 사혈만 피해서 찌르면 두 번째 사혈부터는 혈관이 눈에 보여도 어혈이 딸려와 혈관 위에 쌓여 피부층이 두꺼워지기에 혈관손상을 입은 경우는 드물다. (만약 혈관 손상으로 생혈이 나올 때는 탈지면을 대고 1~2분 정도 압박하고 있으면 지혈이 되며 이때는 곧바로 다시 사혈을 하지 말고 다른 부위의 사혈을 마친 다음 30분 정도 지나 다시 사혈을 하면 혈관이 복원되어 있기에 생혈이 나오지 않는다.)**

4. 사혈 전 강한 스트레스, 저체온증, 저기압 상태나 냉수를 마시면 어혈이 잘 나오지 않는다. 사혈공간은 적당한 온도유지가 중요하며, 온열기구 등 열기구를 이용하여 적당히 피부온도를 높여주고 마사지로 근육을 이완시키고 사혈을 하면 사침 시 통증도 줄어들고 어혈이 잘나온다.
5. 사혈 전, 후는 알콜 소독을 해야 하고 일반 알콜보다 과산화수소로 소독을 하는 것이 혈흔 제거에 용이하다.

* **부항기 압 걸기 요령**
1. 어혈이 안 나올수록 압을 약하게 걸어야 어혈이 잘 나온다.
2. 컵을 2개 이상 걸어 그대로 방치하는 것은 가장 성의 없는 사

혈요령이다.
3. 압을 건 다음은 컵의 압이 빠지지 않는 범위 내에서 상하 좌우로 컵을 움직여 주는 것이 어혈이 잘 나온다.
4. 특히, 5번(협심증혈)과 29번(치질혈)의 압을 걸때는 요령을 이해하고 사혈을 하는 것이 안전하며 압을 약하게 걸어 환자의 상태를 점검하며 압의 강도를 조절하되 압을 걸어도 어혈이 나오지 않는다면 당장 압을 풀고 다시 사침하고 압을 걸어주는 것을 반복한다.
5. 5번(협심증혈)에는 저혈압 또는 협심증 증세가 있는 환자의 경우 어혈이 나오지 않는 상태에서 압을 걸어 그대로 방치하면 혼수상태에 빠질 수 있다.
(이때는 '십선혈' 손끝을 따주고 5번(협심증혈)을 마사지하여 주면 회복된다.)

저혈압, 협심증 환자 중에서 5번(협심증혈)에 건 부항을 장시간 걸면 의식을 잃을 수 있다는 것 자체가 그곳의 말초모세혈관 속의 어혈을 빼내야 저혈압, 협심증 증세가 치유된다는 증거다 하는 필자의 주장이 쉽게 이해가 되어야 심천생리학을 이해했다 라고 볼 수 있다.
6. 29번(치질혈)에 어혈이 나오지 않는 상태에서 강한 압을 걸어두면 강한 압력에 의해 딸려온 어혈 중에서 농도가 걸쭉한 어혈은 압을 풀어도 돌아가지 못하기에 큰 혹처럼 돌출된다. 이때는 사혈을 마친 후 알콜로 소독을 한 후 탈지면으로 가볍게 압박을 하며 좌우로 돌려주면 걸쭉한 어혈이 상당히 밀려들어가며, 일부 돌출되어도 1-2일이 지나면 다시 회복된다. 사혈이 반복될수록 이러한 현상은 사라진다. (인체 어느 부위이든

같은 증세에는 같은 방법으로 대처한다.)
7. 어혈이 잘 나오지 않는 상태에서 장시간 압을 걸어두었거나 신장 기능 저하로 산도가 높은 부위는 세포가 건강하지 못하기에 아무리 조심을 하여도 수포가 생기는 경우가 있다. 수포가 생긴 경우는 사혈침으로 물만 짜 내어야 상처가 쉽게 회복된다.
8. 수포를 그대로 방치하면 상처가 회복되는 시간이 길어진다. 수포나 사혈 부위의 피부손상이 심한 경우는 바세린을 발라주면 사혈흉터가 빠르게 회복되는데 도움이 된다. (수포 피부를 뜯어내는 행위는 금물이다.)
9. 신장 기능이 떨어진 사람일수록 수포가 잘 생기고 간 기능이 떨어진 사람일수록 검푸른 사혈 흔적이 심하게 나타나며 사혈을 반복 할수록 혈관이 열려 세포가 건강해지는 만큼 그 사혈 흔적은 줄어든다. (얼굴이나 노출 부위의 사혈 흔적은 화장품으로 흔적을 임시 감출 수 있다.)
10. 사혈 시 부항컵이 자꾸 떨어지거나, 부항컵 안에 거품이 발생하는 것은 피부가 건조하여 미세한 공기가 들어가면 이러한 현상이 발생한다. 이때, 바세린 혹은 자체혈액을 부항컵 주변(살에 압착되는 부분)에 바른 다음 다시 부항컵을 붙이면 피부와 압착이 되어 컵이 떨어지거나 거품이 생기는 일이 발생하지 않는다.

* 기본사혈의 요령 (지혜로운 사혈)

1. 심천사혈의 특징은 몸속의 어혈을 직접 빼내는 방법이기에 체력 저하의 예방에 초점이 맞추어져 있다. 2번(위장혈)은 위하

수, 위염, 소화불량, 식욕을 왕성하게 회복시키는 혈이고, 3번 (뿌리혈)은 설사, 변비, 기미, 건선 피부를 회복시키는 혈자리인 동시에 소장에서 영양분의 흡수기능을 회복시키는 혈이기에 심천생리학에서는 체력저하를 막는 가장 중요시하는 혈이 2-3번 혈이며, 2-3번 혈만 사혈을 마쳐도 많은 증세들이 회복되며 특히, 건선피부가 회복될 정도로 피부 건강 회복에 큰 효능이 있다.

하지만 인체 구조상 어혈이 제일 먼저 쌓이기에 가장 사혈하기 힘든 혈이기도 하다. 심천사혈에서는 2-3번 혈만 나오면 전체사혈 50%를 마친 것이나 같다할 정도로 힘든 혈이다.

하지만 반복사혈을 하다보면 갑자기 2-3번 혈중에 어혈이 잘 나올 때가 있다. 이 경우, 2번 혈이면 2번 혈만, 3번 혈이면 3번 혈만 그 한곳 혈에서, 사혈 횟수와 관계없이 그날 하루 사혈량 전부를 사혈하는 것이 지혜로운 사혈요령이다. 이 경우는 2-3번 혈에만 국한된 사혈요령이다.

2번(위장혈)은 어혈이 나올수록 식욕이 왕성해지고, 3번(뿌리혈)은 어혈이 나온 만큼 소장의 영양분 흡수 능력이 향상되기에 다른 혈점에 비하여 체력 손실이 적은 혈이기 때문이다.

심천사혈요법의 특성상 2-3번 혈의 사혈을 마친 다음 기타 혈점을 과다 사혈하다가 피 부족이 왔을 경우는 체력회복이 빠르나 2-3번의 사혈을 끝내지 않고 다른 부위 마구잡이 사혈로 피 부족의 부작용이 왔을 경우 시간과 노력, 비용부담은 배가 들어감을 명심하여야 한다. 이것은 아무리 좋은 약을 먹어도 소장에서 영양분을 흡수하는 양 만큼만 치유 효능이 나타나기 때문이다. 필자는 이 내용을 함축하여 필자의 복합진액을 섭취 전 2-3-6번 혈을 사혈한 경우, 그렇지 않은 경우보다 40% 효과를 더 본다 말해준다.

* 심천사혈에서 유독 2-3번 혈만은 어혈이 잘 나오지 않을 경우 2일에 한번 사혈, 어혈이 조금 더 잘나오면 3일 간격 한번 사혈에 1호 컵 기준, 반 컵이 고일 정도로 잘 나올 때는 1주일 간격으로 사혈하라 교육하고 있다.(이 내용은 일반인이 2-3번 혈만을 사혈할 때 기준이다.)

* 응급사혈 요령

심천생리학을 깊이 있게 이해하고 나면 생명이 위독한 중환자들에게 큰 치유 효능을 발휘할 수 있다. 특히 갑자기 병원에 실려 들어온 환자들에게 응급사혈을 적용한다면 시술자가 놀랄 정도로 치유 회복이 빠른 환자를 자주 경험할 것이다. 응급사혈 적용은 피 부족의 대처 방법 능력만큼 적용이 가능하다.

1. 순환기증세 질병 악화로 죽음직전의 환자들에게 마지막 최후 수단으로 적용한다면 큰 치유 효능을 발휘할 수 있다.
2. 특히 발병 즉시 병원에 실려 들어오는 응급환자 중에서 뇌출혈, 뇌경색, 뇌 산소결핍에 의한 의식불명(식물인간), 위경련, 급체, 호흡곤란, 심근경색이나 심장마비의 돌연사 위험, 망막

색소변조증, 안압, 시신경이 녹아 실명위기에 처한 응급환자들에게는 강력한 치유 효능을 발휘한다.

* 응급사혈 양
가. 사혈 시 200~300cc 내에서 하는 것이 안전하다.
나. 사혈주기는 응급정도에 따라 2-3일 간격 5회를 넘기지 않는 범위까지는 비교적 안전하다.
다. 강산해독제, 복합진액, 철분제, 영양제, 죽염 섭취로 보사의 균형을 맞추는 환경에 따라 응급사혈의 횟수를 늘릴 수 있다.
라. 강산해독제 섭취와 수혈의 환경만 된다면 응급 사혈기간을 신경 쓸 필요 없다.

* 응급사혈 시 사혈점 적용
1. 협심증 증세로 호흡곤란, 심장마비, 돌연사위험 때 : 5-30번
2. 위경련, 급체인 경우 : 30-2번
3. 뇌경색이나 사고에 의한 식물인간(의식불명) 증세 : 1-9번
4. 뇌출혈 : 6-1-9-31번
5. 백혈병, 신부전증 악화에 의한 고열, 각종 세균이나 바이러스 감염에 의한 고열 : 죽염수 한잔, 강산해독제 1회 150알 하루 3회 섭취시키며 8번 신간혈만 사혈. (두드러기, 피부발진성 가려움증에도 같은 치유 방법으로 치유 효능이 높다.)
6. 망막색소변조증이나 시신경이 녹아 당장 실명 위기일 때, 안압이 높을 때 : 죽염수 1잔, 강산해독제 1일 3회 1회 150알 섭취 후 9-1-17-20번

7. 고열을 동반한 호흡곤란 심장마비위험 : 죽염수 1잔, 강산해독제 1일 3회 1회 150알 섭취 8-5-30번
8. 고열을 동반한 강한 두통 : 죽염수 1잔, 강산해독제 1회 150알, 1일 3회 섭취 후 8-1-9번
9. 역류성식도염, 암 : 강산해독제와 복합진액을 섭취하며 8-4-18번(위 모든 증세는 죽염수, 철분 보충, 영양제 등을 보충하며 응급사혈을 해주면 피 부족의 부작용을 현격하게 줄일 수 있다.)

* 보사의 균형이란 무엇인가?

심천사혈의 목적은 생혈을 빼내는 사혈이 아니고 말초모세혈관에 정착해 혈관을 막고 있는 어혈을 뽑아내서 피 흐름을 활성화해주는 치유 방법이다. 하지만 인체 생리상 어혈이 빠져나온 빈 공간은 생혈이 밀려들어 가기에 기존 혈액의 농도는 희석될 수밖에는 없다. 결국은 어혈을 뽑아낸 만큼 생혈이 만들어지는데 필요한 영양분을 공급해주지 않으면 피 부족은 피할 수 없게 된다. 혈액은 500여 가지의 성분으로 구성되어 있다 한다. 이때, 피가 만들어지는데 필요한 영양분과 철분 보충, 염분은 필수적으로 해야 한다. 악성 빈혈 환자나 이미 조혈기능이 망가진 환자의 경우는 신장과 간 기능 저하로 혈액 속 산도가 높은 경우다. 그 강산이 소장에서 흡수한 각종 영양분을 산화작용으로 분해하기에 아무리 좋은 영양분을 공급해주어도 혈액 생산이 되지 않는다. 그 강산을 해독하여 조혈기능을 회복해야 한다. 신장 기능 저하의 요산해독은-약산으로, 간 기능 저하의 타닌성분 해독은-중산, 칼륨혈질 해독-인으로, 영양분 보충, 염분 보충을 처방하여

증세의 진행을 막고 어혈을 빼낸 양만큼 생혈이 형성되는데 필요한 조치를 보사의 균형이라 한다.

* 심천생리학 처방의 특징

인간의 질병을 치유함에 있어서 치유 방법의 깨우침도 중요하지만 현실에 적용시키는 문제점 해결도 대단히 중요하다. 심천생리학에서 사용하는 식품은 가공, 법제 발효과정(45일 이상)을 거처 한 가지 제품을 생산하는데 오랜 시간이 걸린다.

첫 번째, 문제점은 방부제 각종 중금속이 함유되지 않은 재료 구입이 문제이다. 이 문제를 해결하기 위하여 자연산 약재를 사용하다 보면 생산단가의 상승 문제점이 따른다. 필자의 경우, 이 문제점을 해결하기 위하여 임야 70만평에 각종 약재의 종자를 뿌려 자연 상태의 재배에 가깝게 약초 재배를 하고 있다. 방부제 각종 중금속을 피하기 위해서는 현실적 이러한 방법 외에는 해결이 어려울 것이다. 방부제도 결국은 살균제다. 목적이야 약재의 변질을 막기 위하여 방부처리를 한다 하지만, 그 약리기능은 미생물을 죽이는 살균기능이다. 이미 중병이 든 환자에게 방부제처리가 된 약재를 농축하여 복용시킬 경우 신장과 간 기능이 망가지는 것은 당연한 결과인 것이다. 이 문제점 해결을 위해서 모든 약재는 밀봉하여 저온 보관하는 외에는 해결책이 없을 것이다.

두 번째, 문제점은 고정관념이다. 한약을 복용하면 간 기능이 떨어진다는 고정관념을 깨어주는 일이다. 그동안 약의 약리반응의 이치를 제대로 이해하지 못한 일부에서 식물(약초)이 자신의 몸을 동물이나 곤충으로부터 방어하기 위한 목적으로 지닌 독성분을 법제, 해독하는 방법을 몰라 그대로 사용하다가 그 양이 조금만 지나쳐도 신장과 간 기능을 떨어뜨린 경우는 실제 있어 왔고, 현대과학도 그 부작용의 입증이 가능하다. 하지만 이러한 부작용은 인체의 생리이치를 제대로 보지 못해 일어나는 현상으로 전체 이미지가 되어서는 안 된다.

한약이 신장과 간 기능을 망가뜨린다고 일방적 매도를 한다면 필자는 반론하고 싶은 내용이 있다. 신장 기능 저하의 합병증 신부전증 진단 초기, 간 기능 저하의 합병증인 지방간, 간염, 간경화, 간암 초기 증세에 앞의 설명처럼 한약재 60여종의 처방과 함께 8번 신간혈을 사혈하여 80% 이상 완치율을 현대의학 진단으로 치유된 결과를 보여 준다면 한약제가 신장과 간 기능을 떨어뜨린다는 주장은 못할 것이다.

한약 복용 후 신장과 간 기능이 떨어진 결정적 원인 제공은 해독 기능만을 생각하고 법제되지 않은 약재 사용과 한약제의 변질을 막기 위하여 사용한 방부제의 부작용이라는 점을 밝혀 두고 싶다.

필자는 방부제 문제를 해결하기 위하여 세계 각국마다 한곳씩 심천생리학 처방의 식품 제조방법 자체를 전수하여 자국에서 자체 조달, 생산하는 방법에서 해결책을 찾고 있다.

심천생리학 처방의 특징은 자연의 생리이치에 공식을 둔 처방 기준이다. 보편적 생각으로는 생리이치의 공식이란 용어 자체가 생소할 것이다. 하지만 심천생리학은 출발부터 자연의 생리이치 논리를 기초하여 완성된 학문이다. 자연의 생리이치 공식이 중요한 이유는 이 공식을 이해하고나면 막연한 처방이 아닌 육하원칙에 따른 정해진 공식을 기준한 처방이 되기에 각 증세마다 간결한 처방이 가능하고, 약재 가공방법 자체는 시간과 노력을 요구하지만 가공을 마친 약재는 환자의 각 증세에 따른 가감 적용이 쉬운 장점이 있다.

* **심천생리학은 혈질 오염의 주 원인 제공 물질을 포괄적으로는 산이다 표현하지만 해독처방을 하는 처방기준은 크게 3가지로 분류한다.**

1. 신장 기능 저하의 합병증-요산(약산) : 요산해독의 천연약제
2. 간 기능 저하의 합병증-타닌성분(중산) : 타닌성분 해독기능의 천연약제, 법제 약제
3. 신장과 간 기능 저하로 요산과 타닌의 누적으로 인한 화학 반응에 의해 변형된-칼륨(강산) : 천연해독약제, 천연약제엑기스, 혼합 약제, 법제 변형약제
4. 통증 완화를 위한 천연약제 위의 약리기능은 피를 맑게 하는 해독기능의 목적이 있다.
5. 어혈을 잘 나오게 하기 위한 천연약제
6. 정신을 맑게 하고 기분을 좋게하기 위한 천연약제
7. 단순 영양 보충
8. 철분 보충
9. 염분 보충

위 5~9은 사혈을 하기 위한 보조적(중증이상은 필수) 보충기능으로 사혈로 좀 더 안전하고 빠른 효과를 내기위한 목적이다.

* 생리이치의 해독이란?

1. 요산(약산) 해독기준

  요산은 인체의 다양한 생명체들이 소장에서 흡수한 다양한 성분을 먹고 소화시키는 과정에서 필연적 불완전 연소물질인 요산이 발생한다 하였다. 이 약재는 한 종류로 해독약재 양을 정하는 것보다는 같은 기능을 하는 약재를 모아 서로 같은 비율로 나누어 처방 하는 것이 해독기능이 강하다. (이 내용을 기초로 하여 만든 제품-요산해독제)

2. 타닌성분(중산) 해독기준

  타닌은 식물이 동물, 곤충으로부터 자신의 몸을 방어하기 위한 목적으로 지닌 성분으로 식물이 영양분을 소화시키는 과정에서 필연적 불완전 연소물질(질소가스)이 발생한다. 이 질소가스의 기체를 액체로 만들어 지니고 있는 성분이 비린맛, 쓴맛, 신맛, 아린맛을 내는 타닌성분이고 그 맛의 성질은 식물이 영양분을 소화 시키는 과정에서 산소 배합 비율에 따라 산도의 강약이 달라진다. 식물이 강산을 사용 목적에 따라 생산하고, 그 사용 목적이 약리 작용이다.

  여기서 중요한 부분은 식물, 약초가 동물이나 곤충을 기피할 목적이 아닌, 살생목적의 아린 맛이 문제다. 이 성분을 과다하게 처방할 경우 신장과 간 손상의 위험이 있기에 이 문제를 해결하기 위한 방편이 발효 법제다.

  혹자는 이러한 위험부담이 있는 약재는 사용을 하지 않으면 될 것이 아니냐 하는 의문이 갈 것이다. 하지만 적응적 진화는 상호 진화라 하였다. 이 뜻은 식물이 자신의 몸을, 동물이나 곤충으로부터 방어하기 위한 방편의 깨우침으로 각종 독성분을 가공하여 지니는 쪽으로 진화를 하였다면 동물, 곤충, 인간은 그 성분을 먹고도 살아남을 수 있는 쪽으로 상호진화를 하였다.

상호진화 과정-인간의 장기 중 간 세포가 독성분을 먹이로 먹고 소화시킨 배설물이 담즙인데 간 기능 저하로 이러한 독성분 누적 혈질은 같은 성분을 가진 약재로 이독제독으로 해독을 하지 않으면 해독이 되지 않는다. 이때 주의할 부분은 각종 신맛, 떫은맛, 쓴맛, 아린 맛의 타닌성분은 식물이 자신의 몸을 방어하기 위한 목적이기에, 그 양이 과다할 경우 신장과 간세포에 피해를 줄 수 있다. 이 문제 해결을 위한 방법이 법제와 발효를 거쳐 한 단계 낮은 독으로 가공하는 방법이다. 심천생리학은 간세포가 먹어치우지 못하여 혈액 속에 누적된 타닌성분을 외부에서 유입된 독 (중산)이라 한다. 중산을 해독하는 것을 중산해독제

3. 칼륨(강산) 해독기준

신장 기능 저하는 요산, 간 기능 저하는 타닌, 두 장기의 기능 저하가 심화되어 요산과 타닌의 수치가 일정치 이상이 되면 화학반응이 일어나고, 제3의 성질로 바뀐 혈질을 칼륨혈질이라 부른다. 이 칼륨혈질 상태가 되면 지루성 피부염이 심해지고 피부경직의 거북등피부, 딸기피부, 섬유종, 간경화, 간암, 각종 암이 발생한다.

이 칼륨혈질은 요산, 타닌성분, 혈액 속 다양한 성분이 혼합되고 산화과정에 의해 제3의 성분, 강 산성화 물질이기에 몸속에서 일어난 과정 그대로의 법제과정을 거치지 않고는 해독이 불가능하다. 이 여러 종류의 약재를 혼합 가공, 법제 발효한 약제를 묶어

인이라 한다. (이 내용을 기초로 하여만든 제품이 강산해독제)
　해독처방은 각 장기 기능 저하별로 분류하지만 처방을 할 때에는 사람마다 한 장기의 기능만 떨어진 경우는 드물기에 각 장기의 기능이 떨어진 비율에 따라서 처방한다.

- 요산해독제 : 신장 기능 저하 요산해독 비중 70%와 간 기능 저하 타닌성분 해독 비중 30% 배합
- 중산해독제 : 간 기능 저하 타닌성분 해독 비중 70%와 신장 기능 저하 요산 해독 비중 30% 배합
- 강산해독제 : 요산해독 비중 10%, 타닌성분 해독 비중 10% 칼륨혈질 해독 비중 80% 배합
- 청국장환 : 고지혈증, 지방, 단백질 분해기능 100% 배합
- 멸치죽염 : 칼슘 보충, 염분 보충배합
- 죽염 : 염분 보충, 해독기능
- 복합진액 : 환자의 각 장기 기능 저하에 따라 병증을 (강), (중), (비), (특) 총 4단계 처방으로 나누어 놓았다. 해독, 어혈 불림, 영양 보충 등 복합처방제이다.

* 어느 정도의 노약자까지 사혈이 가능한가?

　심천사혈요법 책에는 안전 확보를 위하여 마구잡이 사혈로 인한 부작용을 막기 위하여 양약을 5종류 이상 장기간 복용한 자, 70세 이상 노약자는 사혈을 피하라 하였지만 심천생리학을 깊이 이해한 다음 조혈에 필요한 보사의 균형을 맞출 능력이 확보된다면 나이와 병증과 관계없이 사혈적용이 가능하다.
　필자의 임상 결과 93세 노인이 대장암으로 장출혈을 하여 악성

빈혈상태로 출혈만 멈추게 해주면 좋겠다는 요구로 사혈을 시작하였는데 주 1회, 1회 200cc 정도 사혈 3개월 12회 사혈 후 출혈이 멈추었고 환자 본인, 보호자 모두가 혈색도 좋아지고 기운도 더 난다고 인정한 바 있다.

* 어린아이는 어느 정도 나이부터 사혈이 가능한가?

나이 보다는 정신적 성숙도를 기준으로 해야 한다. 어린아이가 자신의 병을 치유하기 위해서는 사혈 시 통증 정도는 참아야 한다는 정신적 성숙도를 가진 나이가 안전사혈이다.

사침의 고통이 두려워 겁먹을 정도의 나이는 위험하니 피해야 하고 통상적 7세 이상 사혈하는 것이 무방하다. 그동안 필자 경험으로는 여아는 5세, 남아는 7세 정도는 헤모글로빈 수치가 10 이하로 떨어지지 않을 소량의 사혈은 안전하다.

* 7세 미만의 소아 심천생리학 적용

그동안 7세 미만의 소아환자 치유에 안타까움이 많았다. 심천생리학을 기준하면 어떠한 증세이던 질병 초기에 치유할 경우 치유효능도 높고 큰 병으로 악화되는 현상을 막을 수 있는 것인데, 병의 근본원인 제공은 그대로 둔 채 2, 3차 합병증의 결과 치유에만 치유 효능이 있는 치유만 하면서 작은 병을 키워 만성 질병으로 악화되어가는 모습을 지켜보는 마음은 답답함 그 자체였다.

7세 미만의 소아, 만성질병 대부분 산모의 탁혈에 의한 2차 합병증이 대부분이다. 각 증세마다 왜 질병이 오고, 이러한 치유를 해야 하는지? 논리적 설명을 하자면 길어지니 부작용 없고 간단하게 누구나 할 수 있는 방법들이니 일단 시술을 해보고 치유 효능이 인정되면 그 후 심천생리학의 진단시각, 치유원리를 논하는 것이 지혜로울 것 같다.

심천생리학을 기준하면 7세 미만의 소아당뇨, 소아백혈병, 소아신부전증, 소아아토피, 소아 비정상 검은 피부 등 모두 같은 원인제공에 의해 발병한 증세들이기에 치유 방법 또한 동일하다.

과거에는 강산해독제가 없었기에 그 치유 효능이 약하였지만 강산해독제를 증세의 병증에 따라 1회 30~50알 정도, 1일 3회 섭취시키며 6-8-7번 혈을 아침, 저녁 10분 정도 마사지를 하여 주며 그 치유 효능을 지켜본다면 기대이상의 큰 치유 효능이 나타날 것이다.(강산해독제를 그대로 먹지 못할 경우, 잘게 부수어 물에 풀어 섭취하여도 무방하다.)

※ 재발을 막기 위해서는 7세 이상이 되면 해당 사혈점을 사혈하면 된다.

* 식품제조와 섭취, 사혈요령
식품으로 제조한 해독제들은 피를 맑게 하는 해독기능이 많고 영양학적 조혈에 필요한 영양분 보충기능은 미비하다. 어혈 녹임 기능과 해독기능, 영양 보충을 다 함께한 복합진액이 있다. 해독제와 철분, 염분만 섭취하며 사혈을 할 경우 기본 사혈인 2-3-6번 사혈 외에는 두 군데 혈 점 이상 사혈하는 것은 무리이기에 응급사혈 범위를 넘지 않는 것이 안전하다.

* **심천생리학의 처방**

 심천생리학을 깊이 있게 공부하고 이해할수록 중환자 치유능력이 향상되는 것은 당연한 결과일 것이다. 필자는 이 문제를 해결하기 위한 방편으로 심천생리학을 각국 언어로 번역하여 인터넷을 통한 사이버 교육을 계획하고 있으며, 사혈 중에 필요한 해독제와 복합진액은 전 세계에서 자체생산 보급하는 것을 원칙으로 하고 있다. 이 심천생리학이 환자에게는 "자신의 병도 치유가 될 수 있다는 희망과 용기를, 의사에게는 치유 할 수 있다는 힘과 용기를" 주는데 큰 도움이 되었으면 합니다. 감사 합니다.

2012. 3. 10

심천생리학 심천사혈요법
창시자
세계명인 심천 박 남 희

* 2012년 발표된 논문이므로 제품에 대한 내용은 혼동의 소지가 있어 현재 사용하고 있는 제품 내용으로 수정 게재하였습니다.

심천사혈과 아건강 (亚健康)

- 제 목 : 심천생리학 논문 6편
- 장 소 : 중국 자락과 부항 침구기자재 학술교류회
  제6회 중.독 중의연구협회(DCFG-TCM)
  학술교류회 발표논문
- 일 자 : 2012. 08. 15

　질병이 온 다음 치유를 하는 차원이 아닌, 미병상태, 아건강(雅健康)상태를 치유하는, 예방의학이 발전하려면 현재 각 질병들이 진행되어가는 과정 자체를 질병이라는 시각을 가지고, 환자가 자각증상이 있을 때, 즉 병명을 진단받기 전, 아건강(雅健康)단계도 질병이라는 시각을 가지고 치유를 해야 합니다.

　그렇지 않고 질병으로 진행되는 과정 자체는 질병이 아니다 진단 하다가 그 증세가 진행되어 현대의학적 기준에 도달하여야 병명이 붙고, 그 진행과정의 생리이치, 화학반응의 이치는 무시한 채 결과만을 치유하면, 대부분의 증세는 만성병 또는 불치병이 될 수밖에는 없을 것입니다. 문제는 질병초기, 아건강(雅健康)단계에서 질병이라 진단하고, 정확한 치유 방법을 도출해야 하는데 정확한 진단, 정확한 치유 방법을 도출하려면 만병의 진행 과정 자체를 이해해야 합니다. 같은 인체, 같은 증세를 두고도 어떠한 시각으로 바라보느냐에 따라 진단이 다르고, 진단이 다르니 치유 방법 또한 달라진다는데 문제가 있습니다.

　심천생리학은 이 부분에서 여러 가지 치유 방법 중 필자가 공부한 병의 진행과정 이치의 공식으로 병의 원인 치유를 하여, 대부분의 순환기 질환들이 만성병으로부터 벗어나고, 재발하지 않는 치유의학이 발전하는데 큰 도움이 되었으면 하는 바람입니다. 필자의 시각은 인체도 자연의 일부이기에 자연의 생리이치 속에서, 치유의 해답을 찾으면 된다는 시각의 논리입니다.

1. 인체가 먹이사슬 연결 고리라면 신장과 간은 먹이사슬 마지막 장기로서, 기능 저하만큼 탁혈을 의미하는 시각.
2. 인체의 모든 생명체는 저 살아남을 방편의 깨우침은 모두 가지고 태어났기에, 스스로 복원할 수 있는 환경자체만 제공해주면 인체는 스스로 복원치유된다는 시각.
3. 인체는 다양한 생명체가 다양한 성분을 먹고 소화시키는 과정에서 성분이 바뀌며, 다양한 생명체들이 정상의 영양 공급과 정상의 소화기능이 될 때, 청혈의 기준이 되며, 영양 공급 불균형, 각 생명체들의 소화기능 저하가 탁혈의 시작이 되며, 여기에 각 장기 세포들이 다양한 성분을 배합하여 소화시키는 과정의 화학반응을 이용하여, 인체의 각 기관을 형성하는 과정의 이치를 접목하면, 인체에 발병되는 대부분의 병적 변이물질 형성 과정을 공식의 논리로서 풀어낼 수 있고, 그 공식을 역으로 풀고 나면, 병적 변이물질을 녹이고, 피를 맑게 하는 해독처방 역시 공식논리로 정립되며, 필자는 이 부분을 화학반응 이치란 용어로 표현합니다.

이러한 시각을 기초에 두고, 인체를 바라보면 사고나 감염성 질환이 아닌, 순환기 계통의 대부분의 질병은, 신장 기능 저하, 한 장기의 기능 저하가 연쇄적으로 병을 유발하여 중병으로 커진다 하는 진단 공식이 나옵니다. 심천생리학의 이러한 진단 시각은 순환기 계통 질병 대부분은 신장 기능이 떨어진 초기 단계, 외관상 만성 피로와 고지혈증 단계에서 신장 기능 자체를 회복시킨다면, 그 증세가 악화되어 연쇄적 합병증으로 고지혈증-고혈압-당뇨-협심증-알츠하이머-신부전증-치매-간경화-백혈병-암 등으로 악화될 수 있는 아건강 단계에서 상당부분 예방 치유가 가능하다는 논리 공식이 성립됩니다.

문제는 심천생리학 시각으로 인체를 바라보아야 만병의 진행과정 공식이 보인다는 것입니다. 하지만 이 공간이 협소하기에 한 부분씩 끊어서 설명을 할 수밖에 없기에 이 공간에서는 만병의 초기단계에 속하는 고혈압 단계에서만 치유를 하여도 대부분의 질병이 예방되기에 본태성 고혈압을 예로 들어 풀어 볼까 합니다.

고혈압도 크게 분류하면 단순 고혈압과 본태성 고혈압 두 종류가 나눌 수 있는데, 단순 고혈압은 3-6번 혈만 사혈을 마치면 치유가 가능하기에 접어두고, 본태성 고혈압을 예로 들어 보면, 본태성 고혈압 환자의 경우 정상인과는 크게 3가지 다른 특성이 있습니다.
1. 고지혈증 증세
2. 정상인보다 심장 박동이 빠른 증세
3. 부종 또는 비만

본태성 고혈압은 정상인과 다른 위 3가지 증세의 진행과정을 정확히 진단하고 3가지 발병원인의 근본 치유를 하지 않는 이상, 완치가 불가능한 증세로, 기존의 고정관념은 만성질병으로 죽을 때 까지 약을 복용할 수밖에 없습니다. 하지만 심천생리학 시각이 되면 고혈압은 95% 정도 완치 가능한 증세가 됩니다. 여기서 중요한 점은 왜 같은 증세를 두고, 만성 불치병이다, 완치 가능한 증세다 하는 시각차이가 나느냐 하는 점입니다.

이 차이점은 기존의 고정관념은 정상인과 다른 수치적 이상이 나타나야 병명이 붙고, 심천생리학은 인체의 각 장기 생리기능 저하부터 질병의 시작이며, 인체의 각종 병적 변이물질, 고지혈증, 어혈, 비지종, 낭종, 섬유종, 담석, 암의 생성 원인물질 누적부터 질병이라 진단하고 치유해야 된다는 시각 차이를 가지고 있습니다.

하지만 기존의 고정관념은 위 나열된 각종 병적 변이물질이 형성되는 원인 과정의 화학반응 이치는 생략된 체, 그 결과물만 수술로 잘라내면 원인 치유를 하였다 하는 생각, 병적 탁혈 역시 일정 수치를 정하여 놓고 그 수치 이상 넘으면 병명이 붙고, 병적 탁혈의 원인 제공인 신장과 간 기능 저하는 그대로 둔 체, 탁혈 자체만 해독하는 치유만 하기에 대부분의 순환기 증세들이 완치가 아닌 만성병으로 되는 결과로 나타나고 있습니다. 하지만 이 부분은 인체의 생리이치와 화학반응의 이치 공식을 이해하면 진단도 치유 방법도 나올 수 있는 부분입니다.

만병을 예방 치유하려면 바로 이 부분, 현대의학적 병명이 붙기 전 아건강상태를 질병이라 진단하고, 그 원인 자체를 치유하여야, 중병(重病)이 되기 전 예방 치유가 가능하며, 평생 약을 먹지 않아도 되는 완치의 치유 효능을 발휘할 수 있다 생각합니다.

만병이 진행되어 가는 과정 공식이 복잡하게 보여도, 인체의 생리이치와 화학반응 이치를, 심천생리학 시각으로 이해하면

100%는 아니어도 95% 정도까지는 만병의 진행과정 공식, 치유이치 공식, 처방공식의 이해가 가능할 것입니다.

이러한 생리이치의 공식을 기준하여 본태성 고혈압의 정상인과 다른 3가지 증세를 요약 비교해보면

1. 만병의 시발점인 만성피로와 함께 오는 고지혈증 진행과정 :
 일차 신장 기능 저하로 혈액 속 요산 수치가 높아지면 그 원인으로 혈액 속의 산소 부족이 오고, 산소 부족은 동시에 7가지 증세를 유발시킨다.
- 만성피로
- 인체의 각 장기 세포들에, 소화 연소 능력을 저하시켜 소장에서 흡수한 각종 영양분을 체세포가 못 먹어 치운 만큼 혈액 속에 누적되게 하여 고지혈증
- 산소 부족이 심화될수록 심장의 박동을 빠르게 하여 혈관에 피의 압력을 높인다. (고혈압의 1차 요인)
- 산소 부족이 심화될수록 각 생명체들의 불완전 연소 물질인 요산(노폐물) 농도를 높아지게 한다.
- 산소 부족은 항체의 면역 기능을 떨어뜨리고, 면역기능 저하로 세균이나 바이러스 감염이 되면 고열을 발생시킨다.
- 말초모세혈관이 막혀 피의 유속이 느려진 부분에 산도를 높게 하여, 산의 화학반응에 의해 혈액 속 지방, 단백질을 응고시켜 다량의 혈전(어혈)을 생성되게 한다. 이 어혈이 동맥 혈관 끝 말초모세혈관을 막아, 심장에서 품어낸 혈액이 혈관에 피의 압력을 높이면, 고혈압의 제2원인 제공이 된다.(이 상태에서 형성된 어혈은 단순 어혈이며 대부분은 사침 후 부항기에

강한 압력을 걸면 잘 나온다.)
- 신장 기능 저하의 합병증이 산소 부족을 오게하면, 간세포의 소화능력이 떨어지고 간세포가 먹어 치우지 못한 탄닌 성분이 혈액 속에 누적되며, 이 탄닌 성분과 지방, 단백질이 강산과 화학반응을 일으키면 섬유종 물질이 형성된다. 이 섬유종 물질이 말초모세혈관에 형성되면 거북등의 단단한 피부, 특정한 부위에서 형성되면 섬유종, 간의 말초모세혈관에서 형성되면 간경화, 갑상선에서 형성되면 갑상선 혹, 심장의 말초모세혈관에서 형성되면 심근경색 하는 식으로 진행된다. (이 섬유종 물질의 어혈이 말초모세혈관을 막고 있는 경우는 처방으로 녹여주지 않는 이상, 아무리 사침을 많이 하고 강하게 당겨도 어혈은 나오지 않으며 사혈 후 사혈 자리가 단단하게 뭉치고 싸늘하고 부은 듯한 증세가 이 경우다.)

2. 고혈압 환자가 정상인 보다 심장 박동이 빨라 혈압을 상승 시키는 이유는 간단하다. 심장박동의 빠르고 느림은 혈액 속 산소 함유량이 결정하고, 산소 부족이 심화될수록 심장은 빠르게 뛰며, 심장박동이 빠를수록 혈압은 상승한다.

　　이러한 생리이치를 무시하고 심장 박동이 빨라 혈압이 높아진다하여, 마취기능으로 심장을 천천히 뛰게 한다면, 그 약리 기능이 심장이 빨리 뛰게 된 원인 제공을 한, 신장과 간 기능을 회복시켜, 혈액 속의 산소 함유량을 높여주는 약리 기능이 있겠느냐 하는 의문을 가져 본다면 왜, 그동안 고혈압 약은 죽을 때까지 먹어야 된다는 생각이 고정관념화 되었는지 의문이 풀릴 것이다.

3. 여기에 인체의 모든 생명체는 저 살아갈 방편의 깨우침은 다 가지고 있다는 시각을 기준하면, 신장과 간 기능 저하의 합병증으로 혈액 속 산도가 (약산, 중산, 강산) 높아지면 인체 스스로 그 산의 농도를 희석시키기 위한 방편으로 수분을 끌어 모으는 생리현상이 일어나고 그 증세가 부종이다.

　이로 인해 탁혈이지만 전체 혈액의 양이 증가하여 혈관의 압력이 높아 질 때, 이뇨제를 처방하여 혈액 속 수분을 소변으로 방출시키면 혈관의 피의 압력이 일시적으로 떨어집니다. 이때 부종의 직접원인은 신장과 간 기능이 떨어져서 혈액 속 산도가 높아진 것이 원인이라면, 이뇨제의 약리 기능이 신장과 간 기능을 회복시키는 약리 기능이 있는지 생각해 본다면, 왜 본태성 고혈압 환자들에게 혈전용해제, 신경안정제, 이뇨제를 장기 투여하여도 갈수록 약의 복용 양을 늘릴 수밖에는 없었는지 의문이 풀릴 것이다. (고혈압의 3번째 원인)

　이렇게 만병의 진행 과정 생리이치 진단시각 없이, 만병의 원인 제공은 그대로 둔 채, 원인에 의해 나타난 결과치유에만 효능이 나타나는 치유 방법만을 발전시킨다면 현재처럼 대부분의 질병이 만성병 내지, 불치병으로 커질 수밖에 없다는 논리를 주장하는 것이다.

　심천생리학 시각으로 인체를 바라보면 만병의 시작은 외관상은 각기 다른 증세를 나타내 보여도, 각 증세마다 진행 과정을 역추적해보면, 대부분은 초기에 신장 기능이 떨어지고, 그 합병증으로 간 기능이 떨어지면, 신장과 간 기능이 떨어진 정도에 따라 혈질은 약산, 중산, 강산의 혈질로 바뀌면, 약산 상태에서 오는 병, 중산 상태에서 오는 병, 강산 상태에서 오는 병의 범위를 벗어나지 못 한다 진단한다.

　이 내용을 조금 더 상세히 표현을 해보면 신장과 간 기능이
1. 30% 정도 떨어진 단계 : 만성피로와 함께 고지혈증
2. 40% 정도 떨어진 단계 : 다량의 어혈생성, 지방간, 고혈압
3. 50% 정도 떨어진 단계 : 지방종, 섬유종, 간염, 아토피, 알레르기성 비염
4. 60% 정도 떨어진 단계 : 섬유종, 간경화
5. 60-70% 정도 떨어지면, 신부전증, 악성빈혈, 낭종, 백혈병, 암 등으로 악화되며, 각 증세는 말초모세혈관이 막혀 피의 유속이 느린 곳에서부터 발병한다는 논리 입니다.

　만병이 발병한 다음 치유를 하려면 시간과 노력, 비용 면에서 큰 부담이 될 수밖에는 없을 것입니다. 만병의 진행 과정을 모른다면 작은 병이 커져 중병이 된 다음 치유를 할 수밖에 없고, 중병일수록 의료비 부담은 감당하기 어려울 것입니다. 만병의 출발단계, 기능이 떨어진 아건강(雅健康)단계를 질병이라 진단하고 예방의학을 발전시키는 대안을 제시해보면

1. 위 기능 저하, 소화 불량, 식욕부진 단계에서는 2-30번 사혈
2. 장 기능 저하, 설사, 변비 증세에서는 3번 사혈
3. 신장 기능 저하 초기, 만성피로, 고지혈증 단계에서는 8번 사혈
4. 신장과 간 기능이 떨어진 고혈압 초기 단계에서는 6-8번 사혈
6. 심장 기능 저하 초기, 협심증 초기 가슴이 답답하고 불안 초조한 단계에서는 5-30번 사혈

7. 폐 기능 저하 초기, 가래양이 많아지고 천식 초기단계에서는 5-32번 사혈
8. 알레르기 비염 초기 : 47번 사혈
9. 잦은 감기, 편도선염, 쉰목소리 : 4-18번 사혈
10. 뇌 기능 저하 초기 : 두통, 기억력 감퇴, 치매 초기 1-9번 사혈
    (이해력 부족, 자폐증 초기 : 1-9-17번 사혈)

　위 10개항의 사혈점 각 증세 초기에 보사의 균형과 피 부족의 부작용만 막으면서 예방적 사혈을 해주어도 심천사혈요법 속에는 수많은 생리이치가 숨어 있기에 아건강상태 치유나 발병 후 치유든 어떤 경우에도 그 예방과 치유 효능은 획기적으로 향상될 것이고, 과중한 의료비 부담에서도 상당부분 벗어날 수 있을 것입니다. 심천생리학은 공개를 목적으로 하고 있지만, 그 내용이 방대하여 현대의학 기준에 맞는 수치적 데이터를 뽑는데는 필자 신분이 민간인 신분이기에 한계점이 있습니다. 필자는 학문적 의학 논리를 제시하고, 그 방대한 치유 효능 과학적 데이터는 심천생리학을 응용하여 보시고, 그 치유 효능을 입증한 분들이 학계에 발표하여 인류 의학 발전에 큰 도움이 되었으면 하는 바람입니다. 감사합니다.

2012. 08. 15

심천생리학 심천사혈요법
세계명인 심천 박 남 희

몰아빼기 사혈요령 응용법

□ 제목 : 심천생리학 논문 9 편
□ 장소 : 제8회 중국 침구학회 자락과 부항전문위원회 학술교류회
          제2회 국제자락과 부항 및 경혈배합 학술교류회 논문발표
□ 일자 : 2014. 07. 26

　심천생리학 입장에서 죽음에 임박한 환자를 대할 때면 갈등이 심하였다. 구설수를 피하기 위하여 피할 것이냐. 아니면 최선을 다하여 보느냐 하는 갈등이 있었다. 그동안 심천생리학, 심천사혈요법을 대중화시키는 과정에서 위험 부담이 큰 내용들은 발표를 자제하여 왔다. 하지만 의학 연구에 있어서 심천생리학의 임상학적 경험은 의학발전에 도움이 될 것 같아 발표를 하기로 하였다.

심천생리학, 심천사혈요법도 크게 보면 3가지 사혈요령이 있다.
1. 해독제, 철분, 죽염수만 섭취하면서 피 부족을 피하며 안전하게 사혈하는 방법.
2. 복합진액, 철분, 죽염수 또는 강산해독제를 섭취하여 보사의 균형을 잡아 주면서 치유 효능을 빠르게 하는 사혈방법.
3. 현대의학적 치유불가 진단내린 응급환자 사혈방법.

　위 3가지 방법으로 분류할 수 있으며 이번 주제는 3번 현대의학적으로 완치 불가 진단을 받은 환자 기준이다. 심천생리학의 시각과, 그동안 임상학적 경험으로 보면, 사람이 죽음에 이르는

과정을 크게 두 가지 경우로 본다.
1. 혈질 등급을 약산-중산-강산 3등급으로 나누는데 강산, 즉 피의 혼탁함이 극에 달해서 혈질이 썩은 혈질에 도달하였거나,
2. 특정 위치의 말초모세혈관이 80-90% 어혈이 막히는 경우 위의 진단이 내려지면 치유는 강산성화된 썩은 혈질을 해독하여 혈을 맑게 해주는 치유와, 말초모세 혈관을 막고있는 어혈을 뽑아내서 피를 잘 돌게 해주는 두 가지 방법이 주 치유개념이다.

심천생리학의 진단시각은
1. 악성빈혈의 원인은 강산이 혈액 속의 모든 영양소들을 산화작용으로 녹인다고 보는 시각.
2. 혈액 속 산소 보존량 부족으로 심장박동이 빠르고, 혈압이 상승하는 원인도 강산이 산소 부족의 원인으로 작용하기 때문이다 라고 보는 시각.
3. 말기암의 강한 통증도 강산이 산화작용으로 체세포를 녹일 때 느끼는 통증이다 라고 보는 시각.
4. 암세포, 백혈병의 백혈구가 비정상으로 세포 분열이 빠른 것도 강산이 산화작용으로 세포를 녹이므로 세포가 죽음을 의식하게 되어 죽기 전에 2세를 많이 남기려는 자연의 본능이 살아나 비정상으로 세포분열이 빠르게 되는 것이라는 시각.
5. 간경화, 담석 형성도 혈액속의 철분, 석회질, 칼슘, 콜라겐 성분등과 강산이 화학반응을 하여 병적 변이물질이 형성된다는 시각.
6. 부종, 복수가 차는 현상도 체세포들이 스스로 살아남기 위한

방편으로 강산성의 혈질을 묽게 희석시키기 위하여 주변의 수분을 끌어 모으는 현상으로 보는 시각.
7. 혈액 속 산도가 높아지면 혈액 속에 산소가 부족해지고 혈액 속에 산소가 부족해지면 면역기능이 저하되고 면역기능이 저하되면 고열이 발생한다는 시각.
8. 심장박동의 불규칙, 미약, 의식불명, 알츠하이머 증세도 산소 부족과 뇌파 장애로 진단하며 뇌파장애의 원인은 강산의 산화작용이 신경선의 피복을 녹여 뇌파가 누전되어 약해지고, 신경선의 뇌파 누전현상의 원인도 강산의 산화작용이 원인이다 보는 시각이다.

심천생리학을 기준하면 사고가 아니고 자연적으로 각 장기의 기능이 저하되고 기능 저하가 악화되어 죽음에 이르는 과정 대부분은 이 범주 안에 들어갈 것이다. 이러한 기초시각을 가지게 되면 치유는 강산성화된 혈질을 해독하여 피를 맑게 해주고, 말초모세혈관을 막고 있는 어혈을 뽑아내어 피를 잘 돌게 해야 치유가 된다는 시각이 성립된다.

문제는 질병이 악화되어 죽음에 이르는 속도가 문제다. 신장과 간의 기능 저하로 약산-중산-강산으로 피가 탁해지는 속도와 혈액 속 다양한 성분들이 산의 화학반응에 의해 응고된 물질(어혈)이 혈관을 막는 속도가 50km로 달려간다면, 치유 효능은 60km~70km로 달려가야 따라 잡을 수 있는 것은 상식이다. 치유 방법 자체가 정답이라 할지라도 질병이 악화되는 속도가 50km로 달려가는데 치유 방법, 효능이 20km~30km로 따라간다면 죽음을 막지 못한다는 뜻이다. 이 부분을 해결하기 위한 방법이 몰아빼기다.
 이 방법도 두 가지 조건이 따른다.
1. 최소한 해독제품과 보혈 제품을 소화시킬 수 있는 기초 체력이 남아있어야 한다는 조건.
2. 사혈 시 어혈이 잘 나와 주어야 한다는 두 가지 조건이 충족되면 강력한 치유 효능을 발휘할 수 있다.

 이것은 인체 생리이치 구조상 죽음에 임박한 환자의 경우 혈질 자체가 강산성이기에 혈액 속 산소 부족이 심화될 수밖에 없고, 혈액 속 산소 부족이 심할 경우, 위장세포가 음식물을 소화시킬 자신이 없으면 구토나 설사를 일으켜 위속의 음식물을 밀어내려는 생리현상 때문이다. 하지만 사형선고를 받은 환자에게 마지막 카드로 도전할 가치는 충분하다고 보고 있다. 이러한 상태일 때 최후 수단은 사혈 후 곧바로 수혈하여 주는 방법이다.

 심천생리학에서는 신장과 간의 기능이 떨어진 정도에 따라
1. 피의 탁도를 약산, 중산, 강산으로 분류하고
   ① 약산 상태에서 발병하는 증세
   ② 중산 상태에서 발병하는 증세
   ③ 강산 상태에서 발병하는 증세로 분류하고

2. 피를 맑아지게 할 목적으로
   ① 약산 해독은 약산해독제
   ② 중산 해독은 중산해독제
   ③ 강산 해독은 강산해독제로 피의 맑음을 꾀하며

3. 복합진액
   ① 어혈을 불려 잘 나오게 하는 기능
   ② 피가 생산되는데 필요한 영양분 보충
   ③ 피를 맑게 하는 해독기능을 포함된 것이며
   ④ 복합진액의 종류도 피의 탁도에 따라 약산복합진액, 중산복합진액, 강산복합진액으로 분류하고 있다.

하지만 사고가 아닌 장기의 기능 저하가 원인이 되어 죽음에 임박한 경우는 무조건 강산해독제를 선택하면 된다.

** 몰아빼기 사혈요령 **

보통 응급 환자가 아닌 경우는 주 1회 기준, 4군데 혈점을 한다. 하나의 혈점에서 원형1호 컵으로 반 컵 기준, 5컵씩을 나누어 20컵 정도를 사혈하면 약 250~300cc 정도 사혈하게 된다.

하지만 죽음에 임박한 응급 환자의 몰아빼기의 경우는
1. 혈점의 치유 효능 특징에 따라 1-2군데 혈점에서 집중사혈을 한다.
2. 사혈 간격도 3~4일 간격, 1일 300~500cc 정도 다소 많은 양을 사혈한다.
3. 가장 중요한 것은 환자의 응급상태에 따라 사혈점 우선순위를 정하는 것이다.

사혈방법은
1. 심장통증, 저혈압 심장질환은 포괄적 : 5번 협심증혈이 1순위
2. 뇌경색, 알츠하이머 증세는 : 9번 간질병 혈이 1순위

3. 뇌출혈은 : 1-6번 혈이 1순위
4. 호흡 곤란, 가래 양이 급격히 많아 질 때는 : 5-32번 혈
5. 고열이 심각할 때 : 강산해독제 1일 3회 1회 200알 섭취시키며 8번 신간혈이 1순위
6. 부종, 복수가 심할 경우 : 1일 3회, 1회 강산해독제 200알을 섭취시키며 8번 신간혈이 1순위
7. 위경련 급체 : 30번 급체혈이 1순위
8. 극심한 두통 : 1번 두통혈이 1순위, 9번 간질병혈이 2순위
9. 쉰 목소리, 편도선염, 성대결절, 심한감기 : 18번 침샘혈 1순위, 4번 감기혈 2순위
10. 심각한 천식 : 32번-5번 1순위, 4-18번 2순위

* 각종 암은 암 발생위치에 해당하는 혈점이 1순위, 8번 신간혈이 2순위 하는 식이다. 1순위, 2순위, 3순위의 선택은 환자의 고통이 심한 정도에 따라 순서를 정하여 놓은 다음, 몰아빼기의 정의는 1일 사혈 총량을 300-500cc 정도 사혈하고자 할 때, 1순위 사혈점에서 어혈이 잘 나오면 1순위에서만 1일 사혈 총량을 사혈한다.

1순위에서 어혈이 충분하게 나오지 않을 경우, 그 부족분을 2순위, 2순위에서도 잘나오지 않을 경우 3-4순위에서 사혈하여 1일 사혈 총량을 사혈하는 방식이 응급 환자의 몰아빼기 정의다. 또한 1일 사혈량 300~500cc 정도를 기준하여 10-20컵 정도로 집중적으로 사혈을 한다. 만약 1순위 사혈점에서 충분한 양 300~500cc 정도 나왔다면 그날은 2-3순위의 사혈점은 다음으로 미루는 방식이다.

각 증세마다 사혈 순위

1. 뇌경색, 알츠하이머 : 1순위는 9번 간질병혈, 2순위는 1번 두통혈, 3순위는 8번 신간혈.
2. 뇌출혈 : 1순위는 1번 두통혈, 2순위는 6번 고혈압혈, 3순위는 9번 간질병혈, 4순위는 31번 중풍혈, 5순위는 8번 신간혈.
3. 연탄가스, 충격, 고지혈증으로 인한 뇌혈관 막힘으로 식물인간 상태 : 1순위는 1번 두통혈, 2순위는 9번 간질병혈, 3순위는 8번 신간혈.
4. 백혈병, 신부전증, 간암 말기증세 : 1순위는 8번 신간혈, 2순위 5번 협심증혈, 3순위는 30번 급체혈.
5. 호흡곤란과 고열동반 : 1순위는 5번 협심증혈, 2순위는 32번 기관지혈, 3순위 30번 급체혈, 4순위 8번 신간혈.
6. 위경련 급체 : 1순위는 30번 급체혈, 2순위는 2번 위장혈, 3순위는 5번 협심증혈

심천생리학의 처방 특성과 심천사혈요법의 장점과 합쳐지면 간암, 간경화 초기, 알츠하이머, 뇌경색 초기, 신부전증 초기, 백혈병 초기, 심근경색, 협심증, 부정맥 등에는 강력한 치유 효능을 발휘한다. 특히 간, 심장, 뇌에서 발생하는 증세에 대해서 강력한 치유 효능이 나타난다. 그 이유는

1. 피를 맑게 하는 해독기능이 강력하기 때문이다.
2. 병적 변이물질인 섬유종, 담석 등을 녹이는 기능의 처방이 포함되어 있기 때문이다.

3. 혈관을 막고 있는 어혈도 신장과 간의 기능이 떨어진 정도, 약산-중산-강산의 혈질에 따라 말초모세혈관을 막고 있는 어혈의 종류도 단순어혈, 섬유질화된 어혈, 담석물질화된 어혈의 종류에 따라 녹이고 불리는 처방을 하기 때문이다.

여기에 인체 생리 구조상, 심장은 운동량이 많아서 심장의 말초모세혈관을 막고 있는 혈전(어혈)을 녹이는데 약성 침투가 용이하며, 간에서 발병한 증세는 간은 혈액공급양이 많아 해독과 녹이는 처방의 약성 도달이 용이하다. 여기에 간 기능은 신장 기능이 떨어져야만 그 합병증으로 간 기능이 떨어지는 생리구조이기에 지방간, 간염, 간경화, 간암이 간에서 발병은 하였지만 신장 기능자체를 회복시키는 치유를 해야 치유가 되는 생리구조인데, 심천생리학의 특성은 치유 방법상 신장 기능 회복에 탁월한 장점이 있기 때문이다. 여기서 잠깐 심천생리학 시각의 신장 기능 저하와 치유 시각을 설명해보자. 신장 기능 저하의 1차 원인은 신장으로 혈류공급양이 줄어든 것이 원인이며, 신장으로 혈류가 적게 공급된 2차 원인은 뇌에서 신장에 전달한 뇌파가 약화된 것이 신장으로 들어가는 혈액 공급양이 줄어든 원인이며, 3차 신장에 뇌파전달 약화 원인은 8번 신간혈 위치의 말초모세혈관이 막힌 것이 원인이다.

그 진행 과정을 생리이치로 설명해보면, 8번 신간혈 위치의 말초모세혈관이 막혀 피가 잘 돌지 못하면 산도가 높아지고, 높아진 강산이 신장과 연결된 신경선의 피복을 녹여, 뇌파 누전이 발생하면 뇌에서 뇌파 10을 보내도 신장에 도달하는 뇌파는 방전

된 만큼 약해지기에 3~5 정도로 줄어들어 도달하기에, 뇌파가 약해진 만큼, 신장 기능 저하가 나타나, 신장으로 유입되는 혈액 공급양이 줄어든다는 진단시각이다. 이러면 신장으로 혈액 공급양이 줄어든 만큼 요산 수치가 높아지고, 요산 수치가 높아진 만큼 산소 포화도가 떨어지면.

1. 산의 화학반응이 원인 제공이 되어 오는 질병과
2. 산소 부족이 원인이 되어 오는 두 가지 증세가 합쳐져 악이 악을 낳는 식으로 2-3차 합병증으로 연쇄적인 합병증을 유발시킨다는 진단시각이다. 그동안의 임상 경험을 기준하면 신장 기능은 30% 정도만 남아 있어도 강산 복합진액 섭취 한 시간 전에 강산해독제 1일 3회, 1회 150알 정도를 먼저 섭취하고, 몰아빼기는 1순위로 8번 신간혈, 2순위 5번 협심증혈, 3순위 30번 급체혈을 집중 사혈을 할 경우, 80% 이상 완치율이 보였기에 심천생리학에서는 신장 기능 저하 초기에만 심천생리학을 적용하여도 신장 기능 회복은 쉽게 치유가 된다는 시각이다. 신부전증 초기, 간염, 간경화 초기, 간암 초기, 협심증, 심근경색 등은 90% 이상 5-10년 이내에는 재발하지 않는 강력한 치유 효능을 나타낸다.

심천사혈요법 심천생리학에서 이러한 주장을 하게 되면 중환자 대부분은 조혈기능이 망가져 있기에 대부분 악성 빈혈을 동반하고 있는데, 피가 부족한 환자에게 사혈을 하게 되면 피 부족이 더 심화될 것이 아니냐 하는 의문이 갈 것이다. 어찌 보면 이 부분에서 현대의학이 새로운 각도에서 인체를 바라보아야 할 중요한 부분이다. 심천생리학의 주장을 심도있게 들여다보면, 악성 빈혈의 원인은 소장에서 흡수한 영양분을 강산이 산화작용으로 녹여버리기에 피가 생산되지 않아서 악성 빈혈이 된다 주장한다.

암, 백혈병, 간경화, 골다공증, 류마티스, 난치병 등 대부분이 악성 빈혈을 동반하고 있다는 사실이, 강산이 위에 나열된 병의 원인이 된다는 증거이기도 하다. 위에 나열된 모든 증세가 강산이 원인이고, 악성 빈혈도 강산이 원인이라면 강산을 해독하여 소장에서 흡수한 각종 영양분을 산화 작용으로 녹이지 못하게 하는 것이 조혈기능 회복의 첫 단추가 되는 것이고, 혈질이 강 산성화된 근본 원인인 신장과 간의 기능 저하를 회복시키는 치유가 악성 빈혈과 난치병 치유의 근본 원인 치유가 되는 것이다.

여기서 잠시 생각을 키워볼 문제는 탁혈, 그동안 강산의 썩은 혈질을 해독하여 피를 맑게 하여 불치병을 치유한다는 개념을 가져 보았는지, 피를 맑게 하는 해독 처방을 어느 정도나 인정하고 발전시켜 왔는지 생각을 해본다면, 강산 혈질이 원인 제공이 되어 오는 병 대부분이 왜 그동안 난치 내지는 만성 질병으로 분류될 수밖에 없었던 의문이 풀릴 것이다. 심천생리학을 기준하면 암, 백혈병, 간경화, 각종 혹들도 강산이 원인이 되어 발병한 증세들인데 수술로 각종 암 조직을, 각종 혹을 잘라 내었다고 그 수술이 피를 맑아지게 하는 치유 효능과, 신장과 간의 기능회복에 도움이 되겠는지 의문을 가져 본다면 왜 수술 후에도 재발을 반복하는지 의문이 풀릴 것이다. 이러한 부분들이 현대의학과 심천생리학이 접목할 부분이다.

환부가 너무 커져 생명이 위독할 때는 현대의학의 수술이 담당하고, 피를 맑게 하는 해독처방, 조혈기능 회복에 의한 체력보강 부분과 신장과 간의 본래 기능 자체를 회복시키는 부분에서는 심천생리학, 심천사혈요법을 접목한다면, 순환기 장애 질병 치유 발전에 큰 도움이 될 것이다.

심천생리학이 현대의학에 전하고 싶은 화두는 진단시각 자체가 곧 치유시각이 되기에 인체를 한 부분씩 끊어서 성분학적, 사진학적으로 자동차 부품 기능 보듯 한 부분씩 끊어서 진단하는 시각을 버리고, 한 장기의 기능 저하가 연쇄적 합병증을 일으켜 나가는 과정으로 보는 시각이 중요하다.

신장 기능 저하는 간 기능을 저하시키고, 신장과 간 기능 저하로 산도가 높아져 산의 화학반응이 일어나고 산의 화학반응으로 혈액 속의 지방 단백질이 응고되고 이 응고된 변이물질(어혈)이 말초모세혈관을 막으면 말초모세혈관이 막힌 정도에 따라 다시 산도가 높아진다.

따라서 인체 부위별 산도가 다 다르며, 말초모세혈관이 막힌 산도(모세혈관에 발생한 산도) 약산, 중산, 강산이냐에 따라 화학반응 물질이 달라져, 각종 병적 변이물질인 혹들이 형성된다는 화학반응의 이치 시각에다 '적응적 진화는 대상에 대한 진화다' 라는 시각을 합치면 만병의 진행과정이 보인다.

심천생리학의 진단시각은 신장과 간의 기능이 정상이라면 피가 혼탁해질 수 없으며, 피가 맑으면 어혈(혈전)이 생길 일 없고, 어혈이 없다면 말초모세혈관이 막힐 일 없다. 따라서 피가 맑고 혈액 순환만 잘된다면 말초모세혈관이 막혀 피가 돌지 못하여 나타나는 2-3차 질병은 발병할 수가 없다는 논리다. 그래도 다행인 것은 만병이 신장 기능 저하에서부터 출발되지만 신장 기능 자체를 회복시키는 치유 방법이 어렵지 않다는 점이다. 보사의 균형(영양분, 철분, 염분보충)을 맞추면서 8번 신간혈만 사혈을 잘해주어도 만병의 예방과 치유가 가능하다. 8번 신간혈 위치의 사혈은 피의 유속을 빠르게 하고, 피가 돌면 산도가 떨어지기에 신장과 연결된 신경선의 피복은 저절로 복원됨과 동시에 신장 기능 자체가 회복되는 것은 인체의 생리 구조다.

'죽음에 임박하다 함은 혈관이 막히고 피가 썩었다.' 라 보면 된다. 피가 혼탁할수록 혈액 속 산소 보존양은 부족하여지고, 산소 부족은 심장을 빨리 뛰게 하여 혈압을 상승시키고, 또 산소 부족은 면역기능을 저하시키고 고열을 동반한다. 이때 가장 지혜로운 처방은, 항생제와 진정제가 아니고, 피를 맑아지게 하는 해독처방이 부작용 없는 원천치유가 된다라고 주장하는 것이다.

강산이 체세포를 녹여 통증이 오면 진통제, 세균이나 바이러스에 감염되었다고 항생제, 고지혈증에 혈전용해제 하는 시각으로는 만병의 근본 원인을 찾아 치유하는 시각이 도출될 수 없다. 성분학적 수치, 사진상 외형 변화는 병의 원인이 아니고 결과이며, 결과의 원인은 생리이치, 화학반응 이치 속에 원인이 숨어 있다는 지적이다. 필자 입장에서는 필자의 주장이 다소 지나치지 않나 생각도 하여 본다. 하지만 이 부분은 인체를 바라보는 기존의 고정관념에서 벗어나 새로운 시각으로 보는 인체의 생리이치, 화학반응 이치와 적응적진화는 대상에 대한 진화다 하는 시각을 기초에 두고 새로운 관점으로 인체를 바라보았으면 하는 강력한 바람이 있다.

강산해독제의 강력한 해독기능과 복합진액의 조혈기능과 함께 몰아빼기의 집중 사혈을 해본다면, 현대의학에서는 지켜볼 수밖에는 없는 환자라 하여도 마지막 카드로 회생의 여지가 있을 것이다.

* 참고
1. 강산해독제, 철분, 죽염수만 준비되었을 경우 : 4-5일 간격 총 5회 이내만 사혈을 할 것. 만약 수혈을 할 수 있는 환경이면 사혈횟수는 중요하지 않다.
2. 강산해독제, 복합진액, 철분, 죽염수가 준비되었다면 헤모글로빈 수치를 참고하면서 사혈한다면 장기간 사혈이 가능하다. 심천생리학은 통증 완화를 위하여 마취기능의 약제나, 세균이나 바이러스를 직접 죽이기 위하여 살균처방은 하지 않는다. 오로지 피를 맑게 하는 해독처방의 개념, 피가 만들어 지는데 필요한 영양분 보충개념의 처방, 어혈을 불려 잘나오게 하는 개념의 처방만 하기에 장기 섭취를 하여도 부작용이 없

는 장점이 있다.

　새로운 치유개념 도전, 죽음에 임박한 환자에게 마지막 수단으로 시술하여 보고 그 치유 효능이 입증되면 심도 있는 공부를 하여 보았으면 하는 바람이다. 필자 입장은 한국 국민이기에 아직은 한국에서 먼저 심천생리학을 인정받고 싶고, 한국 전통의학이 되어 전 세계로 보급되기를 원한다.

　한국의 한의, 양의들에게 먼저 기회를 준 다음 대답이 없다면 국적에 관계없이 25년동안 임상을 거치며 축적된 처방전 자체를 인류의 의학발전에 도움이 될 수 있도록 교육을 통해 공개할 것을 약속드립니다.

　　　　　　　2014. 7. 26

　　　　　　　심천생리학 심천사혈요법 창시자
　　　　　　　　　세계명인 심 천 박 남 희

사혈요법과 나의 바람

나는 사혈요법을 대중화시키기 위해 많은 생각과 노력을 하고 있다. 물론 기존 의술을 하시는 분이 이러한 나의 생각에 어떠한 반응을 보일 것이라는 것쯤도 미리 짐작하고 있다. 그 동안 자격증이 없다는 약점으로 인해 시달린 마음이 다소 과격한 표현을 하는데 영향을 주지 않았나 하는 생각도 해본다.

하지만 죽음에 임박해 나를 찾는 환자를 보고, 사혈요법으로 치유하기에도 이미 늦었음을 알았을 때, 나의 마음은 답답하고 분노마저 느낀다. 만약 기존의 서양의학이 질병치유를 잘하고 부작용이 없다면 나는 이러한 공부를 할 필요도 없었거니와 지금의 의술이 나의 공격 대상이 되지도 않았을 것이다. 강의를 하다보면 나에게 제일 난처한 질문을 하는 것 중의 하나가 "왜 그 많은 과학자들이 연구를 하고 10-20년 공부한 의술을 잘못 되었다고 공박을 하느냐" 라는 질문이다. 물론 누구나 그렇게 생각을 할 수 있고 궁금한 질문이라는 것도 안다. 하지만 나로선 상당히 답변하기 곤란한 질문이다. 잘못 답변하면 오만하다는 생각이 들 수 있고, 설명을 하자니 몇 마디 말로는 불가능하고, 그래도 답변을 강요하면 이러한 말로 억지로 대답을 한다.

기존의 서양의술이 과학적으로 증명되어 상식적으로 올바른 의술이라면 그 방법이 맞다는 증거로 질병을 치유해서 잘 치유가 되어야할 것이다. 하지만 그 방법으로 치유를 해서 치유가 되지 않는데도 올바른 치유법이라 받아 들일수 있느냐 반문한다. 치유 방법은 과학적으로 입증된 올바른 치유 방법인데 치유는 안 된다. 이 말을 그대로 받아들이는 쪽이 잘못된 것은 아닐까요?

필자의 주장이 수치로 나열은 못해도 논리와 이치에 합당하고, 치유의 효능이 뚜렷하다면 양의든 한의든 받아들여 응용을 해야 할 것이다. 사혈을 해주면 왜 치유가 되는지 이치를 깨달아 현대의술과 병행을 하면 질병치유는 한 단계 더 발전할 수 있을 것이다. 자연의 섭리법은 수치화가 불가능 한 것이다.

질병을 치유함에 있어 양의, 한의, 민방을 구분하는 자체가 이기심의 모순이다. 각자 자신의 의술만 최고이고, 남이 하는 의술은 인정하지 않으려하는 권위의식! 기득권층의 아집 인술을 하는 의사로써는 취할 행동이 아니라 본다. 양의와 한의가 이권을 위주로 힘겨루기를 하는 모습을 보면 자신이 하는 의술이 얼마나 자신이 없으면 저럴까하는 측은한 생각마저 든다.

난 나의 의술이 최고라고는 생각지는 않는다. 지금 현재 좋은 의술을 갖고 있으면서도 잘못된 의료법 때문에 빛을 못보고 묻혀 버리는 의술이 얼마든지 있다고 본다. 수술적인 의술이야 서양의술이 발전을 했지만 순환기 장애성 질환은 동양의학의 철학적인 논리 의술을 따라 올 수가 없다. 단적인 예로 서양의학이 불치나 만성적 질환으로 치유의 어려움을 느끼는 고혈압, 저혈압, 협심증, 각종 위장병, 설사, 변비, 각종 피부병, 각종 두통, 위경련, 탈모증, 비듬제거, 무좀, 눈의 충혈, 기미, 수족냉증, 퇴행성관절염, 류머티스 관절염, 통풍, 신경통, 사십견, 오십견, 각종 근육통, 치질, 비만, 뒤꿈치 굳은살, 손발 땀이 많이 나는 증세, 메마른 증세, 만성피로 정도를 쉽게 고칠 수 있을지... 그러나 나의 의술은 이 정도 증세는 치유를 하면 당연히 낫는 것이라는 정도이지 그 이상은 의미를 부여하지 않는다. 여기서 더 중요한 점은 이정도 증세에서 치유를 하면 암, 당뇨, 중풍, 간경화 같은 질병으로 커질 이유가 없다는 점과 내가 시술을 해야만 효능이 나타나는 것이 아니고 아무나 이 책을 읽고 사혈의 순서, 주의점 등을 잘 지키며 사혈의 양만 알맞게 해준다면 누구나 앞의 증세 정도는 집에서 가족끼리도 고칠 수 있다는 사실이다.

다른 증세는 다 빼고 고혈압, 저혈압, 협심증, 천식 정도만 고칠 수 있다 해도 현대의술은 심천사혈요법을 받아 들여야 한다고 생각한다. 기존 의학이 나의 사혈요법을 받아들일 만큼 정신적 아량이 있다고 판단을 했으면 난 사혈요법을 법의 눈치를 보면서까지 민간인들을 상대로 보급시키려는 생각은 하지 않았을 것이다. 지금도 강의를 나가면 자주하는 말이 있다. 내가 여기서 강의를 하면 안 된다는 말이다. 우리나라의 의료법이 진정 환자와 국민을 위하고 의술의 발전을 위해 존재한다면 어떠한 의술이던 치유의 효능이 있다면 정부에서 임상 실험을 거쳐야 하고, 효능이 입증되면 대학 교육에 반영해 대중화시키려는 작업이 필요하다. 지금처럼 자격증이 있느냐 없느냐 만을 따져 판단하려 든다면 새로운 의술이 탄생할 길은 영원히 없고 의술의 낙후뿐이다.

난 앞에 나열한 증세만 치유할 수 있는 장점만 가지고도 심천사혈요법은 이 사회에 충분히 보급될 가치가 있다고 생각한다. 이 책을 처음 접하는 분은 치유 효능에 대한 의문이 갈 것이다. 이러한 분들을 위해서 하고 싶은 말이 있다. 이미 13년 넘게 임상경험을 통하여 확신을 갖고 하는 말이니, 시술을 해보고 효능이 없으면 그때 가서 의심을 해도 늦지 않다는 말을 해주고 싶다. 국민건강을 위해 심천사혈요법의 보급은 꼭 필요하지만, 우리의 현실은 나 개인의 힘만으로는 올바른 심천생리학 심천사혈요법을 보급하는 데는 상당한 어려움이 있다. 필자의 경험 보다는 심천사혈요법을 배우고 자신들이 직접 경험한 사례들을 서로 공유하는 것이 독자들의 믿음이 더 가는데 비중이 더 커질 것이다.

저의 책을 보시고 공감을 하시는 분과 심천사혈요법을 직접 시술해 보고 효능을 입증하신 분 중 국민 보건을 위해 이 사혈요법이 널리 보급될 수 있도록 후원에 뜻이 있는 분의 도움을 청합니다.

책을 마치며

　지금 현재 우리에게 주어진 건강과 환경은, 모두 우리가 그 동안 살며 쌓아온 삶의 과정의 결과가 현실로 나타난 것이다. 행복하거나 불행하거나 질병에 걸렸거나 모두가 자신이 보낸 마음의 파장이 되돌아와 나타난 결과이다. 이 세상에 남의 탓은 아무것도 없다. 자신이 쌓은 업을 과보로 받게 되어 있다. 자신의 잘못으로 쌓여진 업의 결과를 깨우치지 못하고 남의 탓이라고 원망을 하면, 남은 나를 위해 해줄 수 있는 것이 없는데도, 나는 끝없는 불만에 휩싸여 죽음에 이를 때까지 남을 원망하며 살 수밖에 없다. 남이 나에게 하는 모든 행동은 본인이 보낸 마음의 파장이 되돌아오는 것임을 알면, 남으로 인해 스트레스를 받는 일은 없을 것이다. 남이 나를 칭찬하든 욕하든 모두가 나에게 비롯된 결과적 현상이다. 나로 인해 상대가 화를 내며 나를 욕했다면, 당연히 그 사람을 화나게 한 원인 제공자인 본인이 미안한 생각이 들어야 할 텐데, 도리어 화를 내며 스트레스를 받는다면 얼마나 어리석은 일인가? 스트레스는 나의 몸과 마음을 병들게 하는 원인의 하나이다. 지금의 나의 건강과 상황은 본인이 만든 결과이고, 지금부터 쌓은 업은 나의 미래를 결정한다. 지난날 어리석음으로 쌓여진 어혈은 사혈요법으로 소멸할 수 있지만, 앞으로 쌓일 어혈을 만들지 않는 길은 스트레스를 받지 않아 마음의 평화를 얻는 것뿐이다. 그 길은, 참선 수행으로 나 자신의 실상을 알고, 마음을 다스리는 지혜를 터득하게 되면 저절로 열릴 것이다.

우리 인체의 구조는 원래 혈액 순환이 원활해질 수 있는 여건만 갖추어 준다면, 아플 이유도 죽을 이유도 없는 구조로 되어 있다. 어혈은 마음에 상처를 입어도, 물리적 상해를 입어도, 중금속을 마셔도, 화학적 독성물질을 마셔도 생긴다. 만병은 이 어혈이 혈관을 막아 피가 못 돌아서 나타나는 증세일 뿐이다. 어떤 것이 원인이 되어 나의 몸에 어혈이 쌓여 질병이 생겼든 간에 심천사혈요법의 논리로 빼주면 없앨 수 있다.

나는 우리가 질병의 고통에서 벗어날 수 있는 길을 알려 주었다. 지혜의 눈으로 이해해서 이 사혈요법을 이용해 질병의 고통에서 벗어나든, 의심의 눈으로 불신해 고통을 받든 독자 자신이 선택할 나름이다. 나는 이 책을 공개하는 것으로 의술을 깨우치게 된 죄 값(?)은 다했다고 본다.

이 책의 논리를 당신이 다 이해했다면, 고혈압, 저혈압, 위장병, 위경련, 두통, 탈모, 기미, 관절염, 통풍, 사십견, 풍치, 속 쓰림, 설사, 변비, 수족냉증, 무좀 정도의 증세는 질병도 아니라 할 정도로 여겨져야 한다. 사실 이 정도 증세도 쉽게 고치지 못한다면 의사란 말을 하지 말아야 한다. 질병을 고치는 것은 어려운 것이 아니다. 어쩌다 잘못된 서양의술이 들어와 질병을 고친다고 질병을 키우는 꼴이 되어 버렸다. 지금쯤은 의술을 모르는 사람이나 아는 사람이나 현대 서양의술이 많은 문제를 안고 있다는 사실은 깨닫고 있다. 그런데, 현 의료체제가 바뀌지 않는 것은, 의술이 이권사업이 되어 기존에 이권을 가진 사람들이 이권을 놓지 않으려 하는 구조적인 문제 때문이지 현대 서양의술이 옳아서는 아니다. 이 잘못된 의술이 계속되면, 결국 우리 세대 뿐 아니라 우리의 다음 세대까지도 잘못된 의술의 피해자가 될 것이다.

돈보다도 명예보다도 소중한 것이 건강이다. 잘못된 마음은 남도 망치지만, 자신도 망침을 알아야 한다. 현대 서양의술의 발달로 몇 억짜리 장비를 들여 진찰을 받았다 하자. 설사 질병이 있다함을 안다고 한들, 고칠 수 있느냐 하는 것이 문제다.

어떠한 약이든 인체에 들어가면 약리작용이 있다. 이 약리작용에 대한 논리가 이치에 합당하고 약이 부작용이 없어야 한다. 하나를 얻고 둘을 잃는 약은 약이 아니라 독약이다. 서양의학이 잘못되었다는 사실은 현실의 많은 사례들이 말해주고 있다. 미국 의사의 파업으로 6개월 동안 의사가 환자를 보지 않으니, 그 동안 사망률이 65%가 줄었다고 한다. 약이 질병을 고치기 위한 목적으로 만들어졌고, 그 효능이 목적과 일치한다면 약을 먹은 만큼 건강해져 있어야 한다.

그러나 현실은 그렇지 못하다. 의술이 이대로 간다면 얼마 안 가서 전 국민이 피해자가 되어 환자가 되고 말 것이다. 이제는 기존 의술의 고정관념의 틀에서 벗어나야 한다. 누구를 막론하고 자신의 몸에 직접 심천사혈요법으로 시험을 한 사람이라면, 질병이 낫는다는 그 사실 자체에 대하여는 반론을 펴지 못할 것이다. 그리하여, 심천사혈요법이 민간요법으로 대중화만 된다면, 현재의 의료 비용을 1/10로 줄이고도 우리나라 환자의 60% 정도는 없어질 것이다.

심천사혈요법

심천사혈요법 사혈도 — 396
- 앞면, 뒷면, 측면

심천사혈요법 세부 사혈점 — 399
- 1~59번 사혈점

심천사혈요법 주의사항 — 402

연혁 — 403

Simcheon Sahyeol

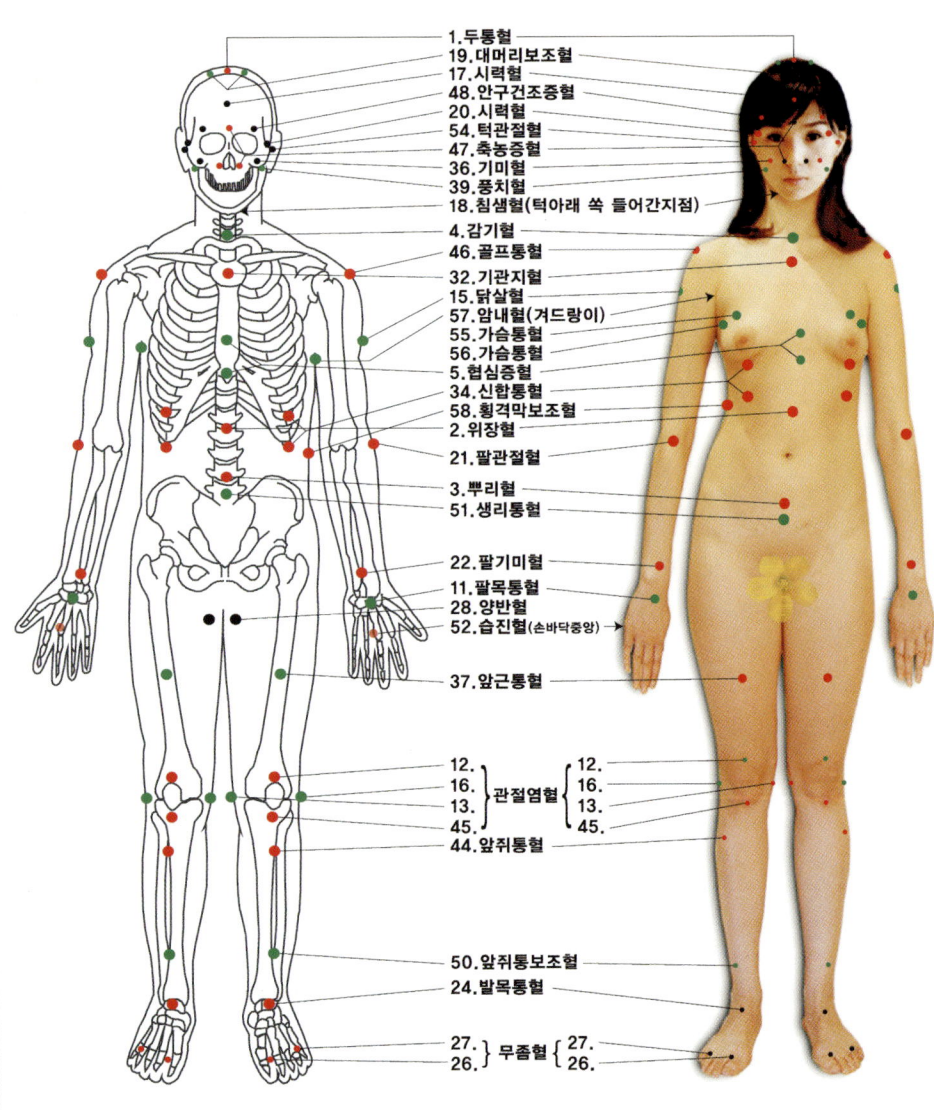

www.simcheon.com

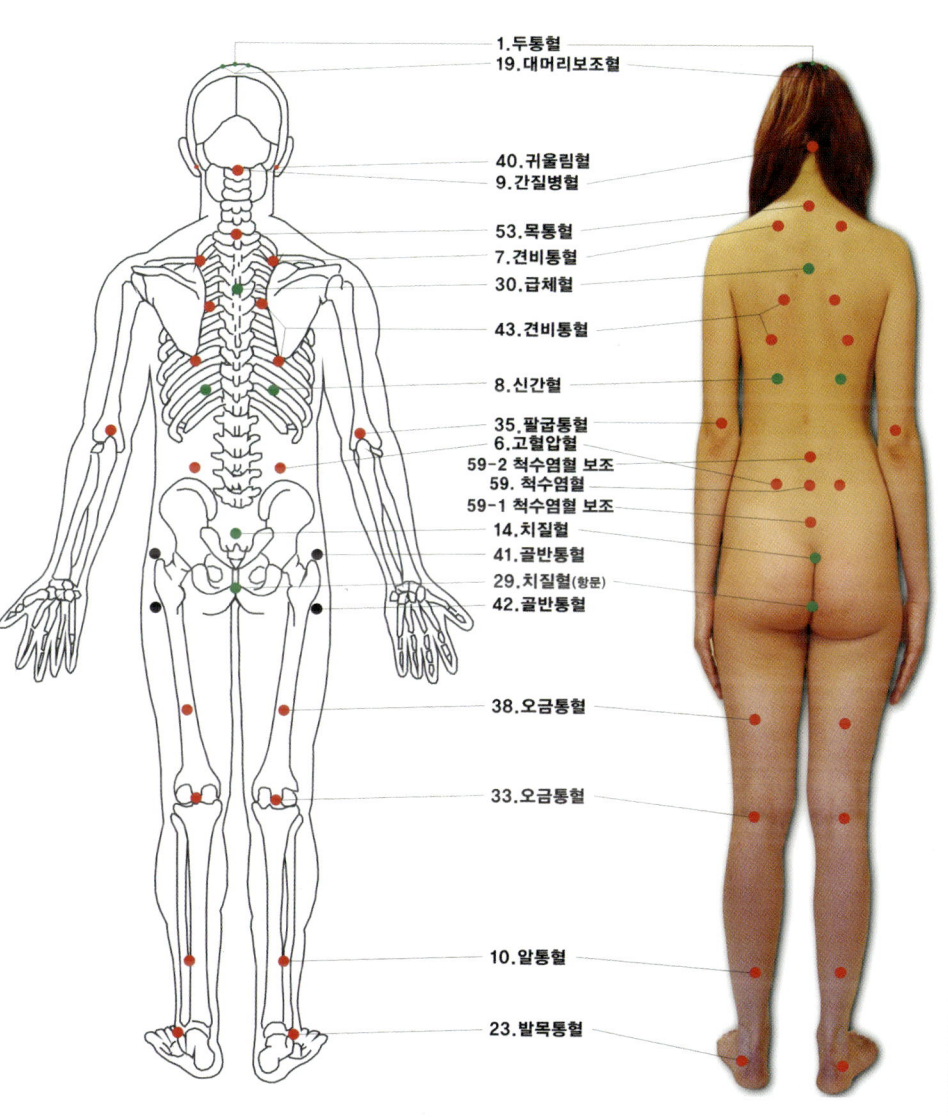

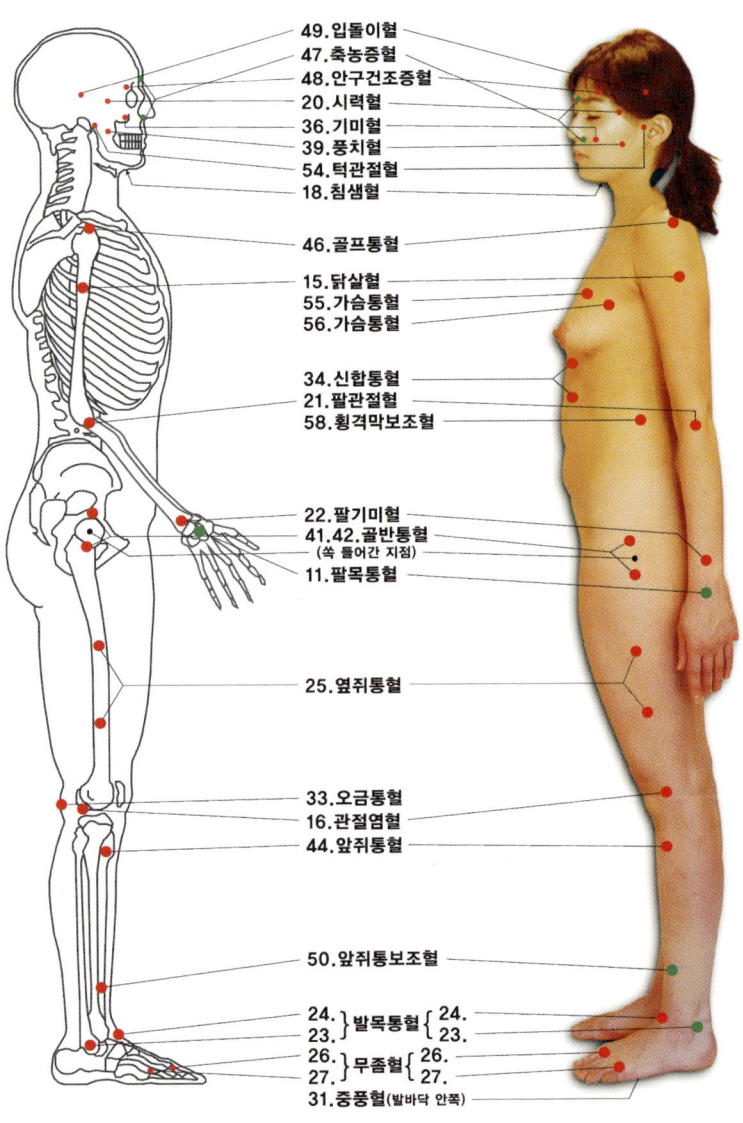

아래 사진은 사혈점 위치를 쉽게 찾을 수 있도록 한 것 입니다.

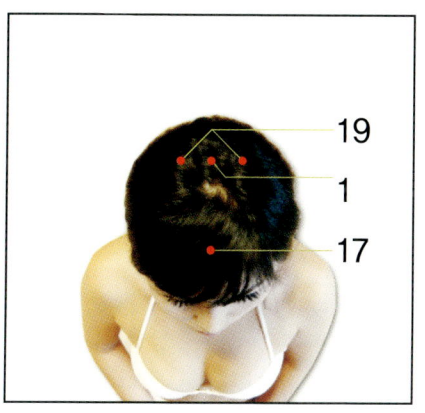

1. 두통혈   17. 시력혈   19. 대머리 보조혈

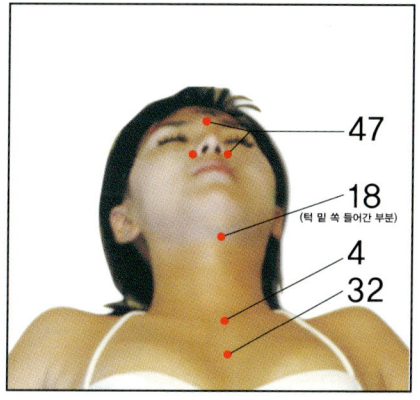

4. 감기혈   18. 침샘혈   32. 기관지혈   47. 축농증혈

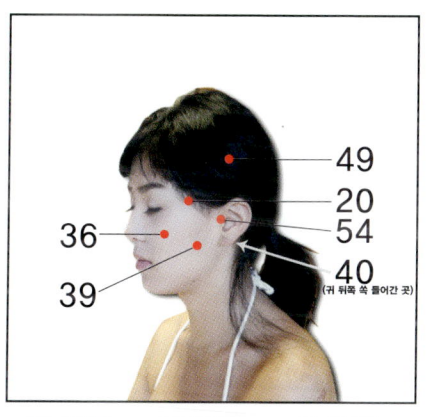

20. 시력혈   36. 기미혈   39. 풍치혈
40. 귀울림혈   49. 입돌이혈   54. 턱관절혈

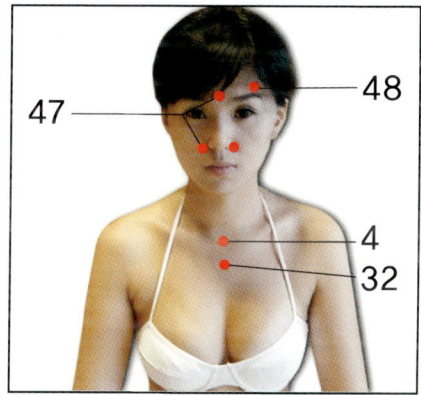

4. 감기혈   32. 기관지혈
47. 축농증혈   48. 안구건조증혈

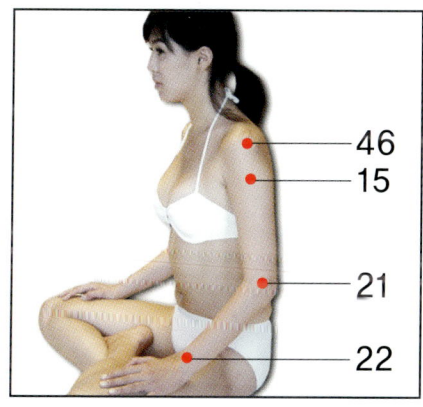

15. 닭살혈   21. 팔관절혈   22. 팔기미혈
46. 골프통혈

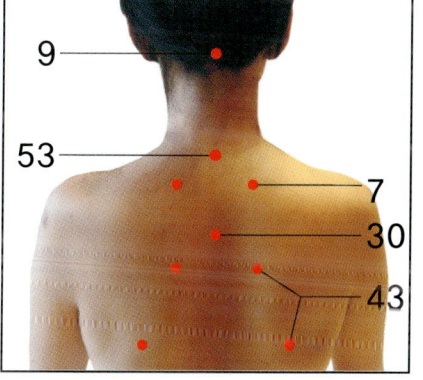

7. 견비통혈   9. 간질병혈   30. 급체혈
43. 견비통혈   53. 목통혈

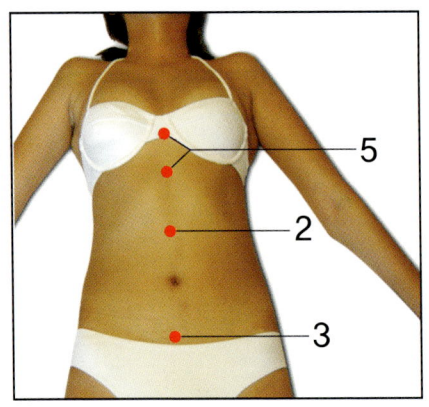

2. 위장혈   3. 뿌리혈   5. 협심증혈

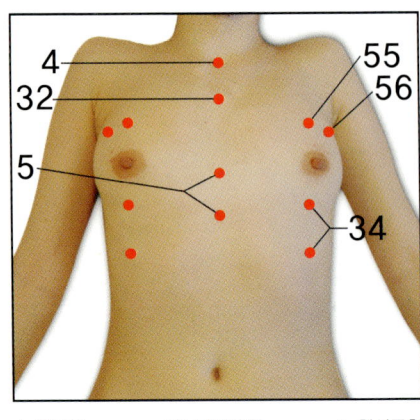

4. 감기혈   32. 기관지혈   5. 협심증혈
34. 신합통혈   55. 56. 가슴통혈

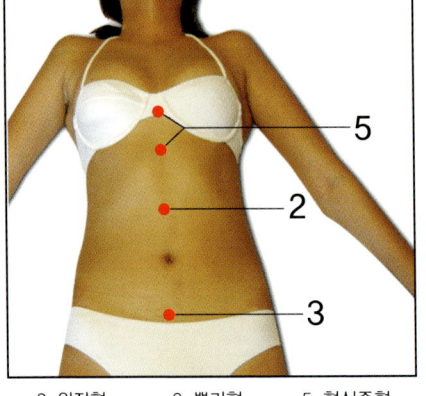

57. 암내혈

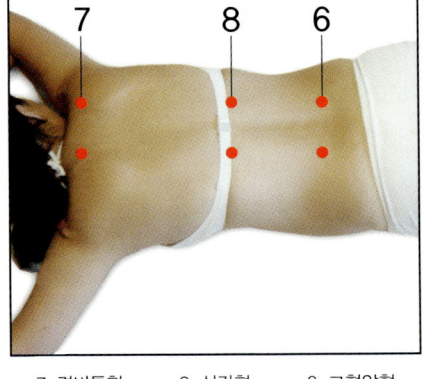

7. 견비통혈   8. 신간혈   6. 고혈압혈

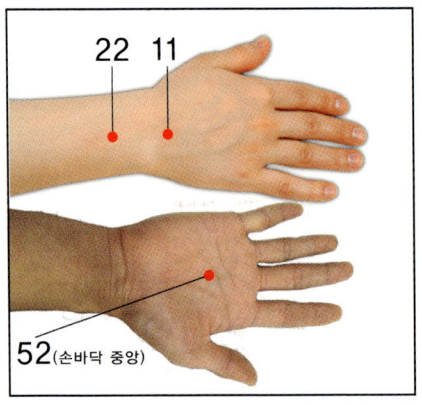

11. 팔목통혈   22. 팔기미혈   52. 습진혈(손바닥 중앙)

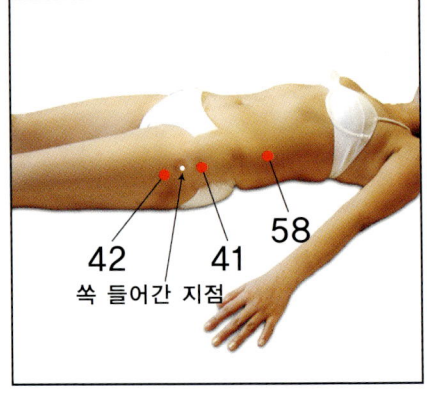

41. 42. 골반통혈   58. 횡격막보조혈

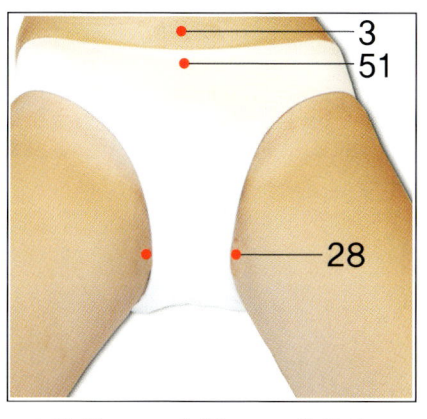

3. 뿌리혈　　28. 양반혈　　51. 생리통혈

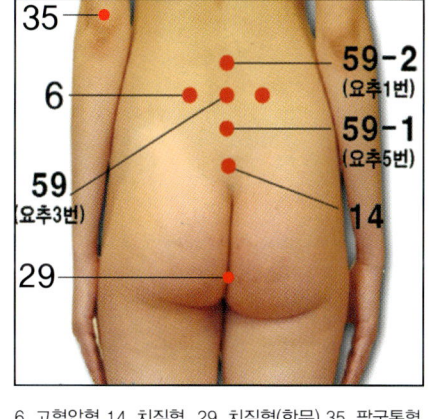

6. 고혈압혈　14. 치질혈　29. 치질혈(항문)　35. 팔굽통혈
59. 척수염혈　59-1. 척수염보조혈　59-2. 척수염보조혈

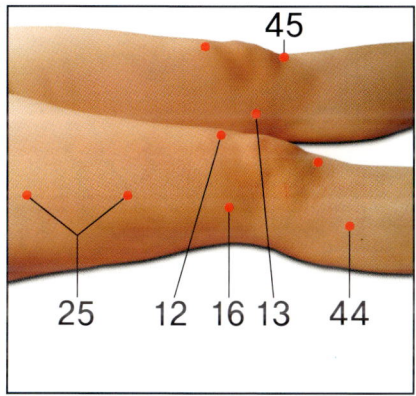

25. 옆쥐통혈　　12. 13. 16. 45. 관절염혈
44. 앞쥐통혈

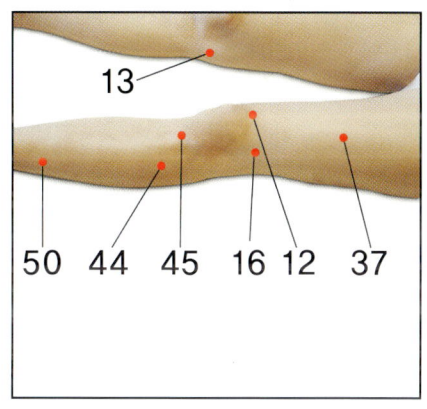

37. 앞근통혈　　　44. 앞쥐통혈　　　50. 앞쥐통보조혈
12. 13. 16. 45. 관절염혈

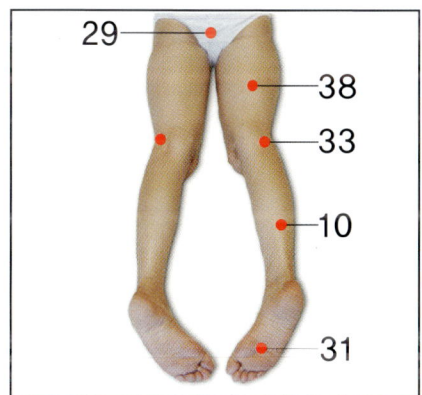

10. 알통혈　　29. 치질혈(항문)　　31. 중풍혈
33. 38. 오금통혈

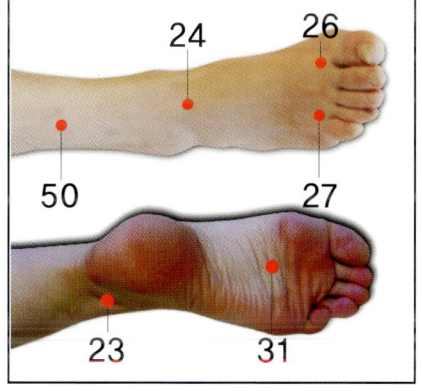

23. 발목통혈　　24. 발목통혈　　26. 27. 무좀혈
31. 중풍혈　　50. 앞쥐통보조혈

사혈요법 주의사항

▶▶ 사혈을 시작할 때는 먼저 사혈 부위에 맞는 부항컵의 크기를 정한 다음, 사혈점에 압을 살짝 걸었다 떼어, 컵자국이 나면 원안의 위치에 골고루 15~20회 정도 사침한 후 부항컵을 대고 흡입기로 압을 건다.

※ 만병의 주범은 어혈이다.

질병이 온 다음 치유를 하는 것은 소 잃고 외양간 고치는 격입니다. 만병의 발병 원인이 어혈이 혈관을 막아 피가 돌지 못하여 발병을 한다면 심천사혈요법은 모세혈관 속에 어혈을 뽑아주어 피를 잘 돌게 하여 인체 스스로 복원 치유를 할 수 있도록 여건을 갖추어 주는 의술입니다.

자신의 모세혈관 속 어혈 청소는 자신의 노력으로 뽑아내 청소를 해야 합니다. 만약 온 국민이 2-3-6-8-1번 혈만 책의 사혈 순서대로 주의점을 지키며 예방 사혈을 해준다면 고혈압, 중풍, 암, 당뇨, 신부전증, 백혈병, 치매, 각종 피부병, 각종 위장병 등은 예방할 수 있을 것입니다.

자신의 몸 속 어혈은 자신이 없앤다는 마음으로 사혈을 하여 건강한 사회가 되는데 심천사혈요법이 많은 도움이 되었으면 하는 바람입니다.

※ 주의사항

▶ 눈에 보이는 혈관은 피해서 시술할 것.
▶ 동맥과 정맥에 흐르는 피는 생혈이고, 여기서 빼내야 한다는 어혈은 모세혈관에 쌓여 움직이지 않는 피를 말한다.
▶ 부항컵을 댄 후 흡입기로 압을 걸어 당기는데, 통증을 참을 수 있을 만큼 압을 강하게 당긴다.
▶ 압을 걸어놓고 피의 수위가 계속 올라와 반 컵 정도 고이면 닦고, 같은 방법으로 5회 정도 반복한다.
압을 걸어 놓고 피가 나오지 않는 상태로 오래 두면 물집이 생겨 따갑다.
▶ 피가 나오는 상태를 봐서 피가 멈추면 곧바로 닦고 다시 시술하여 압을 건다.
▶ 피가 잘 나오지 않는 이유는 **뻑뻑한 어혈**이 시술 부위를 막아서 그러니 다시 시술하여 압을 걸어 반복 사혈한다.

연혁

- 1990. 11. 14   심천사혈요법 창시
- 1999. 09. 01   심천사혈요법 도서 출간
- 2002. 11. 10   미국 뉴욕, 뉴저지 University of Bridgeport 초청강연
- 2002. 12. 10   몽골리아 수도 울란바토르 초청강연
- 2003. 01. 01   심천사혈요법 연구학회 미국 워싱턴주 법인등록
- 2007. 03. 25   심천치유자연휴양림 설립
- 2007. 05. 10   중국 소림사 침구학회 고문위촉
- 2007. 04. 27   중국 침구학회 고문위촉
- 2007. 07. 25   중국 난닝 중국침술학술교류회 "심천생리학" 논문발표
- 2008. 06. 30   키르키즈 공화국 보건부 심천사혈요법사 면허부여
- 2008. 11. 16   중국 침구학회 자락 및 부항전문위원회 고급고문 위촉
- 2008. 11. 16   중국천진 제6회 국제중의약대학교 학술교류회 "안과질환" 논문발표
- 2009. 03. 25   심천의료소비자생활협동조합 설립
- 2009. 07. 25   사단법인 대한명인회 사혈요법분야 대한명인 추대
- 2009. 07. 24   제1회 국제 심천사혈요법 심포지엄 개최
  제3회 국제 한·중 사혈요법 심포지엄
  제5회 중국 침구학회 자락 및 부항전문위원회 심포지엄에서 "심장질환" 논문발표
- 2009. 10. 14   사단법인 한·중·일 친선교류협회 이사 위촉
- 2010. 03. 25   미국 일리노이주 한의사협회 초청강연
- 2010. 11. 14   부산동아대학교 스포츠과학연구소 심천생리학 발표
- 2011. 06. 25   중국 하남성 정주 제1회 심천사혈요법 연구토론회
- 2011. 10. 15   중국 섬서성 서안 한·중 심천사혈요법 학술교류회
- 2012. 03. 10   중국 산동성 허저 "제2회 한·중 심천사혈요법 학술교류회" "심천생리학의 기본시각" 논문발표
- 2012. 05. 25   심천생리학 심천사혈요법 CI도입
- 2012. 08. 10   중국 천진중의약대학 중국자락과 부항 침구기자재 학술교류회
  제6회 중·독 중의연구협회(DCFG-TCM) 학술교류회 논문발표
  "심천사혈과 아건강"과 "심천생리학 관점으로 보는 질병예방과 치료" 논문발표
- 2012. 09. 10   중국 천진중의약대학 "심천생리학 연구자료" 논문발표
- 2013. 07. 01   대전대학교 보건스포츠 대학원 "심천생리학 생리이치" 초청강연
- 2014. 01. 22   서울 노원소방서 "생명을 살리는 응급사혈과 건강관리" 초청강연
- 2014. 03. 19   심천가 가족 특강에서 "발효의 명품 심천식품 섭취에 대하여" 논문발표
- 2014. 07. 26   제8회 중국침구학회 자락과 부항 전문위원회 학술교류회 및
  제2회 국제자락과 부항 학술교류회 "몰아빼기 사혈요령" 논문발표
- 2014. 01. 27   서울 노원소방서 심천 선생님 초청 강의
- 2014. 10. 23   김해 소방서 "현대의학과 심천생리학의 다른점" 초청강연
- 2014. 10. 23   부산해양대학교 산업기술과학 대학원 "현대의학과 심천생리학의 다른점" 초청강연

- 2014. 11. 02　중국 산동성 허저 화평호텔에서 "제2회 한·중 심천생리학 학술교류회" 초청강연 및 "어혈생성 이론과 병의 진행이치" 논문발표
- 2014. 11. 16　월드마스터 위원회에서 "심천생리학 사혈요법분야 세계명인 추대"
- 2015. 05. 16 ~ 2015. 05. 23 한·중 심천생리학 세미나 (중국 심양 초청 강의)
- 2016. 06. 07　중국 산동성 허저 "제3회 한·중 심천생리학 학술교류회" 초청강연
- 2016. 10. 15　중국 하남성 정주 "제9회 국제 자작과 부항학술교류회" 초청강연 및 "뇌질환" 논문발표
- 2016. 10. 15　일본 가가와현 사누끼시장 오야마시케키로 부터 감사장 수여
- 2016. 10. 17　중국 하남성 정주 "제7회 한·중 심천생리학 SBT 세미나" 초청강연
- 2017. 03. 04　중국 산동성 청도 대관음사 심천생리학 초청강연
- 2017. 07. 10　중국 산동성 허저 제4회 한·중 심천생리학 SBT 세미나 초청강연
- 2018. 09. 13　중국민속의약보급분회 이사 선임
- 2018. 10. 21　중국 산동성 허저 제5회 한·중 심천생리학 SBT 세미나 초청강연
- 2018. 10. 25　중국 산동성 위해 각연정사 심천생리학 초청강연
- 2019. 04. 12　중국 하이난성 초청강연
- 2019. 05. 09　본사 한·중 심천생리학 제6회 SBT 세미나 강연
- 2019. 06. 19　중국 안휘성 초청강연

현직

- 심천출판사 대표
- 심천식품, 심천웰빙타운 대표
- 심천주식회사 대표
- 신동영농조합법인 이사장
- 심천치유자연휴양림 대표
- 심천힐링관광농원 대표
- 심천생리학 심천사혈요법 창시자
- 심천생리학 사혈요법분야 대한명인
- 심천생리학 사혈요법분야 대표 세계명인
- 사단법인 한·중·일 친선교류협회 이사
- 중국 침구학회 자락 및 부항 전문위원회 고급고문
- 중국민족의약보급분회 이사

사혈요법 도서 및 영상

- 심천사혈요법 1,2,3권
- 심천사혈요법 중국어, 일어, 영어 각1,2권
- 심천생리학, 안과질환, 심장질환, 심천생리학의 기본시각, 심천사혈과 아건강, 심천생리학 관점으로 보는 질병예방과 치료, 중국 천진중의약대학 심천생리학 연구자료, 사혈요법 몰아빼기, 현대의학과 심천생리학의 다른점, 심천생리학 처방전에 대하여, 어혈생성 이론과 병의 진행이치 (11개) 논문발표
- 사혈요법 및 중화침구자락요법 논문집
- "누구나 배워" 혈 자리 영상
- "사혈요법 누구나 배우다" 영상 200개

심천사혈요법 2

※ 심천사혈요법 도서는
　1999년 연기사(ISBN 89-950768-7-9)에서 초판발행을 시작으로
　2000년 정신세계사(ISBN 89-357-0176-9)에서 재발행하였으며,
　2005년 심천출판사(ISBN 89-5842-124-X)에서 발행하고 있는
　6년 연속 건강부분 '베스트셀러' 입니다.

심천 박남희 지은것을 심천출판사가 2005년 7월 20일에 처음 펴냄. (제 13쇄)
심천 박남희 심천출판사 2003년 5월 15일 등록. (제505-08-37707)
인쇄 : 2020년 9월 1일
주소 : 충청남도 금산군 남일면 신동길 239
전화번호 : 1588-2368 / 팩스 : 041)750-7333/7555
E-mail : scsmk@naver.com / 홈페이지 : http://www.simcheon.com

ISBN 89-5842-125-8
ISBN 89-5842-123-1(SET)

※ 불법복사는 지적 재산을 훔치는 범죄행위입니다.
　저작권법 제97조의 5(권리의 침해죄)에 따라 위반자는 5년 이하의 징역 또는
　5천만원 이하의 벌금에 처하거나 이를 병과할 수 있습니다.
※ 이 책을 읽고 나서 타인에게 시술하는 행위는 무면허 의료행위로써 절대 하지 맙시다.
　자가 치유법에 의해 자신의 건강을 지키는 행위는 질병을 예방하는 차원에서 가능한 일입니다.

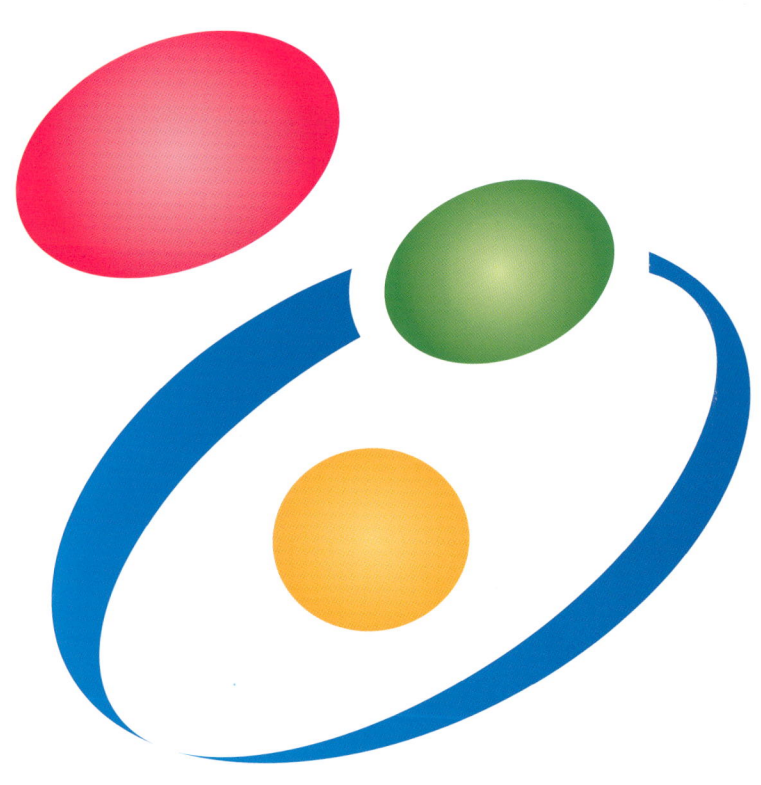